郑钦安卢铸之医学
临床应用讲稿

主编 彭重善

U0307918

全国百佳图书出版单位
中国中医药出版社
·北 京·

图书在版编目（CIP）数据

郑钦安卢铸之医学临床应用讲稿 / 彭重善主编 . —北京：中国中医药出版社，
2022.11（2023.2重印）

ISBN 978 - 7 - 5132 - 7317 - 6

Ⅰ . ①郑…　Ⅱ . ①彭…　Ⅲ . ①中医临床　Ⅳ . ① R24

中国版本图书馆 CIP 数据核字（2021）第 241254 号

中国中医药出版社出版

北京经济技术开发区科创十三街 31 号院二区 8 号楼
邮政编码　100176
传真　010-64405721
河北新华第二印刷有限责任公司印刷
各地新华书店经销

开本 710×1000　1/16　印张 19.75　彩插 0.5　字数 335 千字
2022 年 11 月第 1 版　2023 年 2 月第 2 次印刷
书号　ISBN 978 - 7 - 5132 - 7317 - 6

定价　98.00 元
网址　www.cptcm.com

服 务 热 线　010-64405510
购 书 热 线　010-89535836
维 权 打 假　010-64405753

微信服务号　zgzyycbs
微商城网址　https://kdt.im/LIdUGr
官 方 微 博　http://e.weibo.com/cptcm
天猫旗舰店网址　https://zgzyycbs.tmall.com

如有印装质量问题请与本社出版部联系（010-64405510）

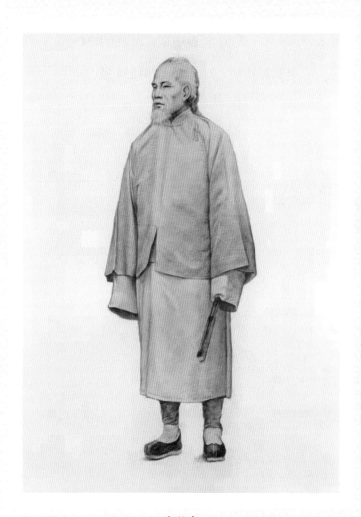

郑钦安

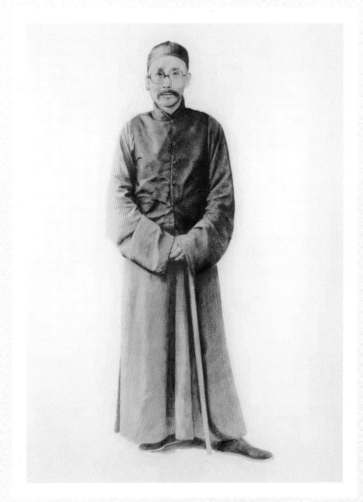

卢铸之

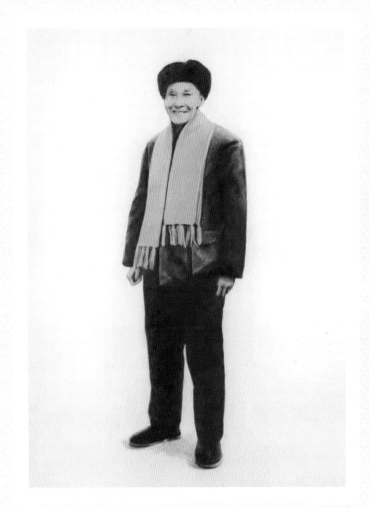

卢永定

自序

中华民族五千多年悠久文化精华所蕴育的中医，对保障中华民族的健康做出了不可估量的贡献，对中华民族的壮大强盛起到了重要作用。中医源于《易经》《黄帝内经》（以下简称《内经》）及更古远的医学实践，之后，继承仲景的《伤寒论》，这些经典为中医的理论和临床的诊断、辨证、立法、遣药奠定了基础，也奠定了人体生命科学的基础。

郑钦安卢铸之医学承继了《易经》《内经》《伤寒论》的正纯之道和真谛，并对近千年来中医历史上所出现的错误辨阴阳、不辨阴阳、套用死用成方时方等医学流弊，严肃从实地进行了纠偏正航，改革创新；对医理医法用药，进行了全面革新，创新立法。郑卢医学所创建的医道真谛和核心是：准确辨别阴阳，准确立法遣药。郑卢医学在纠偏、弃旧的前提下，提出并自身先行实践、创新，探求阴阳盈缩机关，从阴从阳用药变化的法窍。

郑钦安《医理真传》中的《阳虚证门问答》《阴虚证门问答》，以及有关杂证、血证、妇科、儿科的论述，对阴证、阳证的明确理法，对《易经》《伤寒论》的深刻讲述，都体现了郑钦安医学探求阴阳盈缩机关的严谨理法和中医正纯之道，以及严肃认真实践后获得的真知。《医法圆通》将实践后的理法真谛，进一步运用于具体对证对病的治疗和择方择药，做了实实在在的承传，使后学者对阴阳探求，从阴从阳用药，有了正确深刻的认识理解，郑钦安"救医"之意，用心良苦，诚望后学能继承。

卢铸之所传的专著《卢氏临证实验录》《五十大法》《妇科大法》《金寿老人药解》以及其他诸篇论文，体现了卢铸之医学的精髓。卢铸之医学和郑钦安医学密不可分，卢铸之医学同样承继了中医经典的正纯之道，同时继承郑钦安医学思想，对"探求阴阳盈缩机关""用药从阴从阳变化法窍"，有了自己更深

1

的理解和论述，对摒弃时方成方有了创造性的发展，在实践中创建法的体系，将用药配伍与立法融会贯通，使辨证、立法、遣药融为一个整体。卢铸之创建了许多具有特色的理法，如，"人生立命以火立极，治病立法以火消阴"——将人的正气阳气用火表达得深刻实际，人的生命靠心之火、靠命门之火而生存、生化、生活。再如"五行生克制化之理""善运水火功夫，达到坎离既济""中和之正气""四方宁谧""天人亦自然得以安和""可以却病，亦可以延年长生"的医学思想，为后学者指明法的根本纲领和道路。关于医理，他十分明确又高度概括地说："医学之理，要以阳化阴，扶阳抑阴，无火不生，无火不化，无先天后天不立，无后天先天不生。"（《郑钦安卢铸之医学讲授》）这段讲述就将"人生立命在于以火立极，治病立法在于以火消阴"的根本之理、内在之理、先天与后天、生化之机融会贯通在一起。这可以说是卢铸之医学的核心思想和医理医法的统一之道，是集中高度概括升华的真谛之论。

卢铸之在《金寿老人药解》的序言中，对天人合一理论进行了理实结合的彻底辩证认识。他说："万物繁滋，并生并存，莫不赖天地化育之功，得气以成形，得理以成性。"这一论述中，所点睛的"气"和"性"二字与人生命的论述中的阴阳、气化及"火论"同根同源，是天人合一之理的必然结合。卢铸之在《金寿老人药解》序中说："本我之情，通物之情，就我之用，成物之用"，"此药解，务求其配伍适当，刚柔互用，以奇偶之和合，明生化之盈缩，内应九窍，外走皮毛，经权常变"，"期其阴通阳达，阳随阴化，在天地化育之所弗能为力者，从而辅之翼之，以尽其功"。若能懂得和理解这段话所讲述的真实之理，我们就能懂得和理解其遣药之道和各类法体系的配药之道。

卢铸之对药性的论述，举其一而知其药物配伍之道。例如，附子，"辛，大温大毒，至刚至烈，且刚中有柔，能内能外，能上能下"，"如能善发挥其力量，以之治人，人健而身轻，以之而治国，人和而国泰，以之治天下，而亿万年皆成盛世矣"。这段话意义深广远大，何止用药之道，实是为人类的健康益寿、世界大同而论药、论道，若能真正贯彻实践，则可万年皆成盛世。附子与诸药，如桂枝尖、生姜、炙甘草、全葱、人参、白术、砂仁、胡芦巴、蒺藜、淫羊藿等相合相配伍，五脏六腑、经络、骨肉皮毛、气血之疾，皆能治之。他还进一步论述："附子禀雄壮之质，有斩关夺将之能，能引补气药行十二经络，以追复散失之元阳；引补血药入血分，以培养不足之真阴；引发散药开腠理，以祛在表之风寒；引温暖之药达下焦，以除在里之寒湿。"并告诫医者，"附子乃退阴回阳必用之药，近世疑而不用，直待阴极阳竭而用，已迟矣"。卢铸之的论述，至真至诚，警语精言，乃用药之真理。

卢铸之不仅论述附子及相配伍的温性、热性、平性之药物，也论述滋阴的药物，如生地黄。他明确指出，生地黄"味甘无气，纯阴之品，能清血中之热，助五脏之液，但凝滞，用之宜谨慎，过则恐阴盛而阳衰，气有所伤，其色黑而入水，能引肾水而滋燥火"。同时也点明，"生地黄与百合同用，养润五液，使百脉调畅无阻；与白芍相合，肾肺相通，心宫润泽，气血交流畅达；与香附、川芎相合，化气中之瘀，行血中之滞，而筋骨柔软，四肢灵活"。卢铸之对扶阳助阳之药与滋阴助阴之药，都有非常深刻的研究。他在青年学医之时，用了五六年时间尝药，深入研究药性。《金寿老人药解》论述及立法遣药的理法，显示出卢铸之对中医之理、法、药的精通和创新。

郑钦安卢铸之医学，是郑卢两位前辈通过具体的实实在在的中医实践，对中医不辨阴阳、套用成方的流弊进行纠偏正航，所创建的系统性、科学性，并与实践密切结合的医学思想、理论、辨证立法和药物配伍方法，是准确运用理法而形成的中医近代史上的正纯精高的学术高峰。我们称之为郑钦安卢铸之医学，简称郑卢医学。

我们的目的是，真诚地与所有同仁们一起致力于振兴中医，使中医走中医应走的正纯之路，运用郑卢医学系统的医理医法，为人类健康、益寿延年服务，我们倡议学习承传、发扬发展郑卢医学，这是历史给我们的使命，愿互勉互助互进，为中医振兴、革进中医做出应有的贡献。

91 岁愚叟　彭重善
2022 年 6 月 16 日

编写说明

2016 年 7 月，中国中医药出版社出版了《郑钦安卢铸之医学讲授》。这次又出版《郑钦安卢铸之医学临床应用讲稿》。

《郑钦安卢铸之医学讲授》是郑卢医学的实践科学，将郑钦安、卢铸之长期实践所形成的医学思想、医理医法及用药配伍，归纳总结成系统体系，展现给中医的同仁。此集，特别突显郑卢医学的根本思想和正航创新的中医精髓，即准确辨别阴阳，"总要探求阴阳盈缩机关"（郑钦安语），不套成方时方，临证立法遣药的体系，即郑钦安所说，"用药之从阴从阳变化法窍"。此书中所列述的附子系列法、附子桂枝系列法、桂枝系列法、非附桂系列法、滋阴系列法等五个系统的系列法，覆盖了辨证立法用药的方方面面，是郑钦安卢铸之医学传承中医正纯精高的医学结晶。本书面世后，读者在赞叹声中寄托着更大的期盼，这就是今天出版《郑钦安卢铸之医学临床应用讲稿》的动因。

《郑钦安卢铸之医学临床应用讲稿》是郑卢医学的应用科学，将前面讲的理法体系，应用在临证时治疗各种疾病的实际中。阴阳变化无穷，病证亦千变万化。本书将针对千变万化之病证的治疗之理法，按《易经》之理数，归纳成系统，逐一讲述治疗之理及相应之法。

按《易经》理数，乾一兑二，为金，为肺，列为五脏治疗的第一讲；离，理数三，为火，为心，列为第二讲；以后顺次推之：震理数四，巽理数五，为木，为肝胆，列为第三讲；坎理数六，为水，为肾，为第四讲；艮理数七，坤理数八，为土，为脾胃，为第五讲。此五讲，以五脏论疾病的理法治疗。五脏统帅全身，则全身之疾病治疗，明五脏治疗理法，全身亦明。第一讲绪论，为五脏的五讲论述的题要；第七讲痹病治疗、第八讲妇科疾病治疗，为延伸于特殊病证的综合应用。

遵照郑卢医学"先明理法，后言方药""明理得法，知病知源"的医学指导思想，本书将《易经》《内经》《伤寒论》的经典论述，结合五脏统帅全身来研究讨论各类疾病的治疗指导思想和理法来源及依据，并通过具体论述及病历病案，来详述五脏各类疾病之治疗理论和理法的应用，最后再对五脏疾病的治疗应用做系统归纳。总之，本书是应用之学，即研讨《易经》《内经》《伤寒论》之思想和理法的应用，学习承继郑卢医学对各类疾病治疗理法的应用，以五脏为中心的治疗各种疾病的系统理法，故本书能有助于我们更深一步承继、学习、研讨郑卢医学，有助于我们在实际应用中感受中医正纯精高的理法体系，明确理法之道路，若能达此设想，本书就完成了其基本的历史使命。需要说明的是，本书并非方剂学，切不可作为方剂学对待，不可套方套法。

最后，再次对所有关心和支持出版《郑钦安卢铸之医学临床应用讲稿》的诸友，表示衷心谢意！

91 岁愚叟　彭重善
2022 年 6 月 16 日

目　录

第一讲 绪论

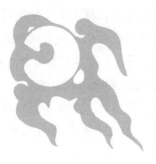

时间：2013/5/12
地点：成都石笋街

第一节
生命心语

人的生命是宝贵的。

人的生命只有一次，这一次的得来，是天（☰）地（☷）父母的恩赐。

天地生万物，父母生子女，亿万年来代代相传，代代相继。你我的生命，就是这亿万年来的亿万分之一。生命来之不易，生命的宝贵就在于此。

无论是帝王将相还是平民百姓，无论是富贵之人还是贫贱之身，无论是僧道还是凡夫，没有谁不是父母的精血所生养，也没有谁离得开天地的滋养，离得开先天与后天相合相融之道。

生命得以承继，根于恩重情深的父母，根于代代相传的血脉，根于人类社会人们共同创造的养育生命的物质基础，根于天（☰）地（☷）生养万物的自然之道。

如果忘记了生命的根，空谈生命的来源，空谈生命的价值，哪里会有真实的人生智慧？！珍惜生命，爱护生命，不空谈，不虚无，在有生之年能为人类历史多做点实实在在的贡献，这才是生命真正的意义！

第二节
开场白

正式开讲之前，先说两点。

1.回顾过去，找找差距

过去两年的时光，我们首先学习了脉、切脉的要领和法则，更重要的是在临床中结合症、病讲了脉，讲了理法和脉的关系，也就是在实际中来讲脉，这个你们都有体会的。第一天拜师就讲了脉，之后又讲了一次，一共讲了两次。然后我们学习了郑钦安卢铸之医学的理论部分，这部分内容包括:《易经》与郑卢医学，《内经》与郑卢医学，《伤寒论》与郑卢医学，其中还重点讲了有关气的理论和郑卢医学的一些重要理论。以上是第一年的学习内容。这个理论部分贯穿在我们整个医学实践中，讲应用科学还需要这些理论，有些要点还要提。学医重在理法，请大家重视理法，要把理法理解透。

第二年，我们学习了郑卢医学的实践理论，也叫实践科学。第一讲就介绍了郑钦安卢铸之医学对实践理论的开拓和创新，紧接着就讲了六大部分五个进程。这六大部分就是从理论到诊断、辨证、立法、遣药、出方，每个进程都讲了它的法则和理论。六大部分的五大进程中，强调了重点在立法，立法里面讲了三个体系——桂枝法体系、附子法体系、非附桂姜法体系，还讲了滋阴十七法，大家都听了，没有听的，也都想办法补听了。以上是第二年的学习。

通过这两年的学习，加上临床跟师，在实践中领悟卢铸之医学，加深了对切脉的认识，加深了理论和实践的联系和理解。从我了解的看，参加学习的大多数人，对理和法这两个方面都有一定的了解，程度不一样而已。对理法理解得愈深，实践就更明确、更坚定，用起来就不怀疑。如果理解不深，就可能会怀疑，这个法该不该用? 用了对不对? 等人家说对了，才树立起信心来。所以，对理法的理解愈深刻，信心就愈坚定。

今天在座的很多人都开始实践了。我们这里的第一批学员是从 2007 年学到 2010 年，学完就开始实践，之后还继续参加了第二批的学习。第二批是2011 年到 2012 年，学完也开始实践了。有的人有十多个病人了，也有五六个人的，也有一两个的，不管怎么样，都开始实践了，哪怕你只给一个人看病，这个实践都是可贵的。你去实践了，自己就要去思考，不是单听我讲，而是要把你思考的东西体现在你的病例中。对病人认真负责，给他开处方，也要看看效果，据说效果都还不错。这就是这几年简略的回顾。

回顾的目的，不是我回顾，是你们要回顾，感觉还有差距，该复习的，你们自己复习，从现在开始，我们就要在对实践科学（六个部分）领悟的基础上，学习应用科学。

2. 不能回避，必须思考的两个问题

在开始具体讲之前，我提出两个重大问题，大家一起来学习思考。这两个问题，我们不能回避，必须正确认识和理解。这与今后的学习关系很密切。当然，今后的学习也不一定来讨论，实际上这两个问题都会在学习的过程中体现出来。

第一个问题：郑钦安和卢铸之在中医历史发展中的贡献，以及对郑钦安卢铸之医学地位的认识问题。如果对这个问题没有正确的认识，我们不会有信心在今后继续研究郑钦安卢铸之医学。现在社会上的看法，我可以用一句话来说——比较混乱，不很中肯。比如说，有的人认为，只要用了姜、桂、附就是火神派，这就把郑钦安卢铸之医学简单化了，认为有这个招牌就很可以了。这样的认识对不对？实际上我以前都讲过了，现在很少人提起郑钦安、卢铸之他们对中医的开拓和创新。我们反复讲这个，把这个问题搞清楚了、明确了，我们就会对实践科学中所讲的各个法，对我们现在的辨证、立法、用药更有信心，才会对我们今后继续学习郑钦安卢铸之医学感到有价值和有意义。所以，认识这个问题对我们的信心有帮助。

第二个问题：中医是科学，这个我们应当肯定。那么，郑钦安卢铸之医学是不是中医科学？我在讲课时都用了科学这个概念，并不是我们想用就用了，而是我们认定郑钦安卢铸之医学也是科学，我们后辈是在继承这个科学。那么科学是不是应当与时代同行？也就是说，不同的时代，人的认识水平在不断发展，科学在不断发展，中医既然是科学，也应当跟随时代的脚步。这个问题认识清楚了，今后才会既继承又去发展。我现在提出继承，大家都感觉应当继承，要承传，但承传不是一个人的事，不是我今天给大家讲了就承传了，还要发展，还要发扬，还要有与时代同行的思想。今后，在座的人都当认认真真继承，还要发扬、发展郑钦安卢铸之医学。如果把郑钦安卢铸之医学看成死的东西，那它就不是科学，死的东西就成了教条，死的东西就成了迷信。所以，对这个重大问题要进行思考。

对这两个重大问题思考清楚后，再回顾郑钦安、卢铸之他们说的话，就比较容易理解了。郑钦安说，仲景就是我们医林的孔子，卢铸之对此也提出自己的观点："仲景真千古第一人也，钦安真仲景后第一人也。"你看，这就是发展的，肯定了张仲景，还肯定了郑钦安，他们处于两个不同的时代，相隔一千年。我们在讲课的时候，也提出一个观点："铸之真钦安后第一人也。"卢铸之又发展了几十年，卢铸之比郑钦安年龄小，郑钦安去世的那一年，卢铸之25岁，所以基本上小了半个世纪，又是一个时代。卢铸之是郑钦安后第一人，又在发展，对不对？"卢永定真郑卢医学唯一的传承人"——从历史的角度来看，在那个时代，他能够把这个医学传下来，确实是不简单。为什么？那时没有改革开放，中医处在最困难的时期，要传非常困难啊，不像我们现在，随意地学，只要有人教，你愿意学，坐下来就学。那个时候生活上困难，整个形势也困难。卢永定是唯一的传人，只有他把郑钦安、卢铸之的东西学到了手，在很困难的时期传给了我们这一代。他带的学生有几十个，我是其中之一。这些学生中，行医的很多，真正在继续传的有几个呢？反正在座的明白嘛，就是活生生的事实，我在给大家传讲，传郑钦安、卢铸之的东西。

我所传承给大家的主要是三个方面的内容：第一个，在郑钦安没有提出确辨阴阳之前，阴阳是混乱的，郑钦安、卢铸之、卢永定所传的第一个核心就是确辨阴阳，把阴阳准确地辨明白，用药上不再混淆阴药、阳药。第二个，郑钦安、卢铸之竭力把《伤寒论》的精髓提出来，传给大家。《医理真传》前部分讲《伤寒论》最多，那就是《伤寒论》的精髓。第三个，郑钦安已经提出成方、时方只能治小病，并推崇用《伤寒论》的经典法来治病，他在《医理真传·阳虚证门问答》中推崇的几个法，你们去看就知道了。卢铸之继承下来后，他感觉《伤寒论》这些法，要广泛结合各种病，还需要开拓。所以卢铸之继承了郑钦安确辨阴阳及《伤寒论》的思想后，又创立了立法。我们现在所学习的，就是把卢永定传下来的卢铸之的东西，归纳成了三个体系：桂枝法体系、附子法体系、非附桂姜法体系，再加上郑钦安传给卢铸之的滋阴二十九法。这二十九法书上都有。卢铸之又做了精选，只选择了十七个法传下来，我们也传了这滋阴十七法。

我们现在所学的归纳成三大体系的法，不是现在才有的。比如桂枝法体系，在卢永定还在的时候，我已经归纳了，归纳后给他汇报了，他点头，说："你继续归纳。"我说："好。"当然，那个时候归纳得简要一些。他说我这样做很好，他当时不叫归纳，他说，你把这些东西攒拢得很好。所以，根据老师的思想，在他那里学的时候，我有点启发和领悟的就归纳起来。很可惜的是，这些法（附子法和非附桂法），我还没有完全觉悟到，还没有念给他听的时候，他就去世了。如今，我还是继续不懈努力地在做。今天给你们讲的就是那个时候的思想。卢永定是1985年去世的，开始给你们讲这些法是2009年的事，所以，这都是经过了二十多年的酝酿。当年，这些想法也都给老师汇报过。

所以，这些系统的法，应当说是老师传给我们的，卢铸之传给我们的，好多东西都是卢铸之的。郑钦安卢铸之医学在代代相传，就是在发展，我们要正确认识它，它还在不断地发展。

第三节
郑卢医学应用科学概述

一、应用科学的含义

1. 应用科学的一般含义

任何能够成为科学的，都有若干个层次。这个层次中，最高的层次就是这门科学的哲学思想。郑卢医学的哲学思想就是《易经》和《内经》中的基本观点，这个我们都结合学习了。不知你们有没有印象，我最后把这些思想概括成一张"天人合一整体观"的图，把全部哲学思想概括在一起，八卦、五行、天干地支、人的五脏等，都概括在一张图中，这是中医哲学思想的总概括。郑钦安《医理真传》是概括为几张表格的。

第二个层次就是理论思想。郑卢医学的理论思想就在《内经》和《伤寒论》中。《内经》我们着重学了藏象学说、经络学说、气化学说三个内容。《伤寒论》讲了六经学说，在讲法的时候，还把《伤寒论》有关的论点进行了摘录，讲了辨证理论思想。

第三个层次是实践科学。郑卢医学的实践科学即六个部分、五个进程。并且，我们将《内经》中的治法、理论，《伤寒论》中的治法、六经传变、辨证施治等，都结合郑卢医学讲了。

第四个层次，也就是最下面的层次，就是应用于实际、指导实际的科学，也就是我们现在讲的应用科学。我们的应用，就是指导临床，具体应用理论、具体应用法、具体应用药的学问，即如何把理、法、药应用于临床具体病症中的学问。

我们这个医学与现代中医有着根本的区别，现在的中医很多是问病套方，在成方、时方的基础上变化，教科书都是这样教的。而我们不是。我们的应用是要根据实践科学讲的五个进程一步步来走，然后把我们的法用上去，产生方。

2. 郑卢医学应用科学的实质含义

我们提出应用科学是基于科学层次说的，郑卢医学是科学，必然有它的层次组成，前面我们讲述了指导整个实践的实践科学，现在就讲在临床上针对具体病症的应用的理论和立法。那么郑卢医学实际应用的法是什么呢？从实质上来说，应用科学就是指导我们临床在面对具体病症时，如何运用郑卢医学实践科学的理论、立法的体系、遣药原则的科学。

二、郑卢医学应用科学

1. 应用科学的五个方面

第一方面，临证中对郑卢医学理论的运用。

第二方面，临证中对郑卢医学辨证，特别是对正气亏损、阴阳偏颇的辨证的应用。

第三方面，临证中如何具体应用郑卢医学四个立法体系中某一个或某几个法。

第四方面，临证中郑卢医学的药物配伍的运用。药物配伍不只是按照单味药性，我们有自己特殊的配伍规律。

第五方面，临证中对郑卢医学验方的运用。我们讲了一些验方，在非附桂法中讲了一些，今后还会讲一些验方。这些经验方与三个立法体系是一致的，在特殊病的时候必须要用这些方，这是前辈总结了的。比如说，外感后用哪个法效果最好，桂枝法只有一个基础的框架，具体用哪些配伍最好呢？你们经常说的桂枝综合法，实际上它就成了一个验方了。还有四逆汤、白通汤，别人很少用白通汤来治病，白通汤是调脉的，而我们用白通汤治了很多病，也成了验方了，比如思考问题脑力不济，人在昏聩时需要急救，我们不是按照一般的书上所说，而是经验积累，一用白通汤就灵。比如四逆汤，下焦阴结，大便解不出，我们就用四逆汤加西砂仁，一用就灵，这也成了验方。

以上总括起来，就是五个大的方面的应用。把这些应用总结归纳系统化后，就是郑卢医学的应用科学。应用科学是在实践中产生的，与实践是紧密相连的，就更能够指导我们在临证的时候运用理法药去治病。

2. 郑卢医学应用科学的实践内涵

应用科学跟我们以前讲的实践科学的六个部分、五个进程是什么关系呢？这个关系，总的来说就是，实践科学是对总的病症的概括，应用科学是把实践科学具体运用在具体的病症上。实践科学中，没有讲如何治肺的病、脾胃的病，我们讲应用科学就是要具体来讲如何治疗肺的病、脾胃的病等。

应用科学就是讲如何辨证认病，这个内容讲四点。

一是辨证，我们经过实践科学的指导，把阴阳辨证确定以后，阳虚以扶阳立法，阴虚以护阴立法。在应用科学中还要更深一步去辨证阴阳，阳虚究竟如何辨证，这个下面要仔细讲。

二是辨病。辨证之后还要辨病。无论阳虚还是阴虚，都有具体的病情、症状，都必须辨清，用卢铸之的话说，"病解灵法"——辨证之后，必须把病解了，病不认准确，病不能解，法也就不能具体地用。应用科学就要强调辨证之后要认病、解病、认症。在我们平时学习中，认病认症包括了内外因，内因着重在五行，用切脉的方法来解病，外因着重在六淫，六淫就要辨明是风还是寒。一般来说，我们用伤寒的观点：任何外邪进入人体，首先是进入膀胱经，进入膀胱经后就化为寒了，所以我们用桂枝法，有时候还有风邪。

三是理和法。应用科学同样也是要懂理才能得法。理指导法、统率法，法体现理、实现理，理法结合才能达到灵法。所谓"病解灵法"，就是要有理法的融合。因为理是从实际的经验中提炼出来的，法也是从实践中归纳的，所以理法结合实践，才能真正地对证、对病，治疗才能有效果。更深一步说，我们这种结合，是结合人体生命活动的实际来运用理、法、药。所以，我们强调理法，就是在应用的时候要将理法和生命活动的实际紧密结合起来。比如，各种脉象是反映了人体的生命活动，对此我们要有认识。切脉不是为了切脉，而是为了了解人的生命活动状况。所以，诊断切脉一直要贯彻下去。这样，运用才能正确，治病养生益寿的效果才能明显。所以，我们思想上随时要有一个很明确的认识——我们的切脉、诊断、辨证、立法、用药，贯彻始终的都是在考察一个人的生命活动的状况，是在对生命负责。没有这个概念，就只能流于头痛医头，脚痛医脚。

四是遣药。在理法之后就要遣药，遣什么药呢？在立法之后，遣病与症所需要的药。我们不套方，也不用成方、时方，我们是在立法、遣药过后自然形成方的结果。所以，遣药就是遣与病症、与法相一致的药；是遣与实际密切配合的药；是遣有利于人生命之本、有利于治病祛病的药。

人的生命系统各部分互相联系，互相制约，互相作用，所以立法、遣药也必须和整个生命活动相符合。在我们遣药的时候一定要树立整体观和系统论的观点，这样就不会受病的牵制，局部遣药。

所以，我们的立法遣药都是大课题、大学问。卢铸之的《金寿老人药解》，是非常珍贵的遗产，我们要认真去研究学习。

这就是我们应用科学的具体内涵，不是一般的原则。

关于药物的问题，在各个立法系列中讲了，也就是我们经常用的药，今后有了条件，我再进一步讲。

卢永定传下来的药物系列，我父亲也抄了卢铸之的《金寿老人药解》。前面有三篇序，非常重要。将来我们把这三篇序包括药物都印出来，让大家都能从这些珍贵的遗产中理解卢铸之深邃的医学思想。

三、郑卢医学应用科学与实践科学的联系与区别

二者的关系和区别概括地讲，就是共性和个性的关系和区别。实践科学讲的是共同性的东西，应用科学讲的是个体性的东西，是针对每个病症的。我们的实践科学归纳了六个部分、五个进程，讲了各个法的体系，讲了实践中应用法共同性的规律。那么应用科学，就要结合具体病，讲把这些法、药运用在具体病症上的规律。比如讲肺方面的，或者脾方面的，或者讲妇科方面的，应当用什么法、什么药，理论当怎么用，这都是具体的，个性的。

也可以说，这两者是总体和个别的关系。实践科学是从整体上来讲郑卢医学治病的规律，诊断、辨证、立法、遣药、出方，以及医理上的规律，是讲总

体的内容。应用科学就是将这些总体系统性的东西，应用于实际，将其中某一个法或具体的一部分法运用于病症中。比如妇科病，我们仅仅用妇科方面的理法药，而不是全部用。

也可以说这两者是纲和目的关系，实践科学中讲的是纲，应用科学讲的是目，所以我们强调要学好实践科学。学好了实践科学，就更能够理解、掌握实践科学所提出的六个部分、五个进程，更好地把这些内容应用于目上，也就是具体的病上。纲举目张，万变不离纲，万变不离宗。记住这两句话。脱离了纲就会陷入套法、套方的错误之路，就会离开郑卢医学的正纯之道。所以，实践科学要学好，应用科学才不会走偏。

四、郑卢医学应用科学的实质

我们用最简单的表述方法来讲它的实质——在郑卢医学实践科学的指导下更具体、更完善、更实在地将正确的阴阳辨证结果、准确的用药落实在具体的病、症上，并从根本上杜绝混乱阴阳，混乱遣药，滋阴凉寒药乱用，滋阴扶阳药混用，始终坚定地维护正气、维护阳气，坚持科学治病的基本原则。这就是郑卢医学应用科学的实质。

第四节
郑卢医学应用科学的基本理论

按照卢铸之的说法，医必先明理法，我们讲应用科学也必须把理论弄清楚，这个理论不是重复过去讲的，而是实践中指导运用科学的必需的理论观点。所以，下面讲的概括起来可以说是：八条理论，三条总法则，三步实施法则。

郑卢医学应用科学的基本根据就是郑卢医学的理论。去年，我们专门讲了一年的理论，平时的实践中也在讲，所讲的郑卢医学的所有理论都是指导我们实践科学和应用科学所必需的，但是为了应用的时候更明确、更具体，更能够与实践结合，我们又提出以下郑卢医学应用科学必须用的理论，讲两方面。

一、必须学习应用的郑卢医学有关著作

首先是必须读的六篇文章。郑钦安、卢铸之的著作很丰富广博，我们都应当去读，那么为了集中研究应用科学所需，这里选择了六篇文章：郑钦安的《医法圆通·伤寒溯源解》《医法圆通·邪正论》《医理真传·五行说》。卢铸之的文章三篇：《伤寒叙列》《五行生克制化之理说》《辨认阴虚阳虚之切法》。

二、必须掌握应用的基本理论（八条理论作为指导）

从上述文章中，我们提出在临床应用的时候，有八条重点理论，可谓是常用、常新。

第一条　郑钦安的《医法圆通·伤寒溯源解》

——一年三百六十日，日日皆有伤寒。

——只要见得是太阳经证的面目，即是伤寒也。

——此际但能按定太阳经施治，邪可立去，正可立复。因近来不按经施治，用药不当，邪不即去，正气日衰，邪气日盛，势必渐渐入内……迁延日久，变证百出，邪盛正衰，酿成阴阳脱绝，种种危候。

"一年三百六十日，日日皆有伤寒"——这是指导我们临证实践应用的纲，它澄清了历史上对伤寒的种种错误认识。比如说，"冬伤于寒，春必病温"，或者冬寒夏温，一年四季都有温病，或者有的人死搬硬套：春为风温，夏为热温，长夏为湿温，秋为燥温，冬为寒温，认为一年四季都有温病，所以使用凉药。若能把"一年三百六十日，日日皆有伤寒"作为纲理解了，以上错误的论点就能够辨别清楚。在《医理真传》中，专门批驳了一些错误的观点，比如"冬伤于寒，春必病温"——郑钦安在理论上对此进行了澄清，这篇文章要好好看看（《医理真传·五行说》中的问答部分）。此论认为，冬天有了寒就在春天害温病，这样的文章对后世的毒害很大，因为温病最后必然就是用凉寒药。用郑钦安的话说："他书纷纷讲解，愈出愈奇，不可为法，学者须知。"这是郑钦安非常明确的观点，所以我们把这一句话——"一年三百六十日，日日皆有伤寒"，要深刻牢记。

郑钦安还说，现在有些人只知道冬为伤寒，不知"一年三百六十日，日日

皆有伤寒"，他认为很多人都误解了，所以专门着重提出来。卢永定老师在教学的时候，也强调要记住"一年三百六十日，日日皆有伤寒"。这是告诉我们什么？就是说，只要你辨证正确，确实不是真热，你就可以大胆地用桂枝法、附子法。也就是说，只要断定是伤寒，桂枝法一年四季都可以用，就该用。这个你们都实践了，四季都在用桂枝法，而且都有效果。

为了明确这句话，引用了第二句话"只要见得是太阳经证的面目，即是伤寒也"。这是认识《伤寒论》的总则。具体说，就是要按伤寒六经提纲病情来理解太阳经证的面目，即：一日太阳，脉浮、头痛、项强、恶寒。恶寒二字为病情。这就是提纲。刚才伊老师在说，她前天病了，最大的特点就是恶寒，冷得发抖，赶快用毯子裹着，不得了了。我一摸脉，非常紧，赶快弄药，把"恶寒"二字抓住了，吃药就见效。头天晚上9点钟发的病，10点多吃了一道药，一个小时以后就觉得好多了，吃到第二天早晨就对了。所以，这个伤寒的面目要抓住。

《医理真传·太阳经证解》中还有一段话："太阳一经为病，有经病，有伤风症，有伤寒症，有两感症，有腑症。……经症者何？脉浮、头项强痛、恶寒、发热是也。"这是第一条，告诉我们如何辨别太阳经证之面目。第二条，着重在切脉。切脉的时候，左手轻取紧，或者浮紧，膀胱脉相应地紧或者浮紧，若只是紧就是伤寒。伊老师那天的脉就是只紧，冷得发抖，就是寒；如果是浮紧，就是风寒两感。一般说，没有单纯的浮脉，只有风寒两感或者是伤寒。辨别伤寒，第三条重要的内容是，背乃膀胱经地面，背上寒冷，背痛，背不舒适，都属于膀胱经之病。这就是如何断定伤寒，如何更加清晰地理解太阳经证的面目，我们讲了三条。

那么，如何及时、准确地治疗伤寒？治疗太阳膀胱经证的重要意义是什么？这个原文说得很清楚，不及时治疗，"邪不即去，正气日衰，邪气日盛，势必渐渐入内"，寒就按照六经传变往里传。拖延久了，邪盛正衰，还可能酿成阴阳脱绝的种种危证，所以要及时治疗。张仲景家族因为伤寒而死亡二百多人，就是拖延而致绝症，可见伤寒拖为绝症也是无法医治的。

我记得，在卢永定老师那里学习的时候，有一次老师病得非常严重。最后在病愈的时候，老师才说了：我这次害的是伤寒绝症，很危险。那时，我每天都在侍候老师，给他熬药，也不知道他为什么一下就那么严重，咳嗽也咳得严重。那次老师病了二十多天，好了以后还养了半个多月才出门。好了以后，他才说："我这次害的伤寒绝症，拖了。"最终他还是把自己治好了。如果拿到我们手上可能就很麻烦了。我当时就给他熬药去了，没有注意，也就没有记录，等老师好了，听到是伤寒绝症，心里惊了一下，那么严重！

第二条　万病不出《伤寒》宗旨

——"气化"二字乃《伤寒》书一部的真机。

——举伤寒而万病已具。

——外邪入内，剥削元气，乃是六经，七情由内而戕，剥削元气，毋乃非六经乎？不过外邪之感有传经之分，七情之伤无经腑之变，由外入内固有提纲，由内出外亦有考据。不过未一一指陈，未明明道破，总在学者深思而自得之。

这都是指导原则。

——余谓一元真气即太阳，太阳进一步不同，又进一步不同，退一步不同，退两步又不同。移步换形，移步更名，其中许多旨归。外感内伤，皆本此一元有损耳。

"万病不出《伤寒》宗旨"，这句话要记住，上面这几段话就是帮助我们理解这句话的。在临床应用遣药的时候，根本就在一个"气"字上。外感、内伤都是这一元有损。一元是什么？一元就是正气，元阴元阳相合的太和之气。

"万病不出《伤寒》宗旨"的理论是个根本。这个宗旨是什么呢？是气化二字。为什么是气化二字呢？这个一定要理解，什么叫气化？气化与太阳有关。太阳膀胱经，其里为肾，那么气化也与肾阳有关。所以，气化就着重在坎。膀胱太阳经和肾都同属于坎卦。所谓气化，就是心肾相交、坎离既济。达到坎离既济，气化就正常了。如果心肾不能相交，坎离既济不正常，就会气化失常，所有的病都会来。所有的病皆因这一元有损，也就是指坎和坎离既济的失常。如果把这个理解了，就理解了伤寒的宗旨，理解了"气化二字是伤寒的真机"。真髓就在这"气化"二字上。但是，有的人讲外邪、讲太阳经的时候，就没有讲到"气化"二字，只当成外感来讲。我们看书的时候，头脑千万要清楚，书上给你立了多少外感方在那里，太阳证就用外感方，其中应用了《伤寒论》的桂枝汤，也应用了许多其他的汤。这个我们一定要分清楚。

那么，内伤怎么理解呢？郑钦安说，外感、内伤皆本此一元有损。我们治内伤，即治五脏之病，有肝的忧郁、脾的损伤等，都还是要在一元有损这个问题上来思考。郑钦安在谈治内伤时，就一连提出了十五个反问，让人们去思考。大家去看一看，令人深思。他同时还严肃地指出："今人不体贴，只记得时行几个通套方子，某病用某方倍某味，某病用某方减某味，如此而已。究其阴阳至理，全然莫晓；六经变化，罕有得知，愈趋愈下，不堪问矣。"

为什么会这样，为什么对阴阳至理全然莫晓？六经变化，罕有得知？就是不懂得伤寒，不认真去研究"万病不出《伤寒》宗旨"，"气化二字乃《伤寒》书一部的真机"。

第三条　卢铸之《伤寒叙列》

原文如下：

《伤寒》一书，乃仲景本《灵枢》《素问》八十一篇中精微而成。（仲景因当时无《灵枢》之名，原序批"撰用《素问九卷》"，即指《灵枢》。）而《内经》则开源于河图（伏羲氏因龙马负图出于河，则其爻以画卦），暗合于洛书，依天地自然之象，得阴阳变化之理，因而发明病之原因，立治病之原则，使人各遂其生，勿失其性。夫人以乾坤之配合，由乾坤之阴精（癸水）、阳精（壬水）交感而成胚，是为元阴元阳之聚会也；既成胎矣，得母之气以濡之养之，则随母而呼吸，而动静；又由五行之变化，如天一生水、地六成之之义，生津生液，循生长收藏之道，成形成象、生脏生腑；得五液以濡润，生膜原，生脉络，生筋骨，生腠理，生皮毛；既成脏腑矣，则分上、中、下三焦之部位，有清有浊，清道随精气神贯输于内外，浊道由水火变化而转下窍，故清浊分而升降得运。此人生成之至理也。然而人以先后天之感召，外而六淫之气，内而七情六欲，不无感伤，疾病作矣，横夭莫救。仲景治寒乃根据《内经》治病原则，立法制方，以协阴阳，正性命，而为《伤寒杂病论》，即世简称《伤寒》也。

夫寒为一岁之首，六淫之始（六淫之病从冬至起，故曰寒为岁首），风为百病之长，善行而数变，人之全身内外，如无协和充实之处，则易感受。其来也，先入皮毛，而皮毛乃太阳之界限。太阳者，巨阳也，为阴阳纲领，变化之始基。凡外邪伤及卫外之阳，应即依伤寒提纲病情而解之，是谓解太阳之邪也。如未解而达阳明界限，即照阳明提纲病情而解之，是谓解阳明之邪也。其余各经亦然。凡三阴三阳之病情，熟记胸中，再察其内有无七情之兼杂病，如有之应照病情于本经药内加以所夹之病势，酌其轻重而增改之。复查本人之先后天，有无致病之情态可征，如有之，先治其标，后治其本，或标本兼治，仍酌其轻重而增改之。但立方用药须细定阴阳之盈缩，如本弱而标重，于扶正药中，略加解外之品，不得伤及元气；如本弱而标轻，用药微微解表，亦不可伤及正元（元气）。扶正之药，重在精气神为纲，解表之药当善引导，微开清浊道路为先。

观仲景制方立法，法以圆通为妙，方以果为决，有法外寻方，有方内选药，配合生克制化之理，有纯阴纯阳之用，有刚柔相济之道，其方也面面俱到，上下相应。内外如一，去疾有次，扶正有主。再加药中之气味，壮烈平淡，病均宜用，虽大毒大烈，果能针对病证，决放胆用之；虽平淡，于人身无补，则丝毫不用。只要看定病情确确实实，或辛甘合化，或苦甘合用，或水火相攻，或水火相济，宜凉宜热，宜开宜泄，宜吐宜下，宜汗宜收，或引阳入阴，或启阴交阳，或由内而引外，由外而和中，总要将药之气味认得清楚，配得灵活，于人身性命无伤，于病气顺逆有法，导之引之，补之救之，使无稍差。（且人身与天地相同，与万物一气，借物治人，补偏救弊，务期尽其天寿，以育成天地泰然之象。）此则仲景之妙用也。其任极重，其术不易，学者必将此书熟烂胸中，乃能治应无穷，寿世寿民，慎勿忽焉。

（此文系卢永定承传卢铸之文。重善抄于永定师所授抄本全文。）

文中言：

——太阳者，巨阳也，为阴阳纲领，变化之始基（始基，最开始的基础）。

——夫寒为一岁之首，六淫之始（六淫之病从冬至起，故曰寒为岁首），风为百病之长，善行而数变，人之全身内外，如无协和充实之处，则易感受。

这两段话中，卢铸之给我们讲了纲领性的东西，即"太阳者，巨阳也，为阴阳纲领，变化之始基"。为什么强调是巨阳？理解巨阳不仅仅是把它理解为太阳膀胱经。所谓巨阳，是人身整个的阳，无处不照，无处可以缺少。所以，卢铸之说，这是我们人身阴阳的纲领。人的阴阳，一而二，二而一，都根于巨阳，都根于坎。坎是什么呢？是乾坤二卦的相合，乾之中爻落于坤中，成为坎。所以，第一，膀胱和肾不能分开；第二，人身的气化、阴阳的运转不能只看到一方面，要看到整体。

郑钦安在《坎卦解》中有一段话是这样讲的："天一生水，在人身为肾，这一点真阳含于二阴之中，居于至阴之地，乃人立命之根，真种子也，诸书称为真阳。"可见真阳为人立命的真种子，活命的根本。为什么这样讲，就是因为坎卦是乾坤二卦之合。郑钦安在《医理真传·六经定法贯解》中又说："太阳如天之日，无微不照，阳光自内而发外，一身上下四旁，莫不毕照焉。所以

15

主皮肤，统营卫，为一身之纲领。……先天之真阳，原寄于肾，肾与膀胱相表里，真阳之气机发动，必先行于太阳经，后行于诸经，昼夜循环，周而复始。"

卢铸之承继了郑钦安的思想。卢永定在给我们传授的时候，他的第一本抄本，就是卢铸之让他抄的郑钦安的文章，《坎卦解》《离卦解》《阳虚证门问答》《阴虚证门问答》等，基本上是一本，卢永定也让我抄，我就照抄。那时候不像现在，书印刷方便。这就说明卢铸之传给卢永定的是郑钦安的医学思想，之后，卢铸之的医学思想又有了发展，这些前面已经讲过。卢铸之的这篇文章讲阴阳之纲，变化之始基，其来源就是刚才讲的郑钦安的论述，这样大家就更明白了。

这段论述中，还有几句话要记住：

——寒为六淫之始，风为百病之长。

这在实践中，卢永定老师也经常在说。我们治病的时候，切脉是紧，就是寒。风为百病之长呢？肉跳、头昏等，全身很多病都是因于风，所以说，风是百病之长。把"风寒"二字抓住了，治病就能见效。

——人之全身内外，如无协和充实之处，则易感受。

在我们临床应用的时候，就要把这个思想理解了。卢永定用四个字把这个意思概括了，就是：邪走空窍。说得非常精简。我们切脉有浮有紧，这就是受了风寒，那么哪个部位薄弱，风寒之邪就会走到哪里。实践应用中就要抓住这一条。

第四条　立方用药的原则

立方用药，须细定阴阳之盈缩，如本弱而标重，于扶正药中，略加解外之品，不得伤及元气；如本弱而标轻，用药微微解表，亦不可伤及正气（元气）。扶正之药，重在精气神为纲，解表之药当善引导，微开清浊道路为先。

这两句话，都在讲立方用药，需察明阴阳之盈缩。这阴阳之盈缩，也就是阴阳盛衰的关系。这条重点是讲实际临床我们在用药的时候，就要根据先后天的情况和标本轻重的情况来用药，这就是立方用药的原则。原则中总的一句话——不伤及元气，这是我们临床的根本指导思想。所以，要记住上面说的几句话。阴阳包括了本人的先天和后天，外邪和里邪。这段话把扶正和解表的关系提出来了，先天和后天的关系怎么对待，也讲清楚了，本弱标轻和本弱标重也讲明白了，本弱就应当把固本放在首位，所以，本弱标重时也不要伤元气。各种情况用药都有不同。

　　刚才伊老师的病例是现身说法，我就举这个例子。她那么发寒冷，一般的用什么法？是不是用桂枝、苍术、生楂肉、生陈皮、炙甘草、生姜？我们的麻黄汤法，发一发汗就解了。但是她本弱，年岁又大了，我压根不用这个法，用的是固本的法。她那么发寒冷，脉那么紧，我用的是桂枝综合法，还加了大麦芽固阳。大麦芽不仅是帮助消化，固中宫就是固阳。服药后问题就解决了。所以，不要死套。一般认为发寒冷，肯定是用麻黄汤法发汗，如果这么用了，她今天就可能不站在这里了，躺在床上了。所以，本弱标重，还是要固本为主。如果是一般人，身体强，若不把汗发出来，直接用桂枝综合法，很可能寒就解决不了。为什么呢？因为本并不弱，标重了。这个时候，在不伤及元气的情况下，必然要把汗发出来才能解决问题。

　　卢铸之这段话就告诉我们扶正、解表的关系，先天和后天要结合起来看，来用法。这就是应用科学的纲。应用科学着重在护正扶阳。这也是我们在遇到实际病症时立法用药的原理、原则。

　　以上四点，是郑钦安和卢铸之对于《伤寒论》中理法方药实际运用的论述。把这些《伤寒论》的理论运用归纳起来，就是着重理解《伤寒论》"气化"二字，并且把扶正气、扶阳气作为重点，这样提纲挈领，就容易学，容易运用。

第五条　正日衰则邪日盛，欲复其正，必治其邪

　　通过第五点，我们进一步了解正和邪的问题。这是郑钦安《医法圆通·邪正论》中的话，也是我们应用中很重要的一条。下面解释三段话。

　　——正也者，阴阳太和之气也。邪也者，阴阳中不正之气也。

　　太和之气，就是真阴真阳浑然一气，我们也称为正气。邪气，四时都有，六经分为六气，不正之气流行于中，称为六邪，或者六客。六经六气本来是人之正气，但是不正之气流于中，那就变成了六邪（六客）。这里解释了正和邪的问题。

　　——太和之气，弥纶六合，万物皆荣，人身太和充溢，百体安舒。太和之气有亏，鬼魅丛生，灾异迭见，诸疾蜂起矣。天地之大，生化消长，不能全其太和，人生逐利逐名，亦不能全其固有。

　　太和之气旺盛，人身就没有病，太和之气亏损，就鬼魅丛生。为什么会亏损，追名逐利，熬夜加班，这样就不能顾全太和。

　　——不正之气，伤于物则物病，伤于人则人病。治之调之，皆有其道。欲

得其道，必明其正。

这一条就给我们指明，正气不能伤，伤了就要调，就要治，治之有一定的规律，这个规律从哪里来？就是首先要明白正。这是指导我们实践的。我们在切脉辨证时都在强调这个人的正气怎么样，我们治疗六淫之病也好，治内伤之病也好，除了祛邪，都要用附片扶正。正衰邪盛，要扶正必先祛邪，这是一条很科学的指导原则。

郑钦安在这里提出"欲得其道，必明其正"，正是什么呢？正和邪是相对的，但受邪伤正对人的危害，在理论上必须要明确，在实践中也必须有调治的方法，这就需要明其正。邪的变化很多，需要我们正确辨别阴阳，从切脉中辨别其脉象，是否伤了正气，肾阳如何？所以，我们提出的指导思想就是护正扶阳，这是我们治病、强身、养生的根本。我们护正扶阳的思想就是根据正邪的关系提出来的。可以说我们每个人、每天都在受邪的侵袭，内也好，外也好，在不知不觉中就伤了正、伤了阳。所以，我们把护正扶阳作为治病的根本，也把它作为养生强身的根本。

这个"正"的思想是郑钦安《医法圆通·邪正论》中提出的。大家认真去看看这篇文章，这个思想具备了，立法用药就明确了。

第六条　天地以五行之气塞满乾坤，人身以五脏之气塞满周身

这是《医理真传·五行说》中的一句话。

——五行不出二气之中，二气即在五行之内，二气乃人身立极主宰，既生五行，又以五行为归。

五行是什么？它不超出二气。二气是什么？元阴元阳二气。二气主宰了全身，产生了五行，五行就包括了二气；反过来，又以五行为归。所以，我们在切脉诊断的时候，要把五脏脉作为重点来对待，因为二气也以五行为归，都可以在五行中考察出来。

——然五行之要在中土，火无土不潜藏，木无土不植立，金无土不化生，水无土不停蓄，故曰：土为万物之母，后天之四象咸赖焉。不独后天之四象赖之，而先天立极之二气，实赖之也，故经云："无先天而后天不立，无后天而先天不生。"

土就是脾，实践中我们经常用理中法，大家有体会吧，为什么？这段话说得明明白白。这段话把其他四脏心火、肝木、肺金、肾水与脾土的密切关系都讲了。而且更直接讲到"先天立极之二气实赖之也"，为什么？只有脾土吸收了自然万物的营养（自然界的真气），产生了宗气，才能供给全身五脏。这里把脾土在五行之中的作用论述得很清楚。

综合起来看，实践中我们要抓住的：一是二气，元阴元阳在肾；二是五行中的脾，这也是这段话告诉我们的治病核心。总而言之，五行在全身都起着不可或缺的作用，但是重点要抓住二气和脾土。我们在实践中经常这样立法用方，所以，大家对此都深有体会。

第七条　擅运水火功夫，必可达到坎离既济

这句话来自卢铸之的文章《五行生克制化之理说》。下面这几段大家注意一下。

——北方水运，得金而生，得木而消，得火而化，生化自然，气自贯通。中央土运，旺在四时，得火为母，得金为子，母子相依，无偏无倚，自然有生无害，于是天清地宁，宇宙肃清矣。

这段话很长，大家只要记得，水，就是肾，它离不开金，也离不开木。有关肾水不能只考虑其本身，还要考虑金和木。另外，还要记住我们经常讲的"天清地朗"，把肺的问题解决好了，火的问题就解决好了。实践中，对心脏跳动不好的，我们经常是解决肺的问题，就是使之天清地朗。

——更有至要者，如水旺克火，则火熄；火旺烧水，则水干，均实害之。当必令其水勿泛滥，亦勿使其漏泄；勿使火燎原，亦勿使其停熄；使之不大不小，水到火之处感到温暖，火到水之处感到清凉，两相亲洽，毫无刺激。

——四气相调，中央得中和之正气，于是五行运化，四方宁谧，疾病自然无从而生，天人亦自然得以安和。

这就是最精华的几句话。

前面讲了六条思想，那么这六条思想的准则在实践中如何运用呢？最实在、最根本的就是我们在长期实践中体会到的两点：

第一点，擅运水火功夫。前面讲的几点，最后都要落实在擅运水火功夫上。这是我们临床治疗每一种病都应当注意的，都应当把它作为重点的理论。如何擅运水火功夫，过去讲过。

第二点，就是掌握水火的度。既然是擅运水火功夫，就要有个度，不能超过这个度。那么这个度怎么把握呢？"当必令其水勿泛滥，亦勿使其漏泄；勿使火燎原，亦勿使其停熄；使之不大不小，水到火之处感到温暖，火到水之处感到清凉，两相亲洽，毫无刺激。"水就是肾，所谓水勿泛滥、漏泄，就是肾阳不能外越，肾阳不能够损伤；火就是心，所谓火勿燎原、停熄，就是心血不能外溢，比如高血压，甚至脑出血，这就是火外溢了，而供血不足，血流不畅，最后心脏停止跳动，火就停熄了。要解决这些问题，水火都要达到不大不小，水得到温暖，火得到清凉，也就是说心肾相交，要达到温暖和清凉的境地。那么这个原则就是擅运五脏的水火功夫。我们在运用的时候，就要仔细考察五行之脉，要使五脏相生相克正常，才能达到心肾相交。比如肝脉阻滞了，就要调肝脉，肾水才能升起来，心肾才能相交，肾气弱了就要扶肾气，心跳不常，就要解决心的问题，使肾和心都达到本脉和缓象。五脏都协调了，心肾才能相交。

第八条　卢铸之《辨认阴虚阳虚之切法》

前面讲了正气、太和之气、阴阳二气之交，这些在具体实践中怎么来运用呢？下面讲第八点。

病见三阴

三阳不足之证，所见全是阴色，为其阳不足，而阴有余也。阳虚证。

用药即投以辛热，是知其阳不足而阴有余也。故着重固阳，以四逆、白通、理中、建中诸法治。一切阳虚证补阳：有当轻清以扶阳者，大小建中之类是也；有当温养以扶阳者，甘草干姜汤、理中汤之类是也；有当辛温辛热以扶阳者，四逆、白通之类是也。此皆治阳虚之要诀也。

"三阳不足之证，所见全是阴色，为其阳不足，而阴有余也。阳虚证。"这几句话告诉我们怎样辨别阳虚。我们用姜、桂、附等辛热之药，就是用在阳虚证中，着重回阳。补阳分了三种情况：

一是，有当轻清以扶阳者，大小建中之类是也——《伤寒论》中的建中法是桂枝法加饴糖，我们的建中法是桂枝法加大麦芽，或者是附片桂枝综合法加大麦芽，我们没有分大小建中汤，如果一定要分，加了附片的就是大建中汤。《伤寒杂病论》中的大小建中就分得明确一些，小建中汤为桂枝、甘草、大枣、芍药、生姜、饴糖；大建中汤不是加附片，是《金匮要略》中的：人参、干姜、饴糖、蜀椒。我们不这样用，我们只提出建中法，这就是轻清以扶阳的法。

二是，有当温养以扶阳者，甘草干姜汤、理中汤之类是也——针对脾，以温养扶阳为法。温养扶阳法，我们在桂枝系列法和附子系列法中专门讲了。

三是，有当辛温辛热以扶阳者，四逆、白通之类是也——所谓辛温辛热，就是大剂量的附片和干姜等。这里举的例子来自《伤寒论》。我们也用四逆、白通汤，但是用辛温辛热扶阳，我们更多的是体现在附子系列法中。不管哪种病，我们用辛温扶阳的较多。

病见三阳

三阴不足之证，所见全是阳色，为其阴不足阳有余也。阴虚证。

凡血虚之证，所现纯是一派枯槁、憔悴、燥煤、干粗之火形。何也？血中蓄火，火旺自然阴亏，阴亏自然火旺。

用药即投以清凉，是知其阴不足而阳有余也。故着重存阴。以黄连鸡子阿胶、导赤散、补血、独参诸方，活一切阴虚证。有当柔润以扶阴者，独参、黄芪当归补血汤之类是也；有当清凉以扶阴者，导赤、人参白虎之类是也；有当苦寒以扶阴者，大小承气、三黄石膏之类是也。此皆救阴补阴之要诀也。

（此"病见三阳"和"病见三阴"之论，系卢铸之传给其子弟的笔记。重善于 1988 年前后转抄，随身常学。）

所谓阳色，指人亢旺、干枯。这里讲了辨别阴虚的方法。用药着重存阴。存阴的法、方子都是《伤寒论》上的。这里也有三种情况：

一是，柔润扶阴。这个法我们经常要用，比如妇女经期之后，用党参、当归、黄芪补血。

二是，清凉扶阴。这个我们基本不用，不是那个证就不用。人参白虎汤是太阳下篇的，即知母、石膏、粳米、甘草、人参。我们很注意什么时候用清凉，只有一种情况：发高烧、口渴、饮冷。不是这个症状都不用。一般的医生用清凉的很多，比如苔黄了，认为有热，咳腻痰，都给用上清凉的，知母、石膏之类。我们的原则是不伤脾胃，所以清凉滋阴用得非常少。

三是，苦寒扶阴。这个我们也用得很少。所谓三黄，黄连、黄芩、黄柏，我们基本不用，因为凉寒伤胃。郑钦安在《伤寒恒论》中对一个用了黄芩的方，有批注：此药不当。郑钦安分得很清楚，真正要用寒凉药的只有阳明病，用大小承气汤，大黄、厚朴、枳实。当伤寒波及阳明时，我们用厚朴解决燥气，也不用其他寒凉药，原因就是避免伤及正气、胃气。

掌握辨别三阴三阳的用药和思想，大家把这篇文章好好看看。

我们在应用科学中讲了这八条，都是从郑钦安、卢铸之理论中选出来的，是精要中之精要。

第五节
郑卢医学应用科学的法则

一、郑卢医学应用科学的总法则

（一）实践科学的六个部分、五个进程

这是指导我们应用科学的总的法则，通过这个法则要求我们做到理实结合，诊断辨证立法和实际相吻合。六个部分、五个进程是一个完整的体系。另外，讲了几个法的体系，桂枝法体系、附子法体系，我们在应用中遇到病症的时候，就要把这些体系中的某一个或几个法运用出来。

（二）确辨阴阳之外，还要精、深、细地识别阴阳

如何达到精、深、细呢？精，就是不仅要整体来辨证阴虚阳虚，还要对阳虚、阴虚在何部，阳虚、阴虚到什么程度，都要有精确的认识。现在亚健康状况的人占了 70%~90%，正气亏损的人多，慢性病居多，这些人必然要出现阳虚。但阳虚的程度各有不同，阳虚具体在哪个部位也要精细地去探求。是上焦心肺阳虚呢，还是中焦胃脾阳虚或是下焦肝肾阳虚？都要通过四诊准确判定，不能笼统判定。如果是上焦心肺之阳虚了，那么是肺受了邪呢，还是心本身有问题？这都要去辨别。辨别之后，才能正确遣药。这些在实践中、切脉中都讲过。

所谓的深、细，就是某个证、某个病，不单是某一脏的问题，往往与五脏都有牵连，这就要通过深细地切脉来认识。深，就要通过四诊尤其是切脉，具体了解正气亏损、阳虚的原因，是因为疲劳过度，还是因为长期未守子时，或是其他妄自劳作导致；是饮食不节，还是孕期、产期护理失调造成的阳虚，这些都要深入去了解。细是指在切脉中，正气是否有亏损，要从肾脉来看，肾脉特别弱，或者短，或者乏力、乏神，或者滞，或者紧，都要通过细致了解，才能慎重选择药物。我们在测正气亏损的时候，不仅要切肾脉，还要切肝脉。心情失常，肝气失常，会影响心脉致其失常，也会影响肾气。这些都要深入去了

解，不要笼统地说阳虚就完了，如果这样，把四逆汤背会，一切问题就解决了。深细地切脉诊断之后，立法用药必然就细下来了，深入下去了。所以，切脉必须深刻，才能知道正气、肾气和全身上中下阳的亏损程度如何，亏损的原因是什么。只有做到了细，才能知道脉的细微变化，才能知道病的缓急轻重，是久病还是初病，或者沉疴，或者顽疾，以及邪为何证，内伤在何部位。所以，卢铸之提出两句话：心手相应，人我相合。要把这八个字真正掌握好，必须以细致切脉、细致审查为前提，这要靠大家刻苦去修炼。

在切脉、认证、认病的过程中达到了精、深、细这个根本要求，就把辨证阴阳细化了。精、深、细这三个字也是紧密结合的，千万不要大而化之地认为阳虚用附片就对了。具体的药怎么遣？这三个字是互补互成，不可分开的。不细致切脉，就不能深入认识病证，不深入就不能精确辨别病在何部、是何成因，就不能精确地立法、用药。所以，"精、深、细"地去辨别阴阳是医德的问题，也是医风的问题。深和细都是为了达到精确的目的。精确地立法用药，不是走过场。现在切脉做样子的多，摆架子的人是庸医，是医德低下，是医风败落，此为医门大憾。

精、深、细的功夫我们要认真学习，慢慢培养，方法只有两种：一是自己刻苦学，志在有恒，志在有德，志在必得；二是跟师承继，承其德，承其心志，承其实践，承其医理，承其医技。这是我自己的体会，我跟师学，不单纯是学技术，还学他的医德，学他的志向，学他的实践，学他的医理，学他的医技。

（三）切实做到"病解灵法，法解灵方"，严禁套法套方，死背法，死背方

套法套方可以说是中医流传下来的一个很大的遗憾，现在很多中医还是在套法套方。郑卢医学在中医史上能够树立起里程碑，辨证立法，不套法，这是很了不起的，是对中医上千年历史中不正偏流的正航纠偏。所以，我们一定要把过去实践科学所创立的四大立法体系、五个进程掌握好，不要去套法套方，切切实实地应用郑卢医学的理论、郑卢医学的立法体系，达到卢铸之所提出来的"病解灵法，法解灵方"这样正纯精高的医学境界。

真正做到"病解灵法，法解灵方"是很不容易的。但反过来说，那种套死法死方的行为，实际上是对中医的慢性毁灭。现在有识之士都有所认识。我们

有幸先进入郑卢医学的殿堂，我们要把握这个历史规律，一定要用科学的态度应用郑卢医学理论，不要再去学人套法套方，背法背方。如果我们再去这样做，就等于白学，等于在走回头路。

二、郑卢医学应用科学的具体实施法则

在具体实施中我们有没有规律可循？它的规律是什么？归纳起来，从两个方面说，一个是普通疾病、慢性病的实施法则，一个是急症、危症的实施法则。我们重点讲第一个方面的法则。对急症，我们只提一下，把第一个掌握了，第二个自然也就掌握了。

（一）普通疾病、慢性病（包括疑难病症）的实施法则

前面讲了总的法则，就不重复了，就按照实践科学的五个进程来。我们在具体实施中，可以概括为三步法则：第一步，拨通；第二步，纳气归元，使大气升举；第三步，壮元阳，使先后并固。

1. 拨通

对于慢性病、疑难病，第一步首先是拨通。拨通有三层含义：

第一层含义：就是疏通和拨转。疏通什么呢？疏通气化的通道。我们用的桂枝法或者非桂枝法，实际上开始用的法，都是在拨通气化通道。有外邪了，气化就不畅，我们就把外邪先祛了。比如说，用桂枝法祛风邪、寒邪，这就是使气化通道畅通。膀胱气化一畅通，全身的气化、三焦的气化就都畅通了。

第二层含义：疏通水湿的渠道。我们经常用的桂枝法加茯神或茯苓，就是使全身水湿的渠道畅通。包括膀胱排尿不畅，或者肾气弱等。我们有时候要加附片，扶肾阳，这都是在疏通水湿渠道。

第三层含义：化瘀祛浊，使内外相和，清升浊降。这也是疏通，我们用什么？比如咳嗽，我们加了半夏、石菖蒲，使肺气之浊往下降，祛污化浊。妇科病中，我们也是用祛污化浊的办法，这时可以用桂枝法，也可以用附片加桂枝法。

以上都是疏通、拨通里面"通"的内容。

在有些情况下，则需要拨动一下才能使气化通道畅通。拨的过程，有时候用一两个方子还不行。所以，有时我们用几个桂枝法都是在解决拨动的问题。

拨动包含了两个含义：一是拨动膀胱气化的功能，二是拨动肾气。我们用桂枝就可以拨动肾气。为什么我们初方往往用桂枝法或者附片加桂枝法？因为肾气起不来就要拨动一下。桂枝和附片合起来，就如拨火棍一样，拨一下，之后再用扶肾气的药。肾气弱了可以用四逆汤，但不是到危病的时候我们不用四逆汤，而是先用桂枝法去拨动。拨动了，肾阳就起来了，拨动了，气化就通了。这就是拨。

这个第一步，不只是在开始的第一步，应该说是在一个阶段中，经常要用拨通之法。我举个例子，才来初诊的，我们用一二三个法，但是妇女月经之后又开始看病，往往还要拨通。另外，在吃药中间，突然有外感了，我们还是用拨通之法。总之，凡是病的初期、初诊或者一个新病的发生或是新的段落，都要用拨通的方。不拨通，第二步的用药就没有效果。

2. 纳气归元，使大气升举

大气，就是太和之气，也包括了肾气。这个是治病的一个根本法则，也是治病的根本目的。

在拨通之后，往往要把肾气纳起来，那么肾气纳起来要靠什么？靠附片。所以我们经常说，祛了外邪要及时把附片加上去，用附片加桂枝法。祛掉外邪之后，用扶肾阳的，有的重病，这个时候要用四逆汤或白通汤，有的就完全用扶肾阳的药，有的还要加一样药，或者加生杜仲沟通任督二脉，或者用制升麻使阴阳旋转，大气升举。

所谓纳气归元有两个意思：一是把五脏之气归于肾，即坎中，我们用西砂仁就可以把五脏之气纳归于肾，但并不是拨通的过程就不能用西砂仁，而是纳气归元必须要用西砂仁。我们的理中法往往要用西砂仁，我们在扶肾阳的时候往往要用西砂仁，把五脏之气归纳到肾中。二是肾气充足了，把肾气纳起来，使大气升举，归于五脏，归于全身。这个一靠西砂仁，二靠药物的组合。肾气纳起来才能大气升举。很多病，比如一个简单的口渴，市医往往认为是脾胃的问题，而我们认为是大气升举不够，丽水不升，很多人服用附片后口渴就解决了，原因就是大气升起来了。

纳气归元，大气升举，这两句话是连在一起的。桂枝法加附片是纳气归元的；四逆汤、白通汤也是纳气归元的；理中法加西砂仁是纳气归元的；还有直接扶肾阳的，比如用了菟丝子、淫羊藿生精，也是纳气归元。只有把肾阳扶起来，才能够大气升举。用我们的话来说就是正气扶起来了，肾气起来了，先天后天这个人体太极的运转就正常了。这也就是"纳气归元，大气升举"的实质意义。我们治病就要抓住这个，不能头痛医头、脚痛医脚，一定要在先后天结合处，一定要在"气"上下功夫。那种头痛医头、脚痛医脚就是在后天（肉体）上下功夫，不是在先后天结合处、气上下功夫。所以，"知其要者，先后浑然一太极"——把这个抓住了，就能够纳正气，就能够归元。

我们用附片纳气归元，就要把附片理解透。附片既走五脏，又走六腑，还走十二经络，所以我们的附子系列法，总的来说就是纳气归元之法。西砂仁就是纳肾气归五脏，也是纳五脏之气归肾。落实在用药立法上就是这样。

3. 壮元阳，使先后并固

本身的病治好之后，还有最重要的，就是壮元阳，扶正气（太和之气），使先后稳固。

这一步在给妇女治病中体现得最明显，经后、产后都有这一步。还有每年的冬至、夏至药，都体现了壮元阳、扶正气，先后并固。在立法用药中，经常不断地用理中、扶肾阳的药，也是在扶元阳。最集中的体现就是我们的补气血药，每一个病治完了，都必须要用扶正气、补气血的药，男的女的都一样，每年的"两至"药都是为了达到这个目的。

这三步法则，各有功用，各有侧重，相辅相成，紧密相连，不能死套，也不能固凝。总的就是以扶正为本，扶阳为重。

（二）急症危症的实施法则

急症、危症都有各自的方法，特别是瘟疫。凡是急症、危症、瘟疫之后，正气都会亏损，阳气更衰，回过头来我们还是要按照上面的三步法则一步步地来治。对于急症、危症虽然各有各的法，但我们有一个根本的思想，就是以挽阳或者救阴为本，重在保性命。对于阳欲脱的人，首先用四逆、白通汤。对于阴虚证，出现高烧、昏厥、阳明证口渴饮冷的时候，可以用大小承气汤（小承气汤：厚朴、枳实、大黄，来和胃；大承气汤：小承气汤加芒硝）。这里必须辨别的一条是口渴饮冷，并不是胃一烧马上就用承气汤，对此郑钦安做了特别的强调。至于疫症，必须上报隔离，绝不能用姜、桂、附，可以用南藿香、荆芥、防风、香白芷之类的非附桂法，此类病症有专门的立法。

结语

应用科学把郑钦安卢铸之的医德、医风、医理、医法、医药具体运用于临床实践的病症中，其思想、法则都有其规律，都有法可循。

1. 首先就是实践科学的六个部分、五个进程，立法的三个体系，加上滋阴十七法，卢铸之的药性配伍。

2. 应用科学的八条理论。

3. 三条总的法则，即辨证阴阳要精、深、细；要切实做到"病解灵法、法解灵方"；严禁死套法、背成方。

4. 实施法则的三步法：拨通、纳气归元使大气升举、壮元阳扶正气使先后并固。

以上内容如何在具体的病症上实施，怎么掌握，有两个办法：一是在实践中跟师学，通过实际病例来了解掌握；二是以后分病来讲，专门讲肺病系列、肝病系列等，也就是把理论、法则与具体病、具体症结合来讲。重要的还是在实践中，在自己的实践中和跟师学的实践中来掌握。

第二讲 肺系疾病

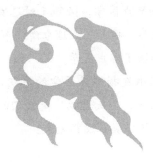

时间：2013/6/15
地点：成都石笋街

第一节
生命心语

生命的价值是可见的，又是无限的。

有生之年，我们在各自的具体工作中所做出的贡献虽有大有小，成绩有多有少，但都是我们每个人不同生命价值的体现。

同时，我们人人皆同的生命价值在于真，而非假。

做事真实，为人真诚，追求真理，这样才能具有生命真正的价值。

我们学习郑卢医学，是求真。以郑卢医学之正纯，为医学事业做真实的事；以郑卢医学的真正理法，为人民真诚服务；发扬郑卢医学的真谛，体现中医的真理。

要发扬郑卢医学，必须反对"假"，保持头脑清醒，意志坚定，同假事、假话、假理分清泾渭，不能让"假"玷污了郑卢医学，损毁了郑卢医学。

作为继承发扬郑卢医学的有识之人，追求真理、追求科学、忠实医学、为民造福，是我们的生命价值，也唯有如此，才能将郑卢医学真正发扬光大！

第二节
开场白

我们所说的应用科学分病系概述，也就是将千变万化的疾病进行了系统归纳，并且按照郑钦安卢铸之医学的理论立法和遣药出方来分证、分系讲述。

1. 郑卢医学的实践科学和应用科学，二者是纲和目的关系

我们这样来讲应用科学，是跟以前所讲的理论基础紧密结合的，这个理论基础是《易经》《内经》《伤寒论》以及郑卢医学实践科学的六个部分、五个进程。也就是说，我们要对以前所学的内容进行更细、更实在、更进一步的学习研究，从而更好地掌握临证时对各种疾病系统辨证医治的具体理、法及药物配伍。再明确地讲，就是将我们所学的、所掌握的实践科学的六个部分、五个进程的内容，具体地运用到具体的病症中。比如立法体系中的附子法体系、桂枝法体系、非附桂法体系，这是按照体系讲的，那么对于具体的病来说，不可能把整个体系的法都用上去，只能用其中的一个法或是两个法。那么，什么病用什么法，就是在具体的病症中要讲的。这也是应用科学和实践科学的不同之处。实践科学是归纳了总的东西，应用科学是运用在具体的疾病中。所以，如果不懂得实践科学，就没有办法学习和掌握应用科学。实践科学是我们临床的整体理论，整体立法，它是根本，是纲，是一棵大树，而我们现在要讲的应用科学，是目，就是这棵树上的枝和叶。两者是纲和目的关系，纲举才能目张。所以，我们要抓住实践科学的理论根本，抓住辨证立法体系、遣药的根本，这样我们遇到具体的病，才能一目了然。我们把应用科学掌握好了，才能根深叶茂。

2. 分病系的次序依照《易经》八卦之数理次序

下面就说如何分病系来讲。我们是按照《易经》八卦的数，也就是天人结合之数来分病系讲的，即：乾一，兑二，离三，震四，巽五，坎六，艮七，坤八。这就是八卦的数，也是八卦的理。这是先天八卦即伏羲八卦的数，排列的方位如图2-1。

后天八卦的方位就变了，如图2-2。

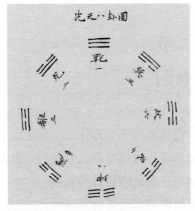

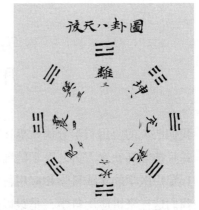

图 2-1　先天八卦图　　　　　　　图 2-2　后天八卦图

　　我们中医应用八卦是以后天八卦为用，但其数理没有变，仍然按照先天八卦的数理次序排列。后天八卦与河图结合，就与五行结合在一起了，根据方位的排列，就对应四季，即：春 - 震巽木 - 肝，夏 - 离火 - 心，秋 - 乾兑金 - 肺，冬 - 坎水 - 肾，四季 - 坤艮土 - 脾，土为四季，艮土临近春冬，坤土临近夏秋。这些表明木、火、土、金、水的方位及与五脏的关系。

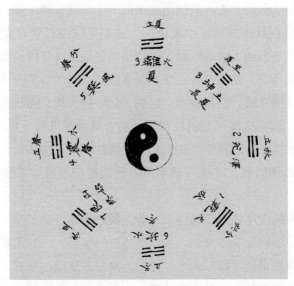

图 2-3　五行与后天八卦关系图

　　我们分病系的次序，也就按照这个数理的次序来讲，即乾一兑二，对应肺金；离三对应心火；震四巽五对应肝木；坎六为肾水；艮七坤八对应脾土。所以，今天先讲肺系疾病。这个次序是天人合一的理数，按照这个次序讲顺理成章，顺其自然，顺乎人们认识客观世界的必然规律。把这个数理组合好、运用好，结合相应的卦位和五脏，可以治若干疾病。不要小看这个数理，观察阴阳离不开这个数理，预测学离不开这个数理。按照八卦来讲，阴阳变化之理蕴藏在这个中间，人的五脏关系也蕴藏在这里，对其理和法的哲理思考，对我们治病确辨阴阳的变化有很大的作用。

比如乾卦。泰卦（地天泰）与否卦（天地否）是相对的，否代表闭塞，万物不生，否卦也表明乾之气不能下降，即肺气不能下降到肾（肾藏气）。如果肺气凝固了不动，无法完成其与脾胃形成宗气，并把气输送到全身的功能，则万物不生，人的身体健康就会出大问题。泰卦是一个吉卦，事事顺通，人身吉祥健康。这时肺气能够下降，下降了还能上升。所以，卦爻里的阴阳变化，就可以告诉我们，病当如何治。大家可以再去看看八卦之理，它可以在哲学上指导我们的辨证思想，指导我们对阴阳变化规律的把握，从而指导我们的医学。

3. 从对肺系疾病普遍性的看法，认识以病名套方的现实流弊

我们先讲讲现在人们对肺系疾病一般的、普遍性的一些认识。讲这个问题有两个原因：一是了解人们对肺系疾病的一些普遍看法，我们才能更深刻地理解郑卢医学的正纯之道；二是讲讲普遍的道理，有了比较，才能够在肺系疾病中正确用理、用法、用药，避免那些不正确之理，不正确之法，避免走上歧途。

现下对肺系疾病的认识，认为肺上的疾病包括了感冒、咳嗽、喘证、哮证、肺痈、肺痿、痰饮、腹胀、肺痨。西医对肺系疾病有一个总的称呼——呼吸系统疾病，这就包括了感冒、流行性感冒、慢性支气管炎、支气管哮喘、支气管扩张、肺炎、肺脓肿、肺结核等。这些病名都没有错。

我们这里要明确的一点是，病名不是实质问题。卢永定老师就经常讲，病名是医生取的，过去哪有这些病名啊，你看前前后后都不一样，是医生取的，社会上普遍用了，就成了传统的病名，成了习惯的病名。他说病名并不重要，重要的是不要以病名去套法套方，套法套方就流弊无穷。对这句话，我印象很深。现在人们为了套法套方的方便，都取了病名，这个病用什么法，用什么方，都是套着用，教材也就这样编下来了。要避免套法套方，我们一定要确辨阴阳，确认病在何部，从而正确立法，正确用药，这是我们的做法。

如何确辨阴阳，确辨病在何部？如何正确立法，正确用药？我们花了很长

时间来讲，基本用了一年的时间。为什么要花那么长时间，为什么不讲个方子让你们背，而是告诫大家千万不要去套法套方？因为套法套方是"没有出息"的做法。四川人说"没出息"是很挖苦人的，就是没有出路了，也没有医德，没有医道了。所以，千万不要去套成方、套时方。中医套法套方、编集大量方剂的做法已经有一千多年的历史，不是短期的。现在社会上仍然普遍在套法套方。而这个旧习就是在郑钦安提出辨别阴阳、卢铸之创造了立法后，在我们这个时代，包括你们学习的阶段，才有了改变。

为了认清这个问题，让大家了解一下什么是套法套方，我们现在把某本教科书上讲咳嗽的治法用方的内容给大家念念，以便大家去比较。以外感咳嗽为例，讲了三种类型。

第一种类型，风寒咳嗽。症状是舌苔薄白，脉浮，痰稀。治法为疏风散寒，宣通肺气。你听这个是没有问题的。但是用的方是什么呢？三拗汤和杏苏散。三拗汤是《太平惠民和剂局方》里的方：麻黄、杏仁、生甘草三味。杏苏散是《温病条辨》里面的方。书上就这样告诉你，风寒咳嗽就用这两个方子套着用就对了。杏苏散，即杏仁、紫苏叶、橘皮、半夏、生姜、枳壳、桔梗、前胡、茯苓、炙甘草、大枣。后面加了一个注：假若苔腻黄，脉浮数，即为外寒内热的咳嗽，就要去生姜，加黄芩、桑皮。这就是告诉了你这个方子如何增减。前面都辨证了是寒，最后因为苔黄、脉浮数，马上就变成外寒内热，内热就马上用凉寒药，姜都不敢用。

第二种类型，风热咳嗽。症状是咳声粗犷，痰稠，黄色，苔薄黄，脉浮数。治法是疏风清热，宣肺化痰。用方为桑菊饮加减。若肺热就加黄芩、石膏清热；若喉痛就加板蓝根、牛蒡、马勃。桑菊饮是《温病条辨》里的成方，即桑叶、菊花、杏仁、炙甘草、桔梗、芦根、连翘、薄荷。

第三种类型，燥热型咳嗽。症状是咳声嘶哑，干咳无痰，或痰黏稠难吐，舌尖红，苔薄黄、干，脉略数。治法为清热润燥。用方为桑杏汤加味。桑杏汤也是《温病条辨》中的方，即桑叶、杏仁、沙参、浙贝母、豆豉、山茱萸、梨皮。如果喉痒，加桔梗、炙甘草；如果热重，加贝母、知母和石膏。大家听一听，既然辨病是燥热咳嗽，怎么突然又成了热重，这是怎么辨证的？你们去思考。前面明明辨别是风寒咳嗽，看到有点黄痰马上就有热了，就要加清热药，这该怎么去掌握？

除了外感，我们再举内伤咳嗽的例子。内伤咳嗽也是分了三个类型：

第一种类型，痰湿犯肺，即湿气跑到肺里面去了。症状为苔白腻，脉濡滑。用方二陈汤，来自《太平惠民和剂局方》，方为：陈皮、茯苓、半夏、甘草。

第二种类型，肝火犯肺。症状为干咳无痰，咳引胸胁痛，舌苔薄黄，边红，脉弦数。用方为清金化痰汤的加减，方剂来源于《医学统旨》，方为：黄芩、山栀子、桔梗、麦冬、桑白皮、贝母、知母、五味子。

第三种类型，肺虚咳嗽。肺虚也有阴虚、阳虚，这里没有说。症状为久咳，干咳，少痰，痰中带血，手脚心烧，苔少，舌黄，脉细数。方用《温病条辨》中的沙参麦冬汤，即沙参、麦冬、玉竹、桑叶、生甘草、天花粉。

从这些资料中明显可以看出三点：

一是，现在中医学界，大多是套成方、时方，是以病名套方，这个说法一点都不冤枉。

二是，所套用的方多是清热、止咳、消炎的，包括内伤很重的情况。为什么会形成都用清热消炎药的局面？原因在于辨证模糊。你看，肺虚是阴虚、阳虚都没有说，认证认病都有误。前面已经说了是寒病，一会儿又变成热证了，有一点稠痰就认为是肺热，马上就要加石膏、知母。

三是，从根本上看，这些方药，既不重视阴阳辨证之理，更不重视《伤寒论》辨证立法的旨归。所以，理和法是混乱的，不确辨阴阳，只讲如何用成法、成方、成规，如何增减用药。他们只看到病证的表面现象，没有从根本上、本质上去认识病证。比如，认为黄苔就是热证，就要清热，就要加清热药，反复提这个问题，但切脉如何，整体如何？是阴虚还是阳虚？都没有提，看一点现象就算辨证了。

以上三点从根本上来讲，就是治标不治本，不顾人健康的根本。人健康的根本在于准确认识阴阳，因此这种做法，在实质上是不自觉地损害了医德、医风和医术。所以，我们感觉中医极其需要改革，极其需要振兴。

第三节
经典中关于肺系疾病的论述

我们要有正确的认识、树立正确的医学思想，就必须要学习经典。今天就学习《内经》的有关篇章。

黄帝问曰：肺之令人咳，何也？

岐伯对曰：五脏六腑皆令人咳，非独肺也。

帝曰：愿闻其状。

岐伯曰：皮毛者，肺之合也。皮毛先受邪气，邪气以从其合也。其寒饮食入胃，从肺脉上至于肺则肺寒，肺寒则外内合邪，因而客之，则为肺咳。五脏各以其时受病，非其时，各传以与之。

人与天地相参，故五脏各以治时感于寒则受病，微则为咳，甚者为泄为痛。乘秋则肺先受邪，乘春则肝先受之，乘夏则心先受之，乘至阴则脾先受之，乘冬则肾先受之。

帝曰：何以异之？

岐伯曰：肺咳之状，咳而喘息有音，甚则唾血。心咳之状，咳则心痛，喉中介介如梗状，甚则咽肿喉痹。肝咳之状，咳则两胁下痛，甚则不可以转，转则两胠下满。脾咳之状，咳则右胁下痛，阴阴引肩背，甚则不可以动，动则咳剧。肾咳之状，咳则腰背相引而痛，甚则咳涎。

帝曰：六腑之咳奈何？安所受病？

岐伯曰：五脏之久咳，乃移于六腑。脾咳不已，则胃受之，胃咳之状，咳而呕，呕甚则长虫出。肝咳不已，则胆受之，胆咳之状，咳呕胆汁。肺咳不已，则大肠受之，大肠咳状，咳而遗矢。心咳不已，则小肠受之，小肠咳状，咳而失气，气与咳俱失。肾咳不已，则膀胱受之，膀胱咳状，咳而遗溺。久咳不已，则三焦受之，三焦咳状，咳而腹满，不欲食饮。此皆聚于胃，关于肺，使人多涕唾而面浮肿气逆也。

帝曰：治之奈何？

岐伯曰：治脏者，治其俞；治腑者，治其合；浮肿者，治其经。

帝曰：善。

——《素问·咳论》

五味所入，……辛入肺。五气所病，……肺为咳。五脏所恶，……肺恶寒。五脏化液，……肺主涕。五脏应象，……肺脉毛。

——《素问·宣明五气》

对上述摘文，我们研究以下四点。

1.肺疾病主要症状是咳，咳因寒所致

《内经》告诉我们，肺疾病的主要症状是咳，而肺咳的主要原因是寒所致。"其寒饮食入胃，从肺脉上至于肺则肺寒，肺寒则外内合邪，因而客之，则为肺咳。"肺恶寒，五气所病，肺为咳。所以，我们在诊断切脉中就非常注意肺脉是不是有紧象。我们怎么判断肺有寒？刚才讲了脏腑的关系，我们一般是从肺脉、脾胃脉、膀胱脉来判断肺是否有寒。无论咳得轻还是咳得凶，我们都要立法用药去掉肺上的寒，对不对啊？这个法，可用桂枝法，一般来说是外邪所致，膀胱有寒，或者皮毛有寒，我们都用桂枝法。桂枝法中有一个化气行水之法，是祛痰的。或者用附片加桂枝，在肾气弱的时候，配伍附片祛寒。我们祛寒，主要靠附片、桂枝，甚至有时候还要用安桂，加上祛寒的法。砂仁、菖蒲、法半夏的配伍是一个法，少一样药都不能祛肺寒。砂仁、菖蒲、法半夏与桂枝法或附桂法相配，或者用制白附子，这些配伍，要解决的根本问题就是肺寒。

2.肺系疾病与五脏相关

肺系疾病与五脏相关。首先，脾运化差，湿化痰，就咳，这是生痰的主要原因。所以我们治咳病的时候，除了用走肺的药，还要理中。支气管炎也好，单纯咳嗽也好，都要理中，使脾运化正常，生痰的原因就去掉了。其次就是与肾的关系，肾气弱，阳气不能正常上升到肺、心，肺气弱就不能御寒、御邪，因而产生肺咳。肝气左升右降，肝气不畅，气的升降受阻，心肾相交受到阻碍，心肾相交不正常，造成肺气不畅而使肺咳。心和肺是君相的关系，肺和心是相连的，心气弱了，肺气也就受到影响，肺气弱了，心脏也会受到影响，两者关系密切。所以，支气管炎、哮喘病时间久了，就会导致肺气肿，这种病还是以咳为主，先要把咳解决了，把肺寒解决了。所以说，心会影响肺，也就是说，心血流动失常，胸就闷，气就喘，肺就咳。

《内经》告诉我们，肺之咳并非一脏之疾，与五脏都相关。法应护肾气，

调脾运，疏肝气，护心神，重在护正护阳，心肾相交，这就是治肺病的总的原则。我们学了《内经》，就把治肺病的法则概括为以上几句话。

3. 肺系疾病与六腑的关系

肺系疾病不仅与五脏相关，还与六腑有密切的关系，其中与膀胱、胃、三焦关系最密切。膀胱主全身之气化，又主全身营卫，膀胱气化弱了，肺气就不畅，就容易咳；膀胱卫气不强，肺主皮毛，皮毛就容易受邪，皮毛受邪就影响了肺，肺易咳；胃气弱了，就容易受寒，现在切脉，很多人胃脉都紧，胃寒就咳，所以要忌生冷就是这个原因；三焦是气化的通道，三焦通道不畅，气的流行就不畅，肺气受阻，就容易肺咳。

因此，我们治疗肺系疾病的时候，不仅要重视五脏生理的变化，还要注意全身内外的调节。比如我们用建中汤，楂肉加大麦芽，就是调胃气的，固胃的阳；我们用桂枝法就是调三焦、膀胱之气，你们过去只知道桂枝法是调膀胱气化，还不知道桂枝法也调三焦的气化，三焦网油也要靠桂枝法来调。我们的法有时不用楂肉用小茴香，就是调肝胆和三焦之气。

4. 辨认咳与其他病的关系

结合五脏六腑，在我们认识肺系咳嗽的疾病时，要辨认咳与其他病的关系。比如，咳与呕，咳了还要呕吐，这就与胃和脾有关系；咳、呕，还吐苦汁，就与肝胆有关；咳还腹痛，就跟三焦之气不畅有关，就当通三焦之气。我们的桂枝法里有小茴香、西砂仁、茯神这类药，总的来说，就是针对上面这些关系解决问题的。

特别是胃脾之气，我们更要重点去考虑。肺和胃（脾）两气相合成为宗气，如果肺气弱，胃气也弱，肺气不畅，那么宗气就会弱，宗气弱就会影响全身的正气和肾阳。所以，这里特别考虑肺、脾和肾的关系，就是从宗气这点出发来认识和考虑问题。若想维护正气，维护太和之气，恢复肾阳，必须使宗气加强，加强宗气就是治肺和脾胃。我们经常说的一句话"天清地朗"，就是指肺脾所产生的宗气。宗气弱了，人就容易腹满，肢肿，面目浮肿，咳甚，还会睡眠失常，这都是因宗气不强，不顺达通畅，气逆所致。要治这类病就得从脾和肺入手，加强脾、胃、肺，加强宗气。我们经常强调脉要有缓象，气逆脉就不可能有缓象，就会脉滞或者洪大，其原因在于胃气不缓，胃气也包括了脾，胃气不缓全身脉都无缓象。所以，治肺的咳嗽，要始终注意脾胃之气，要调胃气，要调脾阳，二者要紧紧地扣在一起。也就是说，除了治肺的法之外，建中法、理中法都要正确运用。

第四节
郑钦安对肺系疾病的论述

郑钦安对肺系疾病的论述非常多，我把篇目列给大家——《医法圆通》的《肺病咳嗽》《肺痿》《肺痈》《鼻流清涕》;《医理真传》的《咳嗽》《痰饮》;《医理真传·阳虚证门问答》里的"病后突然流清涕不止，喷嚏不休";《医理真传·阴虚证门问答》里的"咽喉痛，病人久咳皮痒者，干咳无痰，欲饮冷"（这里郑钦安不仅提"干咳无痰"，还特别强调"饮冷"两个字）。这些文章大家自己去看，我们不可能一个个来讨论。我们今天就拿其中的一篇《医理真传》中的《咳嗽》来讨论。《医法圆通》里的《肺病咳嗽》说得很细，大家可以结合着看。

咳嗽

咳而兼发热身疼者，外感也（小青龙、麻黄汤之类）；咳而不发热身痛，饱闷嗳腐臭者，饮食为病也，亦间有发热者（宜平胃散加麦、曲）；咳而身大热，喜极热汤，唇舌青白者，元阳外越，阴气上干清道也（宜吴萸四逆汤）；咳而身如瓮中，欲饮热者，肺为寒痰闭塞也（宜苓桂术甘汤加细辛、干姜、五味子）；咳而口干，喜冷饮，二便不利者，肺为火逼也（宜泻白散中加苏叶、栀子）。干咳而无痰者，肺燥血虚也（宜补血汤合黑姜甘草汤，加五味子）；咳而痰水如泉涌者，脾阳不运也（宜理中加砂、半、吴萸、茯苓）。咳症虽多，总以阴、阳两法辨之即可。

——《医理真传·认病捷要总诀》

下面我一句句解释这篇文章。这篇文章的释意，卢铸之给他的学生讲过，所以我也把它拿来讲。他讲这篇，有他的道理。

原文：咳而兼发热身疼者，外感也。小青龙、麻黄汤之类。

释意：小青龙汤，《伤寒论》之方。组成：麻黄，芍药，细辛，干姜，炙甘草，桂枝，半夏，五味子。

此方，外感风寒表证方。主治风寒客表，水饮内停，恶寒，发热，汗多，喘咳，痰多而稀。苔白滑，脉浮者。（郑钦安用的第一个方主要就是解决这些问题的。）

麻黄汤，《伤寒恒论·太阳中篇》第二条。组成：麻黄，桂枝，杏仁，甘草。

此方功效为发汗解表，宣肺阳，平喘。

主治外感风寒，头痛身痛，无汗而喘（注意无汗两个字）。苔薄白，脉浮紧。

原文：咳而不发热身痛，饱闷嗳腐臭者，饮食为病也，亦间有发热者。宜平胃散加麦、曲。

释意：平胃散，出自《太平惠民和剂局方》。组成：苍术，厚朴，陈皮，炙甘草，生姜，大枣。（郑钦安不仅善用《伤寒论》之方，还善用时方。）

此方功效为燥湿运脾，行气和胃。

主治湿滞脾胃，脘腹胀满，不思饮食，口淡无味，呕吐恶心，肢体沉重，怠惰嗜卧。苔白腻而厚，脉缓。

脾主运化。脾胃之湿滞一去，咳自然好。

原文：咳而身大热，喜极热汤，唇舌青白者，元阳外越，阴气上干清道也。宜吴萸四逆汤。

释意：吴萸四逆汤，《伤寒恒论·太阳中篇》之四十四。四逆汤是回阳之主方，加吴茱萸则称吴萸四逆汤。唇舌青白，元阳外越，宜回阳以祛阴。吴茱萸辛温，降逆之品，以吴茱萸为君药，与四逆汤之品相合，痰逆下降，阳固阴去，身热则消，咳嗽自已。

组成：吴茱萸，附子，干姜，炙甘草。

原文：咳而身如瓮中，欲饮热者，肺为寒痰闭塞也。宜苓桂术甘汤加细辛、干姜、五味子。

释意：苓桂术甘汤方，《伤寒恒论·太阳中篇》之五十。组成：茯苓，桂枝，白术，炙甘草。加细辛、干姜、五味子。

苓桂术甘汤，重用的是茯苓，健脾逐湿，为君药，臣药为桂枝，温阳化气（这与我们用桂枝为君药略有区别）。桂枝温阳以化饮，化气以利水，且平降解逆，与茯苓相伍，一利一温，（茯苓利，桂枝温）。对水湿滞停而偏寒者，实有温化渗利之妙用（即可以把水湿温化）。张仲景《金匮要略》指出"病痰饮者，当以温药和之"（痰饮就是痰很多，必须要用温性药，桂枝、白术就是温性药）。

此方与此原则相符。湿源于脾，脾虚则生湿，故佐以白术健脾燥湿，助脾运化；脾阳健旺，水患自消。使为甘草，益气和中，其收敛而和脾，湿不复聚。此法用于老年人慢性支气管炎，可以增药，如咳嗽痰闭，增加上三味药。

原文：咳而口干，喜冷饮，二便不利者，肺为火逼也。宜泻白散中加苏叶、栀子。

释意：泻白散，《小儿药证直诀》方。组成：地骨皮，桑白皮，生甘草，加粳米，水煎服。

此方泻肺清热，平喘止咳。地骨皮泻肺中伏火，并除虚热。桑白皮甘寒入肺，清肺化痰。粳米、甘草和中益气。

咳喘气紧、皮肤蒸热、舌红苔黄、脉细微为本方主症。

原文：干咳而无痰者，肺燥血虚也。宜补血汤合黑姜甘草汤，加五味子。

释意：补血汤，《东恒十书》方，组成：当归，黄芪。

黑姜甘草汤，《伤寒恒论·太阳下篇》之十三。甘草干姜汤，将干姜烧为黑姜，则为"黑姜甘草汤"。黑姜味苦，苦与甘合则从阴化，生甘草化热，守中而复阳。二方合用，温中，散寒，化燥，复阳，气能统血，病能自愈。

原文：咳而痰水如泉涌者，脾阳不运也。宜理中加砂、半、吴萸、茯苓。

释意：理中汤，《伤寒论·辨阴阳易差后劳复病脉证并治》，理中丸方组成：人参，干姜，甘草，白术。此方水煎称理中汤。

理中汤为温中之剂。白术为君，大补中宫之土，干姜辛热，能暖中宫脾胃；甘草与辛药同用，便可化周身之阳气，阳气化行，阴邪即灭。恐辛燥太过，伤脾中之血，人参微寒，足以养液，刚柔相济，阴阳不偏。加半夏、茯苓，有行痰逐水之能；西砂辛温，有纳气归肾之妙；吴茱萸辛温，乃降逆补肝之品，肝得补，木气畅达，即不侮土。中州大振，脾阳健运，痰水自消，咳而痰水如泉涌者则愈。

咳症虽多，总以阴阳两法解之即可。

郑钦安《医理真传》中"认病捷要总诀"共二十九条，其中有十六条言证、病因、病机、病象，及其应用药方，均简明、直接，便于使用。还有其余各条，论辨脉法，辨起居性情，气之有余，气之不足，辨别阴阳，皆宝贵之经验，简洁明晰，实不可多得的学医"要诀"。

此处仅录咳嗽一条，并加释意，以便学用更加方便。

其余尚有多条，可择其实际，常用者，仿此而做。

郑钦安《医法圆通·肺病咳嗽》中，论述较为详尽，应阅看学习。其末尾所说："内外各有攸分，阴阳各有实据，药性各有专主"，亦为三句要诀，应遵循。

第五节
卢铸之对肺系疾病的论述

不仅是讲肺系疾病，今后讲其他系疾病，都要用到卢铸之的著作。所用的著作就是《卢氏临证实验录》，以后都要从中陆续引用他的文章。我这里保存的是卢永定老师给我的一个抄本，《卢氏临证实验录》中专门写了一个序，这个序我给大家抄过，只是我把标题改为《卢铸之太老师医训》，并注有"后学者彭重善抄写"，它实际上就是《卢氏临证实验录》的序。卢铸之的《卢氏临证实验录》就是他的病案集。

把这个序抄给大家有两个原因。一个是告诉大家学医的方法。文中反复在说"医必先明理法，而后可言方药"，最后还讲了"学医不应专究方药，尤贵穷理得法，方能见病知源，不致误人。诸子勉之"。其目的就是告诉大家怎么学医。第二个是，卢铸之用自己的亲身经历来讲如何学医，他未曾弱冠，我们推算，是未满 20 岁，就在颜龙臣那里学了 10 年，然后到郑钦安那里学了 3 年，回来后闭门读书又是 3 年，然后研究药性、亲自尝药又是 3 年，加起来接近 20 年。之后才又在颜龙臣的指导下开始行医。卢铸之的学医经历可以让大家了解到其刻苦、严谨的治学态度。

《卢氏临证实验录》中不仅有医案，还有文章。这些文章以后都要讲。今天摘录其中的一篇文章。

一、文章摘录

肺结核

·总论·

夫肺者，藏气之所也，在卦为乾，在三才为天，为纯阳之体，清虚之府，相传之官，治节出焉。人身本乾坤一气而生而成，在母腹中以纯阳之体为先天，出母腹乾之一气降于坎宫则为后天。《内经》云：无先天而后天不生，无后天而先天不立。今凡肺受病，都是坎中一阳不得水火之交养，久久酿成清阳不升，浊阴不降，而中宫之脾胃亦难于运化，食饮之收纳消磨渐渐减少，气血何由而生，精神何由而成，一切动静皆不成规，脑力气力皆难运用。所以古人云：有肺痿肺痈之疾，都是清浊混淆，治又不在阴阳之分化而求，更不在五行之运转而察，应使天无尘氛，地无厌机。且肺部位最高，上接天空之清阳以养之，下接坎中一阳以化气而来，中得土之健运而生。今阴霾凝于空窍，风雨晦明不时，万物之生长收藏亦即不得随气机而成，所以酿成阴阳混淆，清浊不分，而成此疾，变幻百出，生死攸关，实深恻隐。若分清别浊，使天无尘氛，地无厌机，何肺病之有哉。

怎样理解卢铸之的这篇文章，我讲下面几点。

1.肺结核是肺系疾病中的实体病，也是肺系疾病中的重证

在当年，肺结核就算是重病了，也就是痨证、肺痨，现在称肺结核。卢铸之以肺结核为标题，对肺系疾病进行了全面、明确的论述，是从根本上来讲他对于肺系疾病的理论观点和治疗的原则、法则。

2.总论是以《易经》的理论阐释肺系疾病

"肺者，藏气之所，在卦为乾，在三才为天，为纯阳之体"——这是讲的《易经》的理论思想。文中还说"人身本乾坤一气"，这句话也很好理解，人的身体实际上就是乾和坤合成一气而生成的，我们的生命就是从乾坤开始，一个纯阳、一个纯阴，相合才有人的生命，才长成我们现在这个身体。

那么，是怎样长成的呢？在母腹中，以纯阳之体为先天，纯阳是指乾坤二气和合而成，不要当成只有乾没有坤，乾坤为先天。出母腹后，强调乾阳的作用，乾之一气降坎宫而为后天，后天是什么？就是肉体。这个肉体就是乾降到坎宫，坎中有一个阳，这就是后天。卢铸之讲《易经》讲了这么多，就是从根本上来肯定乾，来肯定肺。肯定乾，实际上也就是肯定了肺的作用。肺为乾卦和兑卦，肺是纯阳之体，清虚之府。肯定了乾与坤的结合，也就是天地父母的结合，才有坎离和其他卦，才有我们的后天。卢铸之强调了人的先天和后天是乾坤、天地和父母的结合，所以就要从先天乾坤，以及乾坤的结合、后天坎卦的形成方面去认识和理解肺，去理解肺病的治疗。懂得了这些，才能懂得肺对人生命的重要性，治疗肺的疾病，就不仅要看到乾，还要看到乾坤、坎离都跟

肺有直接关系。所以，我们治病要从这个根本上入手。前面我们介绍了现在中医界对肺系疾病的一些治疗方法，我们与之不同的就是除了对症下药，还要从根本上理解，要从乾坤坎不可分的角度来对待、治疗肺系疾病。

那么具体怎么应用呢？我们在配伍药物时，治肺病咳嗽时用了附片，附片属于乾金，直接走乾、走肺金；另外还用了术、草、姜，是走坤的，走脾胃；加之附片也走坎，这样用药就把乾坤坎结合起来了。我们有个基本法你们还记得不？附片，术，姜，草，还要加上淫羊藿协和阴阳，这就把卢铸之的医理变成了实际运用。

3. 肺系疾病的根本原因

肺系疾病的根本原因卢铸之指明了两点：第一点，是"坎中一阳不得水火交养，久久酿成清阳不升，浊阴不降"所致。坎中一阳如果得不到水火交养，就升不起来，心肾交合不常，水到火之处未感到温暖，火到水之处未感到清凉，没有这样亲洽的交养，就会清阳不升，浊阴不降。第二点，文中指出"中宫之脾胃亦难于运化，食饮之收纳消磨渐渐减少，气血由何而生，精神何由而成，一切动静皆不成规"。这里所说的"消磨渐渐减少"就是中气不能生，原因就是脾的运化差了。脾的运化差了，直接的影响是气血不能生，精神不得养，自然一切动静不成规矩。所以，脾胃的运化牵涉全身。那么我们治疗肺系疾病就要抓住这两条：一是水火要交养正常，二是脾的运化不要失常，中气不要受阻。这样，一切肺病，包括肺痨、肺痈、肺肿瘤都可以治愈。平时调养把这两条做到了，这些疾病也不会产生。

4. 肺的特点

卢铸之在这篇文章中概括了肺的特点。肺部位最高，"上接天空之清阳以养之，下接坎中一阳以化气而来，中得土之健运而生"。肺的部位很高，接近君，如华盖，要维持它最高的地位和作用，一靠天空的清气，呼吸要正常，二靠坎中阳升起来，三靠脾土健运。这三个做不到，肺就不可能起到华盖罩（照）到全身的作用，这个道理《内经》上都讲得非常明白了。那么我们的重点在哪里呢？就是坎离既济，我们在治病的时候就落实在坎离既济。坎离既济即心肾相交正常之后，肾、心、肺这一阳才能化，才能有维护的阳气，这是一个重点。第二个重点就是分清清浊，浊降清升，浊不降，痰就降不下来。降浊升清靠脾的运化，所以，最后说"宜分清别浊，使天无尘氛，地无厌机，何肺病之有哉"。把这两个重点抓住，就没有肺病了。

5. 对肺系疾病的深刻认识

卢铸之在文中特别提出了他对肺系疾病的深刻认识，文中说："今阴霾凝于空窍，风雨晦明不时，万物之生长收藏亦即不得随气机而成，所以酿成阴阳混淆，清浊不分，而成此疾，变幻百出，生死攸关，实深恻隐。"空窍指的是肺。这句话我们特别要注意的是，若是肺病治不好，变化百出，生死攸关。也就是说，如果阴阳混淆，清浊不分，最后的结果变化很多。我们看现在的病，H1N1 之类的疫症、禽流感，都与肺有关。真正达到坎离既济、脾阳健运，这些邪就不能侵入肺。这类病变化很多，但总是没有离开肺，都与肺有关，也都与生死有关。得了这些病的，肺就纤维化了，一旦肺纤维化就很难恢复，就会影响寿命。所以，我们要把心肾相交的问题解决好，把脾的运化解决好，一有咳嗽，马上就治，把外邪祛掉，那么肺上的疾病就没有了，再严重的疾病也就没有了。对此生命攸关的疾病，卢铸之是深感恻隐，很难受，就是因为大家不懂得治肺病的道理。

二、卢铸之医案

紧接着肺结核总论，后面附了一个例子。

高某，女，18 岁，未婚，1956 年 2 月 8 日。

病状：月经四月不至。西医谓有肺病。

诊断：此病之来是每月信至时因隐忧郁于中宫，又外感六淫，内伤生冷，种种不正之物、不正之气阻碍经水，酿成居经之证，以致四月之久。急宜疏导经络，分开正邪，并扶转冲任，补益成火之数为要。用辛温化阳之品，务期消尽凝结，恢复正气，为万全之法。

初方：广紫菀 15g，秦归 15g，川芎 12g，广郁金 9g，桂枝尖 15g，制升麻 15g，吴茱萸 9g，炙甘草 6g，生姜 30g。

方解：用紫菀疏理肺络，秦归调润肝脾，川芎、郁金化气中之结、理血中之瘀，桂枝尖起少阴之阳达于太阳，布于经络，吴茱萸温理肝脾，升麻输转元阴元阳之枢纽，炙甘草润土养木，生姜引神明之明照临下土，使真气易发，阴血易流。

次方：秦归 15g，安桂 12g，茅术 12g，砂仁 12g，桂枝尖 24g，川芎 15g，广紫菀 15g，牛膝 12g，炙甘草 6g，生姜 30g。

方解：用安桂温经热血，茅术泄水燥脾，牛膝引进十二经络，交于任带，砂仁纳五脏之气交于真元。

三方：朱茯神 15g，茅术 12g，西砂仁 12g，益智仁 24g，桂枝尖 18g，秦归首 15g，熟枣仁 15g，炙甘草 6g，生姜 45g。

方解：加朱茯神宁心制水，枣仁益脾养心，益智仁温肾热脾，使精气神三者刻刻交流。

四方：制附片 60g，北黄芪 30g，茜根 18g，秦归 18g，南藿香 15g，西砂仁 12g，郁金 12g，吴茱萸 12g，炙甘草 9g，生姜 60g。

方解：用附子温肾精而化为气，北黄芪引肾水而上升，使心肺得养，阴阳得交，是助正而祛邪。用藿香、茜根理气中之滞，疏三阴之络达于三阳，使阳动而阴行，瘀流而正安。

五方：广紫菀 15g，川芎 12g，桂枝尖 30g，茜根 15g，郁金 12g，升麻 15g，秦归首 15g，炙甘草 6g，生姜 60g，葱白 5 根。

六方：朱茯神 15g，北黄芪 24g，秦归 15g，西砂仁 12g，益智仁 15g，广紫菀 15g，淫羊藿 30g，陈艾 6g，炙甘草 9g，煨姜 60g。

方解：加淫羊藿导阴阳之气机达于气血生化之处，使陈艾化肝中之瘀凝，阴邪更消。葱白引进脉道交于经络网油之中，使气血流动无阻。

七方：制附片 75g，北黄芪 30g，淫羊藿 45g，秦归 15g，桂枝尖 24g，杜仲 30g，益智仁 30g，炙甘草 6g，煨姜 60g。

方解：用杜仲引桂、附、姜辛温之性、强烈之气为柔和之质，交于冲任，带脉收放自然，冀期以后月事信守，大助四七之成数，为生生不息之旨。

反应：服五方后月信即至。

结语：此女适在三七成数之秋，大有怀春之意，此种隐情是天然之质，可用语冰消，一面用药疏导阴阳来往会合之气机，使阳畅而阴随，阴静而阳兴，养成动静咸宜，如月借日光，有上下弦之象，仰盂覆碗均成自然，冲任督带交会亦无偏差，非徒阴中生阳之机，阳能化阴之情，阴阳通达无稍悖谬，使情机动静有规，成为水火既济之能使，是调经之正法。

这个案例提示我们要注意什么？患者在西医那里检查，断为肺病，四个月没来月经。卢铸之认为"此病之来是每月信至时因隐忧郁于中宫，又外感六淫，内伤生冷，种种不正之物、不正之气阻碍经水，酿成居经之证"。下面这句话："急宜疏导经络，分开正邪，并扶转冲任，补益成火之数为要。"（注意

"疏导"两个字）前面大家学过治病的三步法则，这就是治病的第二个法则。这里还特别强调，恢复正气才是万全之法。这里一共用了七个方，至于每一个方怎么用，这里都有药性解，大家仔细去看看初方和四方。

最后的结语要好好看一下，这个结论是对治病的根本思想、法的叙述。三七之秋，就是 21 岁左右，18、19 岁都是三七之秋，怀春之年，即性成熟的时候。这是天然的，很正常的，可用语言开导，然后一面用药疏导阴阳。注意这里是"疏导阴阳"，使"阳畅而阴随，阴静而阳兴，养成动静咸宜"。你看，治病并不都是消阴邪，这里就不是消阴邪，而是使阴阳动静咸宜。若阳畅阴不随就会形成这种病，所以这里不是从治外邪着手，而是从治阴阳来着手。

后面讲了一句话："使情机动静有规，成为水火既济之能使，是调经之正法。"西医认为是肺病使月经不来，而卢铸之抓住年龄特点，从这个角度出发治好了病。这就是认病的方法。我把卢铸之的这个法和这个病例的全文提供给大家，不多讲了，希望大家自己去看，自己去理解。今后在讲到心脏病、肝病的时候也给大家提供若干病例，我也只做简单提示，大家下来认真去学习老师是怎么辨证认病的，特别是他对病的分析、诊断和治疗结论。就如上例，是从情入手治病，与市医的差别很大。然后每方都有具体的法，都有药解，大家都要留意并理解。

现在我说说初方，看老师是怎么用药的，初方用了：

广紫菀，秦归，川芎，广郁金，桂枝尖，制升麻，吴茱萸，炙甘草，生姜。

这里没有一味凉寒药。

法的解释为：紫菀疏理肺络，秦归调润肝脾，川芎、郁金化气中之结、理血中之瘀，桂枝尖起少阴（肾）之阳达于太阳（膀胱），布于经络，吴茱萸温理肝脾，升麻输转元阴元阳之枢纽，炙甘草润土养木，生姜引神明之明照临下土，使真气易发，阴血易流。

桂枝使少阴太阳之气都能散布在经络上。这里吴茱萸既温，还能理，使其肝气脾阳都能够调理顺，而在有些地方，吴茱萸就不是这样讲。各个药用于不同的病、用于不同的处方里，解释都不一样，你们要注意这一点。升麻输转元阴元阳的枢纽，为什么这里用元阴元阳的枢纽，元阴元阳就如太极，太极旋转不常，升麻如车轮辐，就能够拨动太极运转，使太极运转正常。炙甘草，润土养木，土就是脾，木就是肝。生姜，引神明照临上下，精神不很好了，就用生姜，使其精神更好，更明，能照临下土（脾土），可见，生姜既通神明，又归土，最后的结果是使真气易发，阴血易流。每一个法的用药都有其目的，这个法能使真气易发，让真气、元阴元阳能够充分地运动，发挥出应有的作用，比如脾阳运转、肾气能升都是易发的意思。阴血易流，血属于阴，能够使血随阳走，血随气行，能很好地运动即易流。看了这里的药性解，大家都要认真去理解，能用自己的语言去解释。

第六节
肺系疾病治疗应用理法

《内经》的有关内容讲了，郑钦安的讲了，卢铸之的也讲了，现在归纳起来讲。

前面讲过，立法的法则分三步走：第一步拨通；第二步纳气归元，使大气升举；第三步，壮元阳，使先后并茂，或者说壮元阳，恢复巩固正气。另外还要强调的是，我们在具体运用的时候，要遵守过去所讲的三个原则：一是认真落实实践科学的五个进程，实践科学的核心是诊断、辨证要准确，立法用药要与辨证一致，要慎重严谨，要"如临深渊，如履薄冰"；二是辨证要细、深、精；三是卢铸之提出的"病解灵法，法解灵方"，我们绝对不能套法套方，用成方，用时方。对此，郑钦安不赞成，卢老师也根本没有走这条路。为了贯彻这三步和遵循上述三条原则，我们还讲过八条理论原则，这些内容大家都要经常去复习，用的时候就能抓得出来。

一、卢永定传授的咳嗽类疾病的理法

卢永定传授的立法就更加简单明了。他首先告诉我们重点就是治咳嗽，没有其他夹杂病。

1. 重点治咳嗽，无其他兼杂病之主法

附片 60g，贡术 15g，京半夏 15g，石菖蒲 18g，西砂仁 15g，炙甘草 15g，淫羊藿 18g，生姜 60g。

治法示例:

病状: 男,成年,身壮,六脉沉细带紧,咳,全身软无力,肝脾均大约 4 厘米,吃不得。

治法: 分三个步骤。

第一步: 固营卫法。

固营卫,实际上也是我们前面讲的疏通,卫外之气、营气都不好,所以要疏通。

示范方: 制附片 60g,茅术(或贡术)15g,半夏 18g,桂枝 30g,大麦芽 18g,生楂肉 18g,淫羊藿 18g,炙甘草 6g,生姜 60g。

第二步: 大青龙法(祛里寒之法)。

示范方: 制附片 75g,贡术 15g,北细辛 15g(另包,泡服,见汗止用),淫羊藿 24g,炙甘草 6g,生姜 75g,葱子 3 根。

见汗后,去细辛,加用半夏 18g,喉痒再加石菖蒲 18g。

大青龙汤见《伤寒恒论·太阳下篇》之一,其方为:麻黄,桂枝,炙甘草,杏仁,大枣,石膏,生姜。卢永定老师只用其法的意思,未用原方。

卢老师只用了这个法的意思,即发汗。卢老师用的这个大青龙法更周详,这是卢铸之传下来的。其周详表现在哪里?不会大汗,不会伤阳,未用凉寒药,石膏没有用,杏仁破气也没有用,它是在固阳的前提下把里寒祛掉。其法的精神就是祛里寒。这前两步,都是疏通之法,里寒不祛,也无法疏通。

第三步: 理中法。既扶肾阳,固正气,又助脾运化,祛痰。

制附片 75g,贡术 15g,上安桂 15g,益智仁 18g,大麦芽 18g,淫羊藿 24g,炙甘草 6g,煨姜 75g(以后,加西砂仁 15g)。

2.支气管炎咳嗽

咳嗽,未吐过血,发病时使用,可服 3 剂,则病减轻。

制白附子 60g,茅术 15g,京半夏 18g,石菖蒲 18g,西砂仁 15g,浙贝母 15g,朱茯神 15g,炙甘草 15g,淫羊藿 18g,生姜 60g。

以上两位卢老师的治咳嗽的理法,都是向弟子讲述时由弟子记的笔记。

卢铸之的讲述是他学生陈翔鼎的记录笔记。我全部抄录,时间大约是 1989 年。据陈老师讲,他听讲时,大约在 1956 年。

卢永定讲的,是我直接的听讲记录。老师未作细的讲述,只讲了用法立

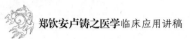

方。我原貌抄录并讲述给你们。原汁才有原味。

两位卢老所讲述的"咳嗽治法",都是最根本的理法,我们应该重在领悟,不要照搬照套。领悟了前人的理法思想,心领神悟,自然在实际应用时,神到法成,心悟法方则立。

二、治疗肺系疾病法体系的应用

我们现在所遇到的病人 70%~90% 都是亚健康状态,都属于真气亏损,阳虚的病人,对我们实际中常用的治疗法,我做了如下归纳。

1. 桂枝法

症状和诊断: 咳嗽,喉痒,痰不利,脉浮紧,外感证候。

基本法: 桂枝尖 30g,茅术 15g,茯神 15g,石菖蒲 20g,西砂仁 15g,生楂肉 20g,法半夏 20g,制南星片 15g,陈皮(或广皮)15g,淫羊藿 20g,炙甘草 15g,生姜 60g。

法的变化:

(1)若有燥气,脉微洪微劲,则加油厚朴 15g、香白芷 20g(此时,制南星片暂时不用)。

(2)若喉痛,则去制南星片,加广紫菀 15g、油厚朴 15g、香白芷 20g(燥气或太阳证波及阳明,太阳阳明兼证)。

(3)若干咳,有黄坨坨痰少许,则去制南星,加浙贝母 20g。

(4)若风邪甚,可加天麻 15g(天麻不仅祛风邪,还可祛肺上的风;若脉洪大,说明血压不稳,天麻和楂肉还可以稳定血压)。

(5)若伤食,可加炒大麦芽 20g(大麦芽与楂肉化顽食,还有个用意,加了大麦芽,在这个法中,还有助阳的作用。大麦芽和生楂肉帮助脾胃消化,脾胃的阳足了,全身的阳也有了)。

注:无论如何变化,基本方可服 2~3 剂,再变化其他法方,服 1~3 剂,症解停用。一俟风寒邪去,则应变法。

基本法未服 2~3 剂,病是去不掉的。大家在临床实践中一定要注意,每个法都当用 2~3 剂,再变其他的法。一定要把风寒去掉之后,桂枝法再变。

2. 附片桂枝法

症状和诊断: 外邪证候(即风寒之邪)已基本去了(轻取膀胱脉紧象已经

基本去掉，可能沉取还有紧象），或只咳嗽无外邪之证候（只是肺脉紧）。若咳，脉滞，或滞微紧，微浮（均指轻取、左手膀胱脉），或左手脉轻取不紧，但沉取紧，肺脉紧者，可用此法。

基本法：制附片 60g，茅术（或贡术）15g，茯神 15g，法半夏 20g，桂枝尖 30g，生楂肉（或炒小茴香）20g，西砂仁 15g，石菖蒲 20g，广皮 15g，淫羊藿 20g，炙甘草 15g，生姜 60g。

法的变化：

（1）痰腻，加制南星片 15g。

腻痰，一是通过问诊了解，是否饮食陈油；二是肺脉如果滞，痰在喉深处咳不出，就是痰腻了。

（2）肺络不舒，自觉痰在肺更深或下部，咳痰难出，不利，加生广紫菀 15g。

（3）若咳痰带血丝，加生广紫菀 15g、广茜根 15g。

（4）若咳，喉痛，加广紫菀 15g、油厚朴 15g、香白芷 20g。

（5）咳而喘，痰难咳出，加广紫菀 15g、白芥子 15g（忌一切油），生姜改姜汁。

（6）痰在最深处，咳不出痰，加马兜铃 15g。燥咳亦同，可用马兜铃。而这里主要是说咳不出。如果真正很难出来，可以用皂角，去弦，烧糊，淬到药汁里面，我看到老师吃过这个，当时他得了重伤寒，咳得厉害，痰不出来，白芥子什么的都用了，还是咳不出，就用了皂角，吃了两剂就解决了。

（7）咳黄坨坨痰，去法半夏，改用浙贝母 15~20g。

（8）若重在治疗咳嗽，可将制附片改用制白附子，分量与附片同。制白附子熬煮法同附片。法变化，亦同。但用制白附子后，仍应用附片之法，方能升肾气扶肺阳。

3. 附片法

症状和诊断：咳，无外邪，阳不足，或阳弱，久咳不愈者。脉滞，或弱，或细，或脉洪大、空浮无力。有阳虚之证候者，均可服用。

基本法：制附片 60g，贡术（或茅术）15g，茯神 15g，西砂仁 15g，炒小茴香 20g，石菖蒲 20g，京半夏 20g，淫羊藿 20g，炙甘草 15g，广皮（或陈皮）15g，生姜 60g。

法的变化：

（1）与附片桂枝法的变化，除末项外，其余皆同。

（2）正气不够者，先服基本法2~3剂（即一方）后，加用黄芪20~30g。若用制黄芪，补气更强，若用北箭芪，则效果佳。

（3）咳基本好后，用本法重在固本。固肾气之本，加杭巴戟15~25g、上安桂15~25g；固脾阳之本，则加上安桂15~25g、补骨脂20g。

4.总的治咳嗽法则

（1）根本要求

辨证准确，分清外因内因，辨明阳虚阴虚。

若有外邪，先祛外邪。

（2）治疗大体步骤

第一步： 祛外邪，用桂枝法或非附桂法（可用南藿香、朱茯神或荆芥花为君药），有拨通之意。桂枝法不仅祛风寒外邪，还能拨通气化之通道。

第二步： 扶正祛邪，用附片桂枝法。附片能升阳，肺得肾之阳，咳邪易祛。

第三步： 扶正固本，巩固疗效，用附片法。

第四步： 结束药，为补气补血或末药。

妇女一般是在月经过后补气血，男同志在治疗结束时也要用补气血的法。

结语

肺系疾病主要是影响肺气的宣发作用，肺气不宣，就会给人的脏腑带来不利影响，其主要特点就是咳嗽。有关咳嗽治法的理论、法则是治疗肺系疾病的重点。从古代经典理论到我们现在的治法，以上都做了讲述。《易经》的哲理、《内经》的医理、郑钦安的讲述请大家沿着这条线多去思考。我们还重点介绍了卢铸之、卢永定的理法、传授以及我们自己归纳的理论，这是我们实践中经常用到的。下面是我们要重点掌握的，我再强调一下：

1.一定要按照实践科学的六个部分、五个进程去运用，不要把这个丢了。

2.一定要诊断准确，辨证准确，才能正确立法用法，绝不允许错辨阴阳，混淆阴阳，不然就走到时行流弊的老路子去了。

3.慎字当头，医德在先，要兢兢业业，如履薄冰，如临深渊，为病人、为人民真心实意负责，要按照郑卢医学纯正之道去做，不套法，不套方。

第三讲 · 心系疾病

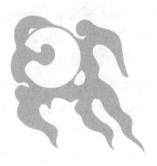

时间：2013/7/14
地点：成都石笋街

第一节
生命心语

人的生命本于善。

"人之初，性本善，性相近，习相远。"启蒙经典《三字经》，讲到了人生命本性之源。人的本性相近，但习气、习惯差别很大。而生命的善性不会远远离去，只可能被恶言、恶行造成的恶果遮蔽。

任何人，生命之初都是"善"的，但随着生命的成长，教与习便各不相同。善教善学者，则保持"善"之本性。教养不善者，则会滋生恶习。

善言，善行，善事，善果，表现出了人生命善性的真实。

恶言，恶行，恶事，恶果，表现出恶习对人之本性的遮蔽。

我们学习承继郑卢医学，强调医德、医风的修炼，强调一心一意为人民，强调治病要护正护阳使人健康长寿，其根本之点，就是在修炼医者之仁善。

假若，把郑卢医学作为专利专权，谋利赚钱，搞假图名，则遮蔽了人生命的本性，远离了真心实意为人民利益服务，也就远远离开了郑卢医学的根本。

郑钦安苦口婆心地救医，救医者，其心之"善"昭然。

卢铸之创立法，育后生，志在强国强民，其心之"善"亦昭然。

作为立志承继发扬郑卢医学的后学，首先要保有这颗"善"心，才能在承继郑卢医学过程中，做"善"事，尽"善"行，得"善"果。

不善之人，绝不是郑卢医学真正的承继者、发扬者。切记！切记！！共勉！共勉！！

第二节
开场白

在《学员守则》上提到了，你们要过三关：第一关就是切脉关，切脉是诊断里面的一个关；第二关是辨证；第三关是立法。把这三关过了，就可以说掌握了郑卢医学的主要东西。

1. 重申切脉的标准

今天，我把这三关中脉的标准再重申一下。

切脉是很关键的问题，但也不要把脉弄复杂了，把浮、沉、紧、滞等基本脉象辨清楚后，主要是掌握正常脉，也就是在标准脉的基础上，把握脉象的变化。首先是正常脉与不正常脉的比较。正常脉即"缓、力、神"，你们有没有体会到什么是缓、什么是力、什么是神？这个一定要体会到。这是一个总的尺度，要把"缓、力、神"三个字变成你手上具体的感觉。缓象是怎么样的，力是怎么样的，什么叫有力，力过了就成了强脉、劲脉，就是坏脉、病脉了，所以对这个"力"字要掌握好。力与神、缓一定要结合起来，有力而不缓，有力而无神，这很可能是病脉，所以你们要认真体会这个总的尺度。

具体的就是五脏脉的常脉，五脏脉的常脉是什么？

木，就是肝，要弦而有力。现在我们所接触的肝脉都是滞，都是紧，什么叫弦？弦了过后有没有缓象，有了缓象，有没有神，还要有力，这个界线是什么？肝脉的弦脉如果太有力，就叫作刃脉，如刀口般要割手的感觉，这就是病脉了。所有这些都要下功夫体会。肝脉缓、力、神，力不能太过，要有力还要有弦象。这个就是肝脉的标准。

心脉的标准是洪勾有力，如果心脉不带勾象，就说明心脉本身跳动不常；洪，就是浮象，这些都要在有缓象的基础上体会。

脾胃脉本身就要缓而有力，我们现在接触的脾胃脉，一般都伤了寒，都是紧脉，或者短，这都不是脾胃脉的正常脉。

肺脉毛而有力，什么是毛，就是浮起来，浮起来还要不弹指并且缓。我们现在接触到的肺脉大多数是紧脉。所以你们要去体会标准脉，如果发现一次，就要认真体会。

肾脉要沉，还要有缓象，还要有神有力。我们现在碰到的肾脉，大多数是弱，还一种情况是起来一点，但不沉。肾脉起来而不沉，就要注意有没有阳外越。所以切肾脉很难，就是要掌握肾脉本身要沉而有力，沉并不是弱，还要有缓象。肾脉还要起来，什么是肾脉起来？肾脉沉并不是摸不到，肾脉起来往往阳要外越了，与正常的肾脉起来区别在哪里？是你摸的时候，阳外越的脉没有缓象，缓和神不够，阳外越的脉只是起来了，很明显能够摸得到，很可能还有点弹指，这种情况就要特别注意，并不是肾脉好，应当以白通汤回阳。

上面只是讲一下标准，用整个脉的标准，用各脏腑的标准去衡量是否有病脉。掌握了标准脉象，才能知道此脏有没有病，整个正气怎么样。要衡量肾气是强还是弱，用什么去衡量，不是主观的，而是用标准去衡量。

2. 心系疾病共讲七个问题

心系疾病共讲七个问题是：一是"易"理；二是《内经》讲心；三是郑钦安论心疾；四是卢铸之心疾理法；五是卢永定心疾理法；六是心系疾病归纳；七是结论。分述于下。

第三节
经典中关于心系疾病的论述

一、《易经》论"离卦"

按照八卦数理排，离数为三，卦象☲。离属火，属日，为雉，指代南方、夏天，中医学讲离属心。郑钦安把离比为中女，把坎比为中男。"离，丽也。"这个丽，叫作附丽，不仅仅指好看、美丽，还有附着之意。因为离还有一个意思，比如说龟、蚌壳的壳都很好看，这就是附丽。所以，离者，丽也，附丽。这个丽字，我们下面还要专门来讲。

离卦的卦辞：离（☲），利贞，亨。畜牝牛，吉。这个卦辞与医学有关系，所以要讲一下。这里我们就说说前面讲到的附丽的意思。附丽是很普遍的现象，自然界也好，人类也好，万事万物都存在着这个事物和另外一个事物的附丽关系。所谓附丽关系，就是互相依靠，相互依存，也可以说是彼此间互相依靠才能存在。就人而言，这种附丽关系，也可以说是思想上的信仰，理念上的追求，这就是人的附丽。附丽好，正确，那么就利贞，有利还要正，就亨，就通顺。这是离卦的第一个含义。我们不能只有利，还要正，学医也是这样。学医好不好？当然好，但必须学得正。所以，我们强调郑卢医学要正和纯，这样才能通顺。反之，如果不正，这件事情就不通顺，对人就有不利之处。这是离卦告诉我们的思想，看到利的同时还要看到正，一定要走得正。在医学上，有正和不正；对于处世为人，也有正与不正，要贞，要正，就要交正人君子，不能交小人。小人口是心非，说了话不算数，最后就得不到这个"亨"。这就告诉我们，学医，理法要正，思想医德都要正。

第二句：畜牝牛，吉。牝牛，就是雌牛。蓄，长久存储，蓄养，有长期修养之意，不是一朝一夕的。修养到什么程度呢？修养到像雌牛那样温顺。这个感觉是从哪里来的？是从坤卦里来的。坤对乾，地对天是顺从的，也就是说地之一切万物生长，要随顺天的变化，不违背天时，才能万物生长。也就是要顺服自然规律，我们的事业才能成功。吉，就是吉利，成功。这就是离卦的第二个思想。

学习离卦，既谈了思想，也谈了心。心为君主之官，心必须是正的，下面才能通顺。心是哪儿来的？是从乾卦和坤卦来的，它必须依顺乾坤自然的变化，才不会得病。离开了乾坤自然的变化，心君就不明，就要生病。这个离卦讲心，跟我们以后《内经》上讲心的哲学思想可以联系起来。从医德的角度来说，更应该具备"甘为孺子牛"的思想。我们研究离卦，就要以牝牛的精神来学习郑卢医学，乃至以后用这样的精神思想，温顺地为人民服务，就如鲁迅说的"我吃的是草，挤出来的是奶"。我们要用这种精神来训练、蓄养医德医风，当然也包括了培养医学的技术。不蓄，不去长期地训练、蓄养，你的医术也提高不了。

二、《内经》对"心"的论述

我专门抄出来这篇文章：

黄帝问曰：愿闻十二脏之相使，贵贱何如？

岐伯对曰：悉乎哉问也！请遂言之。心者，君主之官也，神明出焉。肺者，相傅之官，治节出焉。肝者，将军之官，谋虑出焉。胆者，中正之官，决断出焉。膻中者，臣使之官，喜乐出焉。脾胃者，仓廪之官，五味出焉。大肠者，传道之官，变化出焉。小肠者，受盛之官，化物出焉。肾者，作强之官，伎巧出焉。三焦者，决渎之官，水道出焉。膀胱者，州都之官，津液藏焉，气化则能出矣。凡此十二官者，不得相失也。故主明则下安，以此养生则寿，殁世不殆，以为天下则大昌。主不明则十二官危，使道闭塞而不通，形乃大伤，以此养生则殃，以为天下者，其宗大危，戒之戒之！

至道在微，变化无穷，孰知其原？窘乎哉！消者瞿瞿，孰知其要？闵闵之当，孰者为良？恍惚之数，生于毫厘，毫厘之数，起于度量，千之万之，可以益大，推之大之，其形乃制。

黄帝曰：善哉！余闻精光之道，大圣之业。而宣明大道，非斋戒择吉日，不敢受也。

黄帝乃择吉日良兆，而藏灵兰之室，以传保焉。

——《素问·灵兰秘典论》

这篇文章藏于灵兰之室，得以传承、保留下来，所以称之为"灵兰秘典"。今天传到我们这里了。我们研讨以下四点。

1. 心为君主之官，神明出焉

"心为君主之官，神明出焉"，这句话的论述是我们认识和理解心这一脏的关键。君乃一国之君，也就是一个国家的领导、主宰，这里用国君来比喻心。心主宰什么呢？心对人身的十二官和人身的健康都极为重要。那么重要到什么程度呢？文章就告诉我们"主明则下安，以此养生则寿，殁世不殆，以为天下则大昌"——这里"下"指十二官，全身。这句就讲了心对十二官的作用，十二官能正常运行，各司其职都要依靠心的作用，养生也要靠心，"殁世不殆"，在生命结束之前都不生病，并且能够长寿。中国医学在三千多年前，就深刻认识到"心"对人健康益寿的重要作用。

郑卢医学提出健康益寿的医学思想承继了中国医学的文化精华。

反过来说，心，君主不明，那么十二官则危，危就是危害和危险。为什么会这样？因为人身十二官都闭塞了。这个道理也很简单，因为心主血，血不能走到全身，十二官就不通，血和气是一致的，血不行，气也不行，所以人的身体大伤，生命也就遭殃。从另一个角度讲，心主宰的神明是什么？就是我们的精神意志。如果精神意志失常了，十二官彼此与心的关系就损坏了。所以，心既能把血液供给全身，又是神明之主。在中国，讲心，就是讲思想，讲精神，讲神明，如果精神意志衰弱了，全身的疾病就都来了。总之，君昏则国乱，国不仅要乱，还要遭受殃害。《内经》将心比作君主，我们就很容易理解它的作用了。所以，疾病的治疗和人身的养生，都要重视心，重视心的治疗，重视心的养生，对此要慎之又慎。

2. 至道在微

至道就是指很高明、很高深的医道。至道在于深入细微的生命变化之中。微，就是生命的细微变化。这种变化是无穷无尽的，我们的生命无时无刻不在无休止地变化。依现代人的认识就是，细胞天天在不断地死亡更新，这是古人早已经认识到了的。医道变化是无尽的，掌握这种变化的本原是很困难的。作为医者，谁能够知道这种变化的本原呢？谁又能够掌握医学上的要领、精要的内涵从而解决人民群众的疾苦呢？谁又具有良好精辟的医道、医法呢？这段就提出至道在微，又接连发出感叹，孰知其原！孰知其要！孰者为良！这三个"孰"提出了三个问题，是医学上的根本问题。说到这里，我们可以说，在郑卢医学中，把这三个"孰"字都基本解决了。郑卢医学的前辈们对这三个问题所涵盖的内容是深思了的，之后又传给我们后人，大家在实践中可能有所体会。

3. 理解三个"孰"的重要性

这三个"孰"的问题，怎样解决呢？这篇文章的回答是：恍惚之数，生于毫厘，毫厘之数，起于度量，千之万之，可以益大，推之大之，其形乃制——虽然是恍惚之数，茫茫难知无穷无尽的事物，但任何事物再复杂，变化再大，它都产生于细小精微的变化中，生于毫厘之间。我们只要去认真观察细小、精微变化的程度和数量（毫厘之数），能够认识并领悟它的规律和法度（起于度量），那么就能够掌握它，"其形乃制"，最后就形成了一定的规律。

我们学习郑卢医学，反复在说，大家要细微深入去理解体会，单是切脉的一个"紧"字，都可以分成若干的不同情况。为什么这样细致？只有从切脉到辨证步步细致，才能真正在细微的变化中，从毫厘之数中度量并掌握其规律。我们把这些话理解了，就知道这不只是一篇讲心的文章，它还讲了我们医学应当怎么办的问题。把这段话理解了，就能够知其原，知其要，得其良。我们学习郑卢医学，就可以知其原，知其要，得其良；我们学习郑卢医学，就能够心灵、眼灵、手灵。

最后讲到"千之万之，可以益大，推之大之，其形乃制"。你在细微之处得到要领后，知道了一，就可以知道千，知道万，可以推广，最后形成一种规律体系。为什么我们讲郑卢医学要讲它的体系？因为郑卢医学从《易经》《内经》《伤寒论》，到郑钦安、卢铸之，已经形成了体系，他们是本着这条路在走。过去有人问过我，你说郑卢医学继承了《易经》《内经》，继承了哪里？我说，就是继承了这些思想在里面。所以，我们学习郑卢医学，就是学习它的至大至深，它已经"其形乃制"，已经形成体系了，对后人来说，就是去认真领会它。

4. 医乃精光之道，大圣之业

黄帝听完岐伯的一番话，说："善哉，余闻精光之道，大圣之业。而宣明大道，非斋戒择吉日，不敢受也。"这是黄帝的评价。在黄帝看来，岐伯讲的这些道理非常精深、充满着智慧光辉，可谓"精光之道"；他认为医学不是一般庸俗之道，而是圣明的、伟大的事业，可谓"大圣之业"。对于这样的"宣明大道"，这样明确、精深的大道理，大学问，黄帝要"择吉日良兆，而藏灵兰之室，以传保焉"，他要把珍贵的东西保存下来，传给后人。

我们要认认真真地去思考黄帝对这段话的评价，思考之后就更能理解文章中所说的"心为君主之官"，"主明则下安，以此养生则寿，殁世不殆，以为天下则大昌"等论断。

我们学习这篇论述的意义，在于这篇文章是研究心系统疾病治疗的纲领，更重要的是，它要我们以护正护阳的根本思想对待心、对待心与十二官，而养生的医学之道在于养神，心和十二官都在于养，而不是去治。养到什么程度？养到心很正。心明则下安，心不明则十二官危。所以，医学之道就是养生之道、治病之道、防病之道，在这里都讲得很精微，很高深。我们要联系这篇文章去学习医学，学习医学的养生；联系这篇文章去学习郑卢医学。郑卢医学的医道就在护正护阳，使心君泰然、正常，就能健康益寿。现在很多人早逝，岁数不是很大，就因为高血压、心血管等疾病突然去世了。其根本问题就在于不知道护正护阳、养生养心这样的根本道理。

护正护阳、养生养心这个道理要深入我们自己的内心，如果我们有能力，应当将之深入到更多人的心里。懂得护正护阳、养心养生，就不会因为心肌梗死、脑梗死等心脑血管疾病突然去世，因为护正护阳就可以保证心的正常。所以，以护正护阳为核心的郑卢医学，我们必须认真继承。

第四节
郑钦安对心系疾病的论述

一、郑钦安论"离"卦（☲）

1.《离卦诗》

今天，我们讲一讲郑钦安《医理真传》中的《离卦诗》。

地产天成号火王，阴阳互合隐维皇，

神明出入真无定，箇里机关只伏藏。

郑钦安离卦诗所阐讲的就是 ☲ 这个符号，他是用《易经》八卦之理来讲的。

第一句"地产天成号火王"，这句话源自河图。河图化成后天八卦，按照河图的位置定四个方向，我们可以看到离在南方，属火，那么"地产天成"就源于"地二生火，天七成之"。所以，这里说"地产天成"，南方为帝王之位，所以叫火王。把河图理解了，再与八卦联系起来，这句话就理解了。

第二句"阴阳互合隐维皇"，这也是根据八卦之意来讲的。八卦本身有阴有阳，就是阴阳互合，离卦二阳中间含有一阴，也是阴阳互合。那么什么是"隐维皇"？大家都知道，在八卦的卦爻中，以六来表示阴爻，以九来表示阳爻。以乾坤二卦为例，乾卦的第一爻是初九，向上依此是九二、九三、九四、九五，到上九。坤卦的第一爻是初六，向上依次为六二、六三、六四、六五，到上六。乾卦的九五是帝王之位，也就是我们常说的帝王之尊、九五之尊。离卦第五爻是六五，处于帝王之位，但因为是阴爻，是隐藏着的九五之位，所以这里就用了"隐维皇"。《内经》上说"心为君主"就包含了"九五之位"这层意思。

"神明出入真无定，个里机关只伏藏。"

离卦为心、为火、为明，心主神明，心为神明所居之处。然而，"神明出入真无定"，那么神明出入的机关是什么？"个里机关只伏藏"，这个伏藏的机关又在哪里？郑钦安讲"历代注家，俱未将一阳潜于水中底蕴搜出，以致后学懵然无据，滋阴降火，杀人无算，真千古流弊，医门大憾也"。这个机关就是坎中一阳，唯有坎中一阳上交于离火，离火下降于坎水，在阴阳转换之处，达到坎离既济，心肾相交，此时正是机关启动之时，亦是神明出入之时。

郑钦安在《离卦诗》之后，紧接着就讲了《离卦解》。因为离卦的思想哲理，离卦与坎卦的关系都是比较隐秘，不是明朗的。也正因为如此，以致上千年来的医学始终不明这个秘密，现在郑钦安揭开了这个秘密。

2.《离卦解》

离为火，属阳，气也，而真阴寄焉。中二爻，即地也。地二生火，在人为心，一点真阴，藏于二阳之中，居于正南之位，有人君之象，为十二官之尊，万神之宰，人身之主也。故曰："心藏神。"坎中真阳，肇自乾元，一也；离中真阴，肇自坤元，二也。一而二，二而一，彼此互为其根，有夫妇之义。故子时一阳发动，起真水上交于心；午时一阴初生，降心火下交于肾。一升一降，往来不穷，性命于是乎立。

我们只讲其中的几条，集中讲下面四句话。弄懂了就对心疾基本理解了。

（1）离为火，属阳，气也，而真阴寄焉。

这句话看起来很明白，但要理解其真正的含义却不容易。河图中讲的"地二生火，天七成之"，这讲的什么？离卦是火，地二生火。地是什么？是阴，而"天七成之"，是阳。现在的很多医学把离卦单纯看成是火，就片面去清热。

为解决上述问题，郑钦安特别强调了"离为火，属阳，气也"，它是属阳的，是气。我们在了解心的时候，一定要把阳和火抓住。中间那一个阴爻，只是寄存在那里，所以说"真阴寄焉"。真阴不是一般的阴，而是坤卦之中爻寄寓其中。人为父母所生，是母之阴寄于离之中爻。所以，要抓住离心是阳，是气，抓住了阳和气，就奠定了对心的理论的指导思想。心脏，如果不注意阳和气，就很可能走到轻视心阳、心气的片面认识之中，这也就是郑钦安这句话的重要意义。正因为离有真阴寄焉，所以必须与坎卦中阳交合。只有坎离交会，达到坎离既济，心疾才能痊愈。

（2）坎中真阳，肇自乾元，一也；离中真阴，肇自坤元，二也。一而二，二而一，彼此互为其根，有夫妇之义。

这句话是郑钦安进一步强调离中阴和坎中阳是怎么来的。坎中之阳来自乾，离中之阴来自坤，实质上就是乾坤、天地、父母之意。离卦和坎卦都根于乾坤，乾坤互为其根，坎离互为其根。就人来说，就是先天根于父母，而父母也是乾坤。理解了互根的理论，我们就可以正确地理解心肾，理解为什么心肾相交成为必然规律。坎离互根就如夫妇相亲、相融般，坎离也是相亲相融的。也唯有如此，我们才能讲到离卦的"神明出焉"。这里的"神明出焉"就是乾坤能够交合，而产生离。

（3）子时一阳发动，起真水上交于心；午时一阴初生，降心火下交于肾。一升一降，往来不穷，性命于是乎立。

这句话就进一步来说离卦和坎卦的重要性。肾水乃真水，真水就是坎卦，中间有个阳爻，它升起来以后与离中真阴相交，使心火感到清凉，然后心火下交于肾，这样一升一降，往来无穷，就是生命立足的原因和根本，所以，坎离相交对人的生命很重要。坎与离往来，就是人生命的根本。这是从理论上讲的。在我们的实践中，治任何病都要注意心肾相交，比如高血压，如果把心肾相交解决了，血压问题也就解决了。如果心肾相交正常，太和之气就能充满我们的全身，人就能健康长寿，这句话也是卢铸之在《五行生克制化之理说》中的最后结论。所以，肾气起来了，正气正常了，全身都充满了太和之气，达到了这个目的，就是心肾相交，坎离既济。这是强身健体、防病养生的根本道理。郑钦安也用了一句话来总结："往来无穷，性命于是乎立。"我们人的性命就是心肾相交，心肾之气交往不息，生命就能"立"。俗话说"人活一口气"，有这口往来之气，人才能活，生命才立得住。

（4）心为十二官之尊，万神之宰，人身之主也。故曰："心藏神。"

这里主要要理解的是"心藏神"，也就是理解离卦的医理如何用于人身。前面讲过离卦了，那么这个"神"是什么意思呢？神是对人的精神、思想、意识、意志，以及人生理、心理活动的高度概括。心正则健康，十二官才能正常运转，所以，心为十二官之尊。心藏神，主思，人的千思万绪都由心主宰。所以，心对人身非常重要，它是人身之主，是主宰了人身的肉体和思想的神。《内经》中说："主明则下安，以此养生则寿。"主就是心，心正常了，人就安定了，用这个来养生，就能够多活些岁数。

所以，郑钦安的《离卦诗》和《离卦解》集中到一点，就是以易明理，以《易经》理论来说明医理；以易言医，使医上升到《易经》哲学的高度。任何事情，不上升到哲学的高度，那就是泛泛而论，到了哲学的高度，就能够把握住事物的本质。说到这里，我们就可以明白，对于医者而言，最重要的就是能以乾坤坎离之理用于医道治病。治心疾，要从乾（肺）土（脾）坎（肾）入手，重在坎离既济。讲了这么多，就是这个意思，重在坎离既济。这句话讲起来容易，但真正实践起来，从诊断开始，一直到辨证立法，在思想上始终想到坎离既济这句话，以心肾相交的理论来指导全过程，最终达到坎离既济，也不是那么容易的。

郑钦安在两本书里讲了许多关于心的问题，包括心系疾病的医理医法，我数了一下，大致有二十四篇，有《心病不安》《头痛》《心痛》《健忘》《惊悸》《不卧》《谵语》等，我们在这里不可能全部讲，你们自己去看，现在集中学习这么几篇，先讲《心病不安》，再讲《心痛》《健忘》《惊悸》。我们把这些文章中的理论观点和治疗方法归纳起来研讨学习。

二、心系疾病的理法总则

心系疾病的理法总则主要集中在郑钦安的三篇文章中。对于心系疾病的总则，郑钦安一是概括为寒热之别，二是概括为心气不足为病和心血不足为病。寒热两个字是讲心痛的原因，心气不足和心血不足则是心不安和惊悸的原因。

那么寒是指什么？是指心气不足为病，就是阳虚。这句话一定要弄清楚。他所说的热，就是心血不足，就是指的阴虚。所以，分别阴虚阳虚是郑钦安关于心病治疗中的一个总则。阴阳正确认定之后，立法用方就有了准则。郑钦安关于脑病的文章，我们也应当从心系疾病去理解。

此外，我们还要理解心的疾病，有轻重缓急不同的层次，以及内因外因的不同理法和用方。无论什么层次，都应当把阳虚和阴虚辨别清楚，把外因、内因辨别清楚，这就是总则。

1.心系疾病的第一个层次

心病不安

按：心病不安一证，有心血不足为病者，有心气不足为病者。

心血不足为病者（血不足则火必旺），其人多烦，小便短赤而咽中干，肌肤枯槁憔悴，而神不大衰，甚则狂妄、嬉笑，脉必细数，或洪大，喜食甘凉、清淡、油润之品者是也。

心气不足为病者（气，阳也。气衰则血必旺）【眉批：心气即心阳，所谓神也。神伤则精散，精散则不能统血，气液脱而为潮热、自汗，此是阳不能统阴，阴无所制。阴证蜂起，正本澄源，立法亲切，于治此病乎何有？】，其人少神，喜卧懒言，小便清长，或多言、多劳力、多用心一刻，心中便潮热而自汗出（言者，心之声也。汗者，血之液也。多言、劳力及用心太过，则心气耗。气耗则不能统血，故自汗出）甚至发呕欲吐（心阳一衰，阴气上僭，故发呕），脉必细微，抑或浮空，喜食辛辣、煎炒、极热之品者是也。

目下市习，不辨阴阳，听说心不安宁，一味重在心血不足一边，故治之有效有不效。其所用药品，无非人参、酸枣、茯神、远志、琥珀、龙骨、朱砂、地黄、当归、元肉之类，与夫天王补心、定志、宁神诸方。然此等方药，全在养血，果系心血不足则甚宜，若系心阳衰败则不当。此属当世混淆莫察之弊，不忍坐视不言，姑酌一治心阳虚方，以补市习之漏。

补坎益离丹

附子八钱　桂心八钱　蛤粉五钱　炙甘草四钱　生姜五片

用药意解

夫曰补坎益离者，补先天之火以壮君火也。真火与君火本同一气，真火旺则君火始能旺，真火衰则君火亦即衰。真火藏于水中，二气浑为一团，故曰一元。【眉批：造化机械，阴阳根柢，露于腕下，作一幅活太极图观之，便得医之真实际也。】真火上腾（真火，天体也。其性发，用故在上），必载真水上升，以交于心，故曰离中含阴。又曰气行血随，水既上升，又必复降下（水，地体也。随气而上至离宫，则水气旺极，极则复降下也），水下降，君火即与之下降，故曰阴中含阳。又曰血行气附。主宰神明即寓于浑然一气之中，昼则出而听政以从阳，阳在上也，曰离；夜则入而休息以从阴，阴在下也，曰坎。此人身立命旨归，医家宜亟讲也。

今病人心不安宁，既服养血之品而不愈者，明是心阳不足也。心阳不足，固宜直补其心阳。而又曰补坎者，盖以火之根在下也。余意心血不足与心阳不足，皆宜专在下求之，何也？水火互为其根，其实皆在坎也。真火旺则君火自旺，心阳不足自可愈；真气升则真水亦升，心血不足亦能疗。其所以服参、枣等味而不愈者，是未知得火衰而水不上升也。

方用附、桂之大辛大热为君，以补坎中之真阳（细查坎阳，乃先天乾金真气所化，故曰：金生水。后人见不及此，一味补土生金，补金生水，着重在后天脾肺，不知坎无真气上腾，五脏六腑皆是死物。前贤叫人补脾者，先天赖后天以辅也。先天为体，后天为用，故《经》云："无先天而后天不立，无后天而先天亦不生。"教人补金，是教人补先天真金所化之真气也。道家称取坎填离，即是盗取坎中一点金气也。余恒曰：人活一口气，即此。考桂、附大辛大热，辛即金之味，热即纯阳之性也。仲景深通造化，知桂、附能回阳，故立白通、四逆回阳诸方，起死回生，其功迅速，实非浅见可测）。【敬知非眉批：乾分一气，落于坤中而成坎，乾即金也，坎即水也。坤中得阳即是火，火曰炎上，故能启水上升而交于心。心属火为离，离中得水，水曰润下，又燮火而下降，全是一金为之斡旋。桂、附、辛归金而热归火，大能升水降火，交接心肾。先生独得仲景之秘，不惜金针暗度，知非再表而彰之，俾医门悉知仲景之微理，大胆用附、桂以起死回生，病家放心服桂、附以疗生而救死，孰谓病风不可挽？】复取蛤粉之咸以补肾，肾得补而阳有所依，自然合一矣（附、桂补坎中之阳。阳，气也。蛤粉补坎中之阴。阴，血也。气行血随，血行气附，阴阳合一，升降不乖，何心病之不能治乎？此方功用最多，凡一切阳虚诸症，皆能奏功，不独此耳）；况又加姜、草调中，最能交通上下，故曰"中也者，调和上下之枢机也"。此方药品虽少，而三气同调，学者务在药之性味与人身之气机，何品从阳，何品从阴（从阴、从阳，旨归不一，有从元阴、元阳者，坎离之说也。有从太阳、太阴、少阳、少阴、阳明、厥阴者，六步之谓也。其中之浅浅深深，药性各有专主，须要明白）；如何为顺，如何为逆（顺者，是顺其气机之流行；逆者，逆其气机之欲往）。【眉批：从阴从阳、顺往逆来，是用药调气机之手眼，亦医门讲理法治病之权衡。夫人自出母腹，元阴元阳变为坎离，其根落在坤中，由是气传子母，应天度而化生，六经上下往来，表里雌雄相输应，二六不停。水火者，气液也，随呼吸而升降，布五行而有部分，医能明此，号曰上工。钦安酌此一方，名曰补坎益离丹，以治心阳虚证，深得太阳与少阴为表里之机关，窥见岐黄根柢，从桂枝汤变化而出，直透仲景之心法，且不惮烦劳，于辨证用药中剖明阴阳大旨。学者入理深谈，已有把握。知非更拈出仲景治少阴、太阴两大法门，真武何以用附子而不用干姜，理中何以用干姜而不用附子，其四逆附子、干姜并用，何以又独称为救里而治无专经。此间阴阳奥妙，进退出入，包含气机不少，如何用药、认证以合气机，此皆六步之中亦有从阴、从阳之浅深，药性亦各有专主，均可变化推衍，增减随宜。知非不能明辨，愿以俟学者之深参而有得焉。】把这病之阴阳实据，与夫药性之阴阳实据，握之在手，随拈一二味，皆能获效，匪夷所思，余阅之久矣。奈世人沉溺莫挽，深为可慨，兹特再即此方之理推之，与仲景之白通汤同法也，桂枝龙骨牡蛎汤同法也，大小建中汤同法也，即与后贤之参附汤、封髓丹、阳八味皆同法也。

古人立方，皆是握定上中下三部之阴阳，而知药性之浅深功用，故随手辄效，得以名方。今人只徒口诵心记，而不识至理攸关，无怪乎为方药所围矣。更可鄙者，甘草仅用数分，全不知古人立法立方，其方皆有升降，皆用甘草，诚以阴阳之妙交会中宫，调燮之机，专推国老。何今之不察，而此风之莫转也。

心系疾病又分了几个层次，第一个层次就是心病不安，这其中就包括了心悸、心慌、心累。我们每次诊病都在问这些，这就是心病不安。

心为什么会不安呢？郑钦安把它分成心气不足为病和心血不足为病，也就是以阳虚和阴虚区别开来。心气不足为病，气就是阳，气衰就是阳衰，其症状为少神，喜卧懒言，小便清长，言多、劳动多点就心不安，有时候还潮热自汗。很多人自汗、潮热，一般的医生就认为要清热，我们认为这是阳虚，不能清热，汗多的原因是耗了心气，气不能统血所致。汗就是血。汗多其脉必然细数，或者浮空洪大。我们经常说洪大脉不好，为什么？这往往就是气虚、阳虚了。喜吃辛辣、极热的东西，越热越好，喝冷的心里就不舒服。归纳起来就是少神、喜卧、吃极热之食，这就是阳虚的真实症状。所以，我们经常问喜热饮还是冷饮，就是在了解其本质是阳虚还是阴虚。

把病情掌握了，立法就应当以护正护阳为要，有的阳太弱就要扶阳了。郑钦安为治心病阳虚，立了个方，叫作补坎益离丹。所谓补坎，就是补先天之火，以壮君火。君火就是心。补坎就是补坎中一阳，使坎中一阳上交于心，然后水火互为其根，一上一下，一升一降，升降自如，这样真火旺，君火就旺，心气不足之病就能治愈。

补坎益离丹，即附子八钱，桂心八钱，蛤粉五钱，炙甘草四钱，生姜五片。对此方，郑钦安有个用药意解，大家要用心去理解。特别应当注意其中有一句"真气升则真水亦升，心血不足亦能疗"，也就是说，补坎益离丹同时也可以治疗心血不足之病。这里没有机械地认为心血不足的阴证只用滋阴药，还是可以用补坎益离的方法，这句话大家一定要认真去理解。文中还特别解释了"其所以服参、枣等味而不愈者，是未知得火衰而水不上升也"，所以要以附、桂大辛大热为君药，来补益坎中之真阳，取蛤粉之咸补肾，肾得补，阳有所依，自然合宜。也就是说，肾阳能升起来，心肾能合一，水火能相交，无论是心血不足还是心气不足所导致的心病不安，都可以用这个法治好。这个法本来是治心气不足的，但是心血不足也可以用。这就告诉我们一个道理，不要机械地去看心血不足，一定要看到它是因为心肾不交所产生的，这就要我们在辨证中认准这个，不能机械地去补血。郑钦安虽然没有直言，说用人参、大枣不对，要用附、桂才能治心血不足，但大家心里要明白，肾阳起来了，心肾相交正常了，心血不足的问题也就解决了。所以，心肾相交是我们治病的一个重要法宝，也是重要的理论。

2. 心系疾病的第二个层次

健忘

按：健忘一证，固有阳虚、阴虚之别，然亦不必拘分，统以精神不足为主。凡人禀二气以生（二气即阳精、阴精也），二气浑为一气，神居二气之中，为气之宰，故曰精、气、神。二气贯于周身，精气足，则神自聪明，故无所不知不晓；精气衰，则神昏，故时明时昧，犹若残灯之火，欲明不明，不能照物。此病老年居多，少年却少，即有如斯之少年，其所伤损不异乎老人也。此病法宜交通阴阳为主，再加以调养胎息之功，摄心于宥密之地，久久行之，亦可复明，如将竭之灯而更添其膏也。方用白通汤久服，或桂枝龙骨牡蛎散，三才、潜阳等汤，缓缓服至五六十剂，自然如常，切勿专以天王补心，宁神定志诸方，与参、枣、茯神、远志、朱砂一派可也。【眉批：邵子诗云：耳目聪明男子身，鸿钧赋予不为贫。病至健忘，赋畀之良危矣。钦安定以精神不足，透出神昏之所以然，理明法立，非浅见寡闻者所能窥测。苟能按方用药，可疗此疾，又何必深究所以？此一段乃性灵文字，不在医例，亦不得作医书观。夫神与气、精，是三品上药，独神是火，为先天之元阳，不但统制气、精，而气、精皆神所生。故此火宜温不宜凉，宜养不宜折。病人但能存此火，尚可施治；此火一灭，精气绝而其人死矣。岂但健忘一证，即一部《医法圆通》之死证，皆此火之衰绝耳。凡医因何而不敢放胆用姜、附以活人耶？全龙点睛正在此处，学者着眼。至摄心宥密，乃培养此火种之法。钦安之医、之心、之学，亦于是乎在。】

惊悸

按：惊悸一证，名异而源同（同在心经也）。惊由神气之衰，不能镇静；悸由水气之扰，阴邪为映。二证大有攸分，不得视为一例。予意当以心惊为一证，心悸为一证，临证庶不致混淆，立法治之，方不错乱。

夫曰惊者，触物而心即惶惶无措，偶闻震响而即恐惧无依，此皆由正气衰极，神无所主。法宜扶阳，交通水火为主，如白通汤、补坎益离丹之类，多服自愈。悸者，心下有水气也，心为火地，得阴水以扰之，故心不安；水停心下，时时荡漾，故如有物忡也。法宜行水，如桂苓术甘汤、泽泻散之类。若悸甚而心下痛甚，时闻水声，又当以十枣汤决堤行水，不可因循姑息，以酿寇仇也。【眉批：知非氏曰：《经》曰：阳气者，欲如运枢，起居如惊，神气乃浮。钦安分惊为一证，以为正气衰微，神无所主，法宜扶阳，与《内经》吻合，自是方家举止。分悸为一证，指为心下有水气，亦合仲景之法。凡医皆能如此认证，言言有物，谓有不愈之病，吾不信也。】

近来市习，一见惊悸，并不区分，概以安魂定魄为主，一味以龙骨、朱砂、茯神、远志、枣仁、参、归治之。治惊之法，尽于斯矣。

不卧

按：不卧一证，有因外邪扰乱正气而致者，有因内伤已久，心肾不交而致者，有因卒然大吐、大泻而致者，有因事势逼迫，忧思过度而致者。

因外感而致者，由邪从外入，或在皮肤，或在肌肉，或在经输，或在血脉，或在脏腑，正气受伤，心君不安，故不得卧。必须祛其外邪，正复神安，始能得卧。医者当审定邪之所在，如汗出不透者运之，可吐者吐之，可下者下之，可温者温之，可凉者凉之，按定浅深病情提纲，自然中肯。

因内伤而致者，由素禀阳衰，有因肾阳衰而不能启真水上升以交于心，心气即不得下降，故不卧；有因心血衰，不能降心火以下交于肾，肾水即不得上升，亦不得卧。其人定见萎靡不振、气短神衰，时多烦躁。法宜交通上下为主，如白通汤，补坎益离丹之类。

因吐泻而致者，由其吐泻伤及中宫之阳，中宫阳衰，不能运津液而交通上下。法宜温中，如吴茱萸汤、理中汤之类。

因忧思而致者，由过于忧思，心君浮躁不宁，元神不得下趋以交于阴，故不得卧。此非药力可医，必得事事如意，神气安舒，自然能卧。若欲治之，亦只解郁而已，如归脾汤、鞠郁丸之类。

近来市习，一见不卧，便谓非安魂定魄不可。不知外感、内伤，皆能令人不卧，不可不辨也。【眉批：知非氏曰：不卧一证，属少阴，于何征之？仲景《伤寒论》曰：少阴之为病，脉微细，但欲寐也。但欲寐者，但想卧而不得卧，即不卧之深文（"文"疑误，据文义当为"也"），故属少阴。学者凡遇不卧之证。拿定提纲，再审所因，罔不中肯，此扼要之法也。】

这三篇文章都是论述神不足。神不足就健忘，神衰就惊，听到点声音，或者有人拍下肩膀，都感觉到要抓他一样，惶惶然，神无所主，感到害怕，"哎哟，吓我一跳"，一天到晚都好像有人在身边转一样，这就是神气衰。文中的原话是"惊者神衰，心惶惶神无所主"。心悸不安是水停心下，寒塞膻中。心下可以指脾，也可以指心包。膻中也就是心包，寒波及膻中。不卧，就是睡不着，心君不宁。外感、内因都可能使人不卧，所以经常桂枝法一用，好多人就能睡着觉了。内因就多了，伤肝、伤食，都可能不卧。这个层次讲的都是心神有亏而病。

其中神衰、神昏、健忘多是老年人，上了50岁，60、70岁的人比较多，少年比较少。少年神衰健忘的也有，我们这里有过这样的病人。老年人主要是元阴元阳二气混为一气的这个一元弱了，也就是所谓先天一元的这个太极运转不灵了。人身的太和之气运行正常，人的精神就正常，神居其中，神就是在这个运行中间产生的，气就是它的主宰。我们所说的精气神，就是这个阴阳的运行。也就是说，太和之气灌满全身，精神足，神就安，人就不会健忘。这就是二气、太极之气的重要性。老年人精气衰，太和之气不能灌满全身，所以就神昏、健忘。少年健忘的，也是这个道理。明白了这个道理，怎么办？我们的经验就是一个法，郑钦安也说过，白通汤久服，也可以服潜阳丹。我治过神志不清的，连话都说不清楚了，服用了两三剂白通汤就好了。

惊悸，是正气衰竭了，神无所主，法用扶正扶阳，交通水火，具体的方就用四逆白通汤、补坎益离丹。

水停心下，就是心悸，这种不安就是肺或膻中有水湿或有寒，法以行水为主，使水能够运行，并且护正护阳，正气能够旺，阳气能够足，正气能够恢复，肾阳能够充足，水能够运行，寒能够祛，心就安了。你看，这个法就是这样，还是离不开护正护阳。我们用桂苓术甘汤加附子，我们的附子法加桂枝，有术，有茯苓，就可以解决水湿，解决肺上的问题，再配祛肺寒的药。

不卧，或是外感，或是内伤。如果是外感，就先祛外感，然后把正气恢复起来，心宁就能够卧。所以，我们在服外感方的时候，祛了风寒，马上就要加附片，使正气能恢复，肾阳起来，才能解决不卧的问题。如果是内伤不卧，治疗不愈者居多，这是郑钦安说的。长久失眠的，治疗不愈的很多，也就是说这种病很难治。其原因就是肾阳衰了，心肾不能正常相交。所以，治内伤不卧的，就要使其心火和肾水相交，水要上升，肾气要起来，这种病人的特点是气短、神衰，萎靡不振，还烦躁。治法为交通上下水火，还是用白通汤。凡是心病不安用此法均能解决，或者用补坎益离丹。临床中，我们用补坎益离丹比较少。治疗长久不卧，我们的用法是：附片，贡术，茯神，柏子仁，西砂仁，黄芪，炙甘草，淫羊藿，生姜，葱白。附片可以用75~90g。一般用白通汤把肾阳扶起来后，再用这个法，很多长期睡眠不足的都可以解决。这个法主要是在维护心阳，茯神、柏子仁、黄芪可以把心阳扶起来，附片是扶肾阳，还走十二经络和五脏六腑，也可以维护心阳。

3. 心系疾病的第三个层次

心痛

心中气痛，面青、肢冷、舌滑、不渴者，寒邪直犯于心君，由君火衰极也（宜四逆汤）；心中气痛，面赤、舌黄、欲饮冷者，热邪犯于心包也（宜栀子大黄汤）。

按：心痛一证，有寒热之别。他书有云：心为君主之官，其可痛乎？所云痛者，实心包也。此说近是。余谓心、肝、脾、肺、肾并六腑、周身经络、骨节、皮肤，有形之躯壳，皆后天体质，全赖先天无形之真气以养之（真气二字，指真阴真阳也。真阴指母之精气，真阳指父之精气，二气浑为一气，周流上下四旁，主宰神明即寓于中）。真气不足，无论在何部，便生疾病，何得有心无痛证之说？夫岂不见天之日月常有食乎？凡认心痛一证，必先判明界限方可。心居膈膜之上，下一寸即胃口，胃口离心不远，胃痛而云心痛者亦多，不可不察。细思痛证一条，痛字总是一个逆字（气顺则气血流通，必无痛证。气逆则气血壅滞不通，故痛）。无论逆在何处，皆能作痛，皆能伤心，其实非伤有形质之心，实伤无形中所具之真宰也。若执定有形质之心，是知其末也。心有心之界限，包络为心之外垣。邪犯心包，即是犯心章本，不必直云邪不犯心（犯心二字，是犯心君居处气也）。试问：犯心与犯包络，以何区分？诸书并未剀切指陈。余谓人活一口气，气盛则为有余，为热邪（不独能致心痛）；气衰则为不足，为阴邪（亦不独能致心痛之疾）。

热与阴上逆，皆能致心痛，当以寒热两字判之便了。若邪热上干而痛者，其人必面赤，心烦热，小便短赤、口渴饮冷，法宜养阴清火，如黄连木香汤、导赤散、当归散之类；若阴寒上干而痛者，其人多面青唇白，或舌青黑，喜热饮、揉按，二便自利，法宜扶阳祛阴为主，如甘草干姜汤，加行气药姜、桂、吴萸之类；亦有阴寒已极，上攻于心，鼻如煤烟，唇口黧黑，爪甲青黑，满身纯阴，法在不救，急以回阳诸方，大剂投之，十中可救一二。【眉批：知非氏曰：此段至理，乃造化根柢，性命之旨圭。奈何泄之于医，世人不识，反多訾议？余观一部《内经》，轩岐君臣皆是借天验人，以人合天，天人各道。仲景太守《伤寒》一书，太阳、太阴、少阳、少阴、阳明、厥阴六经，亦不过借天道之流行，暗合人身之度数，藉病谈机而已。钦安直笔于兹，毋乃太过乎？虽然医道没久矣！如此发挥，守先圣之道，以待后之学者心存利济，亦不为罪。倘有能从此深造，治病动合机宜，立言彰，阐至理，将不失为轩岐功臣，斯世和缓，幸甚全甚。】

近来市习，心胃莫分，一味行气破滞，并不察究阴阳，往往误事，一概委之天命，而人事之当尽，又不可废乎！

心系疾病的第三个层次，是心痛。心痛是心系统疾病的重证，对此，郑钦安分了几个层次来讲。首先，郑钦安针对有人认为"心无痛证"讲述了自己的观点，他是从先天后天的关系来论述的："予谓心、肝、脾、肺、肾并六腑、周身经络、骨节、皮肤，有形之躯壳，皆后天体质，全赖先天无形之真气以养之，真气不足，无论在何部，便生疾病，何得有心无痛证之说。"心无痛证与心不受邪是两个概念，这个要区别开来。心会有病，会痛，但心不受邪。邪是指六淫之邪，六淫之邪是足经传变，心在手经，不在六淫传变之中。如果有外邪，不从心治，而是通过肺、膀胱、心包来治。

其次，是说心的痛证是怎么来的呢？痛是逆，气顺畅流就无痛，气逆血气壅塞不通就痛，逆在何处，痛就在何处。气有余是热邪，气衰不足就是阴邪、寒邪。这些邪上逆都可导致心病、心痛。所以，寒热二字可以断定心痛之因。如果是邪热上干心痛，病人面赤，心烦热，小便赤短，口渴饮冷，法宜养阴清火，用的是黄连木香汤（黄连、木香、黄柏、木通、枳实、陈皮、大黄），这是郑钦安所用的法。或者用导赤散（生地、木通、淡竹叶、甘草），或者用当归散（当归、芍药、生地、黄连、红花、石膏），这都是成方。这里我们必须注意一条，也是卢铸之、卢永定传下来的一个要诀，是不是邪热上干心者，要抓住一条，就是口渴饮冷。光说面赤，有时候高血压也是面赤，不一定是心血热；小便赤短也不是可靠的依据，因为有时外感也有这种症状；至于烦热，有时候饮食不适也会烦热。但是，口渴饮冷这一条是不变的，要记住这一条。不仅口渴，而且不喝冷水就活不下去，否则就不是血热犯心所致的心痛。

若因寒而心痛，则是阳虚，用药就多了，甘草干姜汤、四逆汤、四逆白通汤，特别是四逆白通汤是我们常用的。心动过速的还可以用一个方：附片、贡术、茯神、柏子仁、熟枣仁、西砂仁、炙甘草、淫羊藿、生姜，必要时还可以加延胡索。这些法都是有效的。既然有寒，必然要用附片，有时还要加安桂。并非只是过去所说的成方，或者是《伤寒论》上说的甘草干姜汤，或者是郑钦安所说的法，我们现在用法已经发展得很多了，随便就可以举若干个法出来。

最后，阴寒已极，满身纯阴而心痛者，法在不救。这是《医法圆通》上的原话："阴寒已极，上攻于心，鼻如煤烟，唇口黧黑，爪甲青黑，满身纯阴，法在不救。"但作为我们来说，还是要用回阳、扶阳的办法，力争挽救。可以挽救多少呢？郑钦安说可以挽救十之一二。从医德医风出发，要尽力去挽救。这是心病中最重的病，用现在的话来说，就是心肌梗死。回阳的方就是用大剂量附子，四逆汤、四逆白通汤、四逆吴萸汤、四逆汤加安桂等，这些都是回阳的。这里所谓的大剂量，就是 80~100g，不要太多，现在有的人 200g 这样用起来，也是没有用的。四逆白通汤就是四逆汤加葱白，四逆吴萸汤就是四逆汤加吴茱萸，如果还有呕逆，还有心痛很松，就用四逆吴萸汤。有的人阳已经很弱了，就可以四逆汤加安桂，四逆汤加安桂就叫回阳饮，安桂用量 25~30g。

第五节
卢铸之对心系疾病的论述

一、卢铸之的理法讲述

心脏病总论

《内经》云："心为君主之官，神明出焉。"心，离火也，真阴寄于二阳之中，界于膻中与肺。肺为相傅之官，治节出焉。膻中为臣使之官，喜乐出焉，为心之护卫。古人又云：心不受邪，其受邪者，都是传达与治节有差。且心又少阴也，与少阴肾有水火之关系，水气上升，是坎中一阳能交达于离。真阴真阳可能两相亲洽。今必在水火中探讨，火得水不燥而清凉生焉，又何病之有哉。所以吾侪中医有隔一隔二隔三之治，愚本此即在肺、肾、膻中上探讨，使臣使能传心神之喜乐，相傅能引，治节代君行令，心君又何能忧，更起肾中之一阳，交于离阴，水火得其既济，虽有病亦得清朗神明，何心病之有哉。

上文系卢铸之《卢氏临证实验录》中心病病例前的一篇短论。

对这篇文章，我们要理解以下几点。

1. 总论讲心的本原

文中是以《易经》《内经》的理来讲心的本原。心的本原是什么呢？从《易经》来说，就是离，就是真阴寄于二阳之中。坎是真阳寄于二阴之中。坎离相交全在真阴真阳的汇合，人的生命才能存立。把坎离这两个卦画下来，大家就容易理解了。坎离二卦交汇，坎在上，离在下，就是坎离既济，如果颠倒了，就是未济。什么是既济？就是阳在阳位，一三五位，阴在阴位，二四六位，都是在位的，六十四卦中只有既济卦这一卦才是阴阳均在位的，其他的卦都不完全在位。从哲学角度说，我们人的生命就建立在这个既济中。在实际中，就是肾气能够升起来，心阳能够下降，上下交通，生命才立。这是这篇文章首先要理解的，这是从《易经》《内经》之理来讲的。这里讲的真阴寄于二阳之中，就是君主之官，前面我们讲过，离卦的九五之尊，实际上是君主之位，它所在的位置就统宰了全身，所以用君主来比喻。

2. 心和其他脏的关系

（1）心与肺、膻中的关系

肺、膻中是心的护卫，如果有邪，也就是传导和治节的问题。传导是什么？治节是什么？就是指的肺和膻中。所以心不受邪，和膻中、治节有关。那么反过来说，如果心跳动不常，都要先从治节上考虑，从肺和膻中入手。我们治疗心律不齐，就用桂枝加石菖蒲、西砂仁、法半夏，把肺寒祛掉，心脉就不紧了，心律不齐就好了，这些都是从治节上入手的；心包上有水，用桂苓术甘汤，我们用桂枝、贡术、茯苓、姜，把膻中的水去掉，心也就不悸了。传导和治节的问题都可以从切脉而知，进而从膻中和肺入手来治疗。这是心和膻中、肺的关系。

（2）心与肾的关系

心与肾的关系就是《易经》说的既济卦。既济（☰☵）这一卦阴阳在位，那么，人身体就健康不得病，这说明了人本身阴阳的正常关系。这个正常关系首先是从坎离、心肾来表达的。阴阳在位人就健康长寿，太和之气就正常，所以就不容易生病。反过来说，怎么样调节阴阳呢？卢铸之有篇文章《五行生克制化之理说》，文中说明调节阴阳，不仅是调节心肾的关系，还要调节五脏的关系。五脏相生相克的关系正常了，然后才是坎离既济，坎不过旺，离也不过旺，火到水之处感到清凉，水到火之处感到温暖。这个清凉和温暖就说明不过度，恰到好处。而这个恰到好处也正是坎离相交后，全身太和之气达到了正常状态。

这是从真阴真阳这个本原上来讲的心肾相交。真阴真阳指的是先天，心肾相交是后天，治病讲的是后天。心肾相交本身，既讲先天真阴真阳相交，也是讲后天的心肾相交，所以是把这二者结合起来的。手少阴心经、足少阴肾经，都是从后天来讲的心肾相交。我们所说的要达到坎离既济，就是先天与后天这两个相交的结合。文中说在水火中探讨，就是探讨真阴真阳的先天和手足少阴心肾相交的后天，这是一致的。

（3）从养生治病的方面来讲心

文中说："今必在水火中探讨，火得水不燥而清凉生焉，又何病之有哉。"从养生来说，欲心无病，养生无忧，必须在水火中探讨，达到坎离既济。从治病角度也要从心肾相交来讲，后面专门讲了这个。

那么我们怎么样来解决坎离既济、心肾相交呢？这里提出来要从隔一隔二隔三的治法上去探讨，所谓隔一隔二隔三，就是从肺、膻中、肾三个方面来解决心的疾病，不是直接去治心。比如，肺上有痰，肺气弱，我们就加强肺气，把肺上的痰祛掉，这就是隔一的治法；如果既要治肺上的痰，还要治膻中去心包的水，那就是隔二的治法，就加桂苓术甘汤去心包之水；隔三，就是不仅治肺、治心包，还要治肾，那让肾阳起来，我们加附片解决，加了附片，还要把肝气调好，使肾气能够升。这就是隔一隔二隔三的治法，在实践中经常碰得到、用得到这些法。隔一隔二隔三，其目的都是在于扶阳、护正，把各个部位的阳扶起来，全身的正气扶起来，心的疾病就治好了，就能够清朗神明，达到无心病的目的。

这篇文章，要理解这些问题：一是心肾相交，二就是文中把《易经》《内经》之理明明白白地告诉我们，治心病一定要抓住真阴真阳，在水火中探讨具体治疗方法，不是直接去治心，而是以隔一隔二隔三之法去治。

二、卢铸之的心病治疗实践

这里列举了两个心脏病的案例，是卢铸之整理《卢氏临证实验录》时的原稿。我是在一九七几年抄录的原稿。

1. 案一：赖某，女，25 岁，住红埠巷 30 号

病状：心跳动难安，经几处西医院检查，都认为是心脏病。现已有孕三个月了。

诊断：此病系邪正相聚，上焦下焦两相格拒，上而膻中被水所困，以致油膜放大，下而胞室瘀血未尽，与精相裹，并又被风所扰，杂邪未出，月经又至，氤氲发动，两精相会，结成胚胎，此刻一面分化膻中之水，一面引出胞室之杂气，依此逐步治之，是为治此病之捷法也。

初方：南藿香 12g，淫羊藿 18g，茅术 12g，砂仁 9g，朱茯神 15g，炙甘草 9g，生姜 30g，灶心土一块。

方解：用朱茯神先安神志，并引膻中之水下行。借淫羊藿引肾气与心神相通，使正神而分水，水引而痰行，瘀化而精流。茅术引脾中之湿降于膀胱，湿去而脾燥，脾燥而精生，使精能通木，木能迎肾，使肾肺相接为要。藿香分秽浊迎清阳，使清阳易入膻中，膻中开阖自如，心宫得其清朗。砂仁纳五脏之气交于心肾通达之处。伏龙肝（灶心土）交火土而镇神魂。甘草崇脾土而营养肝木，魂得其安。生姜通神明而交通更畅，两火更能互相照耀，正邪自然分化，心神亦得其安宁，胎气亦自然归根，是引气归根之意也。

初方反应：服后食量增加，打了些屁，心不跳。

二方：制附片 60g，茅术 12g，杜仲 24g，朱茯神 15g，炙甘草 9g，煨姜 60g，灶心土一块。

方解：加附子壮水主而阳光可镇，天君得其泰然。杜仲引辛温之气达于薄膜，使任带联络不息，胎元得养。

三方：制附片 60g，桂枝尖 24g，茅术 12g，杜仲 30g，松节 18g，西茴 18g，淫羊藿 45g，陈艾 3g，炙甘草 9g，生姜 45g（朱茯神 15g）。

方解：用桂枝引茯神之味化气行水，迎阳归舍。用松节与杜仲连续筋络与骨节相连，冲任带三脉更能有用。西茴调肝脾之气，上交心火，下启肾精，迎肾精上达空窍，相火与君火互相照耀，精温而水沸，水沸而气升，上焦之雾露可布，中下之沤渎可行，是交济水火之灵丹也。陈艾化甲乙木之阴凝，凝去而火生，火生而两火能位能明，一切杂气化为乌有，是使气血之交流、养胎之要诀也。

二、三方反应：服二、三方后，精神愉快，心不跳了，饮食更增加了。

末方：制附片 90g，贡术 15g，砂仁 12g，秦归 18g，朱茯神 15g，益智仁

21g，泡参 24g，杜仲 30g，西茴 24g，淫羊藿 30g，炙甘草 15g。

方解：加益智仁宁心益智。泡参、秦归助气血之交流，助肝木之条达，经络任带得其柔和，坤元乾元得其护助，诚为养胎护胎之灵品。

总结：此病之治，重在胆与膻中，因要二火相照，阴凝可化，正元可复，且膻中为心之宫城，膻中畅达，喜乐攸分，胆为相火之基，温肾之种，意在使水温而气升。遵《内经》迎大气升举于上，肺之雾露充足，化源可降，离中得润，火自能明，是上明而下安，下安而气复，为摄养乾元坤元之正气也。

按语：对这个病例我要讲几点。

第一点，我们要从病例的诊断中去学习卢铸之的理法运用，在诊断中领悟这段话的意思。诊断实际上就是对具体病的辨证，分析病因，讲明病理，确定立法，是理论实际紧密结合的论述。这就体现了卢铸之精深的医学理论思想和精湛的医道医术，否则，他不可能用很短一篇文字把病讲得这么深。

文中说："此病系邪正相聚，上焦下焦两相格拒，上而膻中被水所困，以致油膜放大，下而胞室瘀血未尽，与精相裹，并又被风所扰，杂邪未出，月经又至，氤氲发动，两精相会，结成胚胎，此刻一面分化膻中之水，一面引出胞室之杂气，依此逐步治之，是为治此病之捷法也。"这个诊断大家好好用心体会，它把理法和实际都说得明明白白，诊断中讲了两条病因，两个医理的依据和两个方面的治疗法则。

两条病因：一是正邪相聚，邪是风邪、杂邪。二是上焦下焦两相格拒，上焦膻中被水困扰，下焦胞室瘀血未尽，与精相裹，又被风所扰。这个格拒，必然导致正气、心肾不能互相往来，不能相交。"氤氲发动，两精相会，成为胚胎"，这就形成了下焦的杂邪。这个杂邪是什么呢？就是本身有病的时候，胞室瘀血都还没有尽，又怀了胎。

两条病理，首先，心为君主之官，膻中为臣使，此时膻中不能护卫心君，心君自然不安。心不受邪，都是因传导和治节所致，这里讲膻中被水所困，就是与治节有关；再者又明确指出了妇科病的一些禁忌，犯了禁忌必然影响心君。

治病的法则，一面分化膻中之水，一面引出胞室之杂气。具体的法则，就体现在用药上。比如，第一方就是引膻中之水下行，方解里有说明，同时也指出，第一方可以达到心神安宁。

第二点，要从病例中领悟理法的运用。卢铸之的理法和诊断辨证是紧密结合的，他的思想也都体现在他的立法处方中，初方体现了，二方也体现了，如二方的方解中说："附子壮水主而阳光可镇，天君得其泰然，杜仲引辛温之气达于薄膜，使任带联络不息，胎元得养。"这是从两个方面入手去治，一方面使心君安宁，另一方面还要让胎元得养。他的立法就体现在处方里，大家可细读方解，认真去体会。第三方的重点在使冲任带更有用，使水火能相交，气血能交流。末方，是使坤元乾元，即元阴元阳能够得到护理，这样使心灵胎护。仔细体悟，大家可以看出，他的每一方都紧扣病情，也紧扣其思想。

第三点，要注意卢铸之的总结，从总结中去学习领悟他对具体病的理法的应用。总结有段话："此病之治，重在胆与膻中，因要二火相照，阴凝可化，正元可复，且膻中为心之宫城，膻中畅达，喜乐攸分，胆为相火之基，温肾之种，意在使水温而气升。遵《内经》迎大气升举于上，肺之雾露充足，化源可降，离中得润，火自能明，是上明而下安，下安而气复，为摄养乾元坤元之正气也。"这是把整个治疗思想在理法上再总结一次告诉我们。

所以，读卢铸之的医案，就要重视他的总结，可以从中学习他的思想。他说在用法的原理上要"水温而气升……大气升举于上，肺之雾露充足，化源可降，离中得润"，这就是他用姜、桂、附的理论。这个理正确，法也就恰当，治病也就有效。最后一句话说："乾元坤元之正气能固。"你看，最后落脚在哪里？乾坤二气。乾坤二气是生命立足之点，离卦、坎卦都是从乾坤二卦产生的。

今后，你们在学习卢铸之的每一个病例时，都要认真领悟他的诊断、方解以及结论，这里面包含了卢铸之的理法思想与实际结合的运用，这是他最真实的东西。我们学，就要学他直接的、真正的东西，从中来领会卢铸之医学的真谛和思想。

2. 案二：罗某，女，55 岁，住五通桥金粟乡和平段五组

病状：经西医院检查为心脏病，心累心跳头昏痛，吃不得，反胀，午后手心发烧，大便干燥，晚上睡不得。已患病两年之久，吃药很多无效。（14 岁结婚，16 岁生子，共生 16 胎。）因有同乡秦昌玉患病经卢老师医好后，才介绍来成都找卢老师的。

诊断：此病因破瓜太早，生子太多，气血阴阳都伤，又饱受风湿侵入血分，阴阳两相隔绝，气血两相阻滞，久久阴阳不通，阳不得阴以化，阴不得阳以守，酿成水冷土寒，生化之机动荡不畅，故有阴阳相隔，水火无用，二火难于相交，水土木焉能得暖，久久水火不能交济，中沤不能沸腾，决渎不能下降，雾露焉得上升，影响饮食睡眠。应以益火源壮水主，精气源源而升，生化源源而动，气血乃能交流，清浊乃能分明，如此三焦通达，脏腑调匀，元阴元阳乃能两相吻合，精神魂魄乃能互相守固，营内卫外必成自然，是为治此病之要点。如专在心脏一部，心离火也，乾金之化也，金得土以生之，土得火以生之，火土合德，金富而丽水生，水温而精气化，雾露充实，治节如常，传达听命，离中之火自然鲜明，照临下土，中宫温暖，相火安位，养成二火相照，气血团结，精神得其稳固。如斯一切阴霾，都化为乌有，是安定生命之旨，扶助生化之机是为至要。

初方：制附片60g，良姜24g，菖蒲18g，远志12g，枣仁15g，朱茯神18g，南藿香15g，炙甘草9g，煨姜60g，灶心土60g。

方解：用附子益火源壮水主；良姜温胃土，安脾土；菖蒲开心窍；远志益心智；朱茯神镇心神而化阴中之凝，凝消而神明可照；枣仁安心神，益脾土，使火土合德，万化得其光辉，照耀于全身，阴阳无不明矣；藿香洁天地之尘氛，一切污浊随气机而消；煨姜通神明，化浊为清，迎阳归舍，使精神魂魄互相交护，一切皆安；炙甘草奠安中土；伏龙肝（灶心土）迎土养木，使土木无争，内外都得安和。

二方：制附片60g，良姜18g，官桂15g，枣仁18g，公丁香12g，茅术12g，秦归15g，朱茯神15g，炙甘草6g，煨姜60g。

方解：用公丁香温胃囊，官桂温脾疏肝，阴结易消，阳气易起；秦归清风镇木，木润而土旺，土旺而金生，金生而水足，水升于上，火得其济，心君自安；茅术化脾中之湿，湿去而暖和，暖者缓伏之意也，意在使命根缓伏，火水都得其通，上下亦常常温暖，归于太和之春矣。

反应：服二方后，饮食睡眠增加。

三方：制附片60g，茅术15g，秦归15g，枣仁15g，砂仁12g，朱茯神15g，柏子仁18g，泡参18g，炙甘草9g，煨姜60g。

方解：加柏子仁宁心益智；泡参生津生液，化源丰富；砂仁纳阴阳两气交于五蕴之中，使五蕴得空，上下内外无不清澈，食饮睡眠无不增加，是安神益智之妙法也。

反应：心跳较好，睡眠也好了，胸胃肤肿已消，吃饭更增，晓得饿了，但饭后要反胀。

四方：制附片 90g，贡术 15g，泡参 18g，枣仁 24g，北黄芪 24g，砂仁 15g，柏子仁 18g，补骨脂 24g，炙甘草 9g，煨姜 60g。

方解：加北黄芪迎水中微阳再达于离宫，水火互用；恐肾精不足，加补骨脂迎脾液并迎肾精，下富而上营，是借用之法也。

五方：制附片 75g，贡术 15g，砂仁 15g，枣仁 24g，北黄芪 30g，潞党参 18g，枸杞 18g，益智仁 18g，桂圆肉 18g，炙甘草 9g，煨姜 60g。

方解：用枸杞启肾志壮肾水，益智仁益心智，迎肾精，用此使水火既济，稳定之意。加潞党参助化源，使天地之中常常清露不断，与辛甘之品相合，化阴为阳，养成阳生阴长，天地无否之患，神灵更得其安矣。桂圆迎肾达心强精助意，使脾肾稳固，水火上下之往来更期条达，生生化化更期自然。

反应：心跳比前更减，但心跳时耳不响了，昨天因有事着了点急，又去看露天电影，回来就有些不好，人闷（浑身如裹的感觉），胃发胀。

六方：制附片 90g，茅术 15g，桂枝尖 18g，砂仁 12g，枣仁 15g，朱茯神 15g，淫羊藿 30g，炙甘草 6g，生姜 60g。

方解：此时水火虽然交济，而气血阴阳恐难免无忧阻隔之时，用桂枝拨开太阳道路，有朝有暮，开闭如常。淫羊藿纳微阳归于阴行之路，冀期永无阻塞之患，是一出一入互用之法。

反应：头昏耳鸣已愈，吃饭后不发胀了，心还微跳，但比以前好多了。

七方：制附片 90g，贡术 15g，砂仁 15g，枣仁 18g，秦归 15g，炙北黄芪 45g，潞党参 18g，炙甘草 18g，煨姜 75g。

反应：各病已愈，心也不累了，只微有点跳动。

八方：制附片 90g，贡术 45g，砂仁 15g，枣仁 18g，北黄芪 45g，朱茯神 15g，柏子仁 24g，炙甘草 15g，煨姜 75g。

末方：制附片 40g，安桂 6g，贡术 8g，枣仁 8g，北黄芪 15g，潞党参 8g，秦归 6g，砂仁 6g，炙甘草 5g（共为细末）。

方解：用安桂于丸药之中，热血暖气，使气血自然交流，且丸者缓也。缓即伏之之意也，使正气易复，命根得其永固。

炖肉方：天雄片 90g，杭巴戟 60g，北黄芪 60g，潞党参 30g，桃米 90g，黄精 60g，白胡椒 9g，老姜 60g。

方解：用杭巴戟内通筋骨，外通肌肉，纳于温性精血肉品之中，使筋骨肌肉经营于内，筋暖而骨强。加胡桃肉补肾益肺，乾坎并用，冀期返本还原。乾坤冀期立极，坎离更期交济，是生而能化之意也。黄精再壮肌肉，丰富脂膏，筋络骨节更能润泽。用胡椒温土益肺，辛以润之之意也。

总结：此病之治，其人虽病在心，而实非心，何也？凡人身以心为主宰神明之司也，且《内经》云，心不受邪。何心病之有哉！果心有病，朝发夕死，夕发旦亡。此人此病何能酿至久久，人不死而病未消。其故何哉？有原因也。其原因安在？实元阴元阳破早，生育过多，精神血液无不伤之。前工指定心脏，而治之不知道路也。其道路为何？人之初生是得父精母血而成胚，其脏即乾坤立极之本，在人则为性。人由天一生水，地六成之，直到天五生土，地十成之，其心之在人身中为诸脏之主，有宫城、有干戈、有刀矛、有血肉，有木土金水以濡之、养之、护之、保之，其邪何得而至，其病何由而来。余早见于此。遵《内经》"心不受邪"之旨，所以就从立命起治。立命者，乾坤也，乾坤之变化为坎离，坎离之变化即水火。水火者为人身不可须臾离也。水本就下，火本炎上，从顺逆二字下手，使火能下降于水底，水得其温，气机畅达，天则兴云布雨，地得其云雨而万物易生易长，即是天地运四时，以生长收藏为用。今余用益火源壮水主以治此病，表面看来似觉相隔，而实在天一生水，地六成之，天五生土，地十成之之精义搜出，籍以治此，无不当矣。不但此病可籍，而他病凡内伤外感都可籍。仲景用六经以识病，用阴阳做准绳，用五行为生化，凡学医者不由此入手，恐难入其精窍。余虽拙，籍仲师方外求法，法外识病；再籍颜郑二师亲天亲上、亲地亲下、知本知末、知一生二，亦与仲师伤寒一贯，无不成其十全之功。

这个案例很长，我就不一一讲了。给大家这个病例原文的目的，是让你们能直接学到卢铸之的东西，也只有他亲自审查，亲自解释的东西，才能体现他的思想。这个病例我重点讲讲总结。对于这个结语，我讲三点。

第一点，"此病之治，其人虽病在心，而实非心。"这是很重要的结语。为什么治疗心病的主要观点是"实非心"，对此怎样理解，卢铸之自己提出问题，自己又做了解答，讲了三点：一是，心为主宰神明之司。神明就是人的精神、神气，而《内经》说心不受邪，所以卢铸之说"实非心"。二是，如果心有病，也就是说精气神有病，精气神真正有病了，朝发夕死，夕发旦亡。三是，就病人具体的实际情况来说，其病因是元阴元阳早破，病人14岁就结婚，16岁生育，一共生育了16胎，精神气血无不伤损，所以主宰神明的心则病。

第一点说明了患者的具体情况，从中要理解的是，我们在诊病中一定要了解病史，把病史联系起来看。妇女生育过多或过早，都会对身体有损害，用卢铸之的话，就是精神血三者皆伤，这样主宰神明的心就会病。

第二点，我们要从根本上认识治疗心的疾病的正确道路。卢铸之在这篇文中指出："前工指定心脏，而治之不知道路也。其道路为何？"过去的医生认为是心脏病，但是治疗又不知道走哪条路才对。那么这条道路是什么呢？这里卢铸之就给我们指出了治疗心脏病的道路，这是一个治疗心脏病的重大问题，一个方向性的问题。而卢铸之指出的道路，就是从乾坤立极的根本入手。乾坤立极，就是从人之初得父精母血这个根本上来讲的，讲了以下几点。

一是，人之初得父精母血而成胚胎、成人，父母乾坤又与天地乾坤相济相连，父母并不是单独的个体，与天地都是相通的，这个相通用现在的话说，就是自然界天地万物的发展是一代代传下来的，所以，无乾坤的精气，就无人身。空气也好，物产也好，蔬菜植物也好，都是天地之精气所成，我们每一个活着的人都要靠这天地之气。无天地精气就没有人身，故人就是乾坤立极的产物，是乾坤所生成的。脑就是乾坤立极的本，在人为心，心与脑是相连的。

二是，以生成之数来认识心。所谓生成之数，是天一生水，地六成之，地二生火，天七成之，一直到天五生土，地十成之。这些天数和地数，五位数相合，形成河图之数，河图之数又变成了八卦，八卦与人身的脏腑相联系，与五行相联系。所以，生成之数也就是阴阳方位的结合，四个方位中，心就在南方，是君位，所以它是主，时间在夏季。这些数据表明了阴阳的变化，表明了自然界与人体、方位、时间的关系。这些数据告诉我们，解决心的问题，必然要依据木土金水，即其他四脏来润之、养之、护之、保之，这样五脏得以正常运行，其邪何得而至，其病何由而来。润之、养之、护之、保之，包含了很丰富的内容，怎么样来润，哪一脏来润，哪一脏来养，哪一脏来保，这其中就包括了我们的理法。所以，要把木土金水这四脏的功能都调动起来，达到"润之、养之、护之、保之"，心脏就能安全。如果这四脏气不足，就要从四脏入手，使四脏的气血都充足。

第三点，从立命治疗心脏疾病。所谓立命是什么？就是乾坤，乾坤变化为坎离即水火，水火者，人身不可须臾离也。卢铸之讲一个病例都是从根本道理上来讲，所以我们要在这里用心。水的本性就是下，火的本性是炎上，怎样使水往上行，火往下行，卢铸之就提出从顺逆二字下手。大家就要理解从顺逆二字下手，一方面要使火能下降到水底，水得温暖，另一方面要使水能上升，使火能得到清凉。关键在哪里？关键就在助阳气升起来。所以我们用附片，就是解决这个顺逆问题。如果是水，我们再去滋阴，它永远是向下的，这也是不能随便用滋阴药的原因，大家从这里就可以理解。水本身是向下的，我们要使之逆起来，使其上升，跟心相交，使心感到清凉，那就是逆。如果用滋阴，水旺且始终下流，不能上升，心肾怎样相交啊？火炎上，我们不能去泼水，若去泼水，火就熄了。滋阴药、凉寒药就是在泼水。现在很多人治心脏病用凉寒药，凉寒药就相当于泼水。火炎上本来是正常的，只是我们要诱导它逆下，使其往下走，走到下面温暖水，使水感到温暖。这就不能泼水，不能用滋阴药。这里的关键就是，我们之所以选择了附片，就是用附片来引导水逆上与心相交，诱导火顺下使水温暖，这就是顺逆的治法。也就是说，从顺逆二字下手，使火能下降，水能逆上，这是很根本的东西。这样就能更深刻地理解我们用附子，我们的立法，不是简单的一个扶阳的问题，而是维护它的阳气，维护它顺乎自然规律运行的问题。

这是很精辟的医学理论和医学思想，都是从《易经》和《内经》直接传下来的。将这些理论推而广之，"精义搜出，籍以治此，无不当矣。不但此病可籍，而他病凡内伤外感都可籍"。这句话就更重要了。知道了这个根本道理，其他病也应当这样去治疗。顺逆就是益火源壮水主。"仲景用六经以识病，用阴阳做准绳，用五行为生化"皆同此本原，什么本原？就是乾坤坎离的本原。

所以，卢铸之在结束的时候，语重心长地告诉我们，"凡学医者，不由此入手，恐难入其精窍"。这个医案的结论包含了卢铸之医学的真言、真训、真谛、真理，是卢铸之医学的核心和实质。我们不要只看到这是治疗心病的结论，这是一条从《易经》到《内经》，再到郑卢医学理法的入门、入手、入道的正纯的道路。所以说，郑卢医学的正纯精高体现在哪里？就体现在所有治病的病例和对诊断、立法的论述以及治病的结论之中。

第六节
卢永定对心系疾病的传授

这是我跟师学习的笔记，原话原意记录整理的，仅有加括号的注释是避免误读。此处只转录老师有关"心"的讲述，共十六条，传给大家。老师的讲述言简意明，理实相融，理法精深，非常有指导意义，请大家深学深悟。

1. 五脏主事。

东方甲乙木，主东方春令，肝属乙木，春三月主事；

南方丙丁火，主南方夏令，心属丁火，夏三月主事；

西方庚辛金，主西方秋令，肺属辛金，秋三月主事；

北方壬癸水，主北方冬令，肾属癸水，冬三月主事；

中央戊己土，主中央四季，脾属己土，四季主事。

我原来给大家画过一个天人合一图，把这些内容都表达了。大家要把这些内容背下来。这里解释一下"春三月主事"，就是说，在阴历春季三个月，就是肝主事，这期间如果整个脉出现玄象，是正常的，若这种情况出现在其他季节就不正常。夏三月心主事，脉洪勾有力，脉洪都是正常的，不仅是心脉洪大有力有神，凡是缓而洪，在夏三月都是正常的，夏三月的脉不洪，反而不好。秋三月属金，脉当毛而有力。冬三月为癸水，这三个月肾主事，脉当沉而有力，冬天脉沉是正常的。脾主四季，四季脉都应当是缓的，所以缓脉是四季正常脉，脉不缓就不正常。这个五脏之脉大家要记住，五脏跟心都有关系。

2. 南方，丙丁水，为夏三月，心君主事。心主火，其色赤，喻之以日，喻之以君。夏三月心主之，脉宜洪。华乃血之余，其色在面；发乃血之余，润而华。

心正常则面色华，头发是血之余，头发润泽光滑，不干枯，说明心血足。如果头发干枯如棕，心血就不正常。

3. 五脏所藏，所主，所余。

心藏神，肝藏魂，肺藏魄，肾藏志，脾藏意。

心主血，肝主筋，肺主皮毛，肾主骨，脾主肌腠；发乃血之余，甲（指甲）乃筋之余，齿乃骨之余。

4. 人之精化气，气生神。精不足则气不足，气不足则神差，神差则精力不充，其抵抗力也差。

人之肾生精，精化气，气生神；故人之气生于肾，而藏于肺。

我们补肾气，从哪里补？首先就是肾要生精，淫羊藿、菟丝子配合就促使生精，才能把气升起来。

5. 久睡伤神（伤心神），久坐伤肉（伤脾运化），久立伤骨（伤肾气），久行伤筋（伤肝气），久卧伤气（卧，未入眠，伤全身正气）。

6. 水停心下（即心包络）作悸，故饮水多，易心悸。其心包脉滞。附片、茯神、淫羊藿能使心肾相交，睡眠自安稳。心神安，心则不悸。舌尖辣乎乎之感，为心神不够。心实则笑不休。其人爱笑，笑得不正常，病在心，其心包有痰湿，俗谓"痰迷心窍"。

另：肺实则喜哭，脾实则喜噫（长叹），肝气虚则易惊（肝虚胆则虚），肾虚则易恐，脾困喜欠（打呵欠）。

饮水多，易心悸，水运化不走，心就易悸，所以并不是喝水越多越好。关于舌尖辣乎乎我要补充一下，有些医生遇到这样症状就认为心火太重，就用知母连翘。以上都是辨证的要领，要结合脉象，用镇定安神之法。

7. 先天性心脏病，只要注意禁忌，不搞重劳动，大活动，年轻可以治好。（先天不足，后天补，附、桂、姜护正护阳理法治之）。

8. 汗乃血之液，汗多伤神。心生血，心也藏神。汗多伤心神，应先镇静安神。汗多，睡不好，

法用：淫羊藿 25g，贡术 15g，京半夏 20g，朱茯神 15g，小茴香 20g，炙甘草 10g，生姜 60g，铁落 60g。此为镇静安神之法。

9. 心烦，热，思冷饮，要卧睡地下，一身发籽籽乌色，不想吃。此肝气绝之象征，死亡已近。

发现乌籽籽，肝气绝，就无法治。但应尽力而治之，法用：制附片 75g，粉甘草 10g，葱白 3 根（用生甘草，阴性）。

这几条遇到一块，又发籽籽，又想吃冷的，思冷饮要问清楚，如果思热饮，则肝气还没有绝。

10. 中风，中于右则左不灵，中于左则右不灵。不灵，麻木不仁。中于左，则左手脉显，而右手麻木不仁；中于右，则右手脉显，而左手麻木不仁。

医院检查，左脑有血瘀，则右侧有麻木；右脑有血瘀，则左侧麻木。

中风急用之法、方"三生饮"：生附片 30g，生南星 20g，生半夏 20g。此为主法，据诊断切脉，可变法变方，如有外邪，脉紧，加用桂枝；脉浮有风邪，加用天麻；脉涩气血不畅，加用刺五加皮、川芎等。（但是必须先用三生饮把中风解决了，然后再加这些。）

中风之病状：口不能言，一身不能动，口吐白沫。

中风为心、脑之病，因气不上升，血流不畅，神明昏昧，而致。

11. 督脉旺，则左尺沉而有神，而气能应寸（左寸，心）。若左尺不应寸（皆沉取而言），甚至不应关，则督脉不旺，心肾亦不交，其病则腰背痛，甚则头冷，心不安。

12. 晨起，睁眼，则肾气升，而应百会。肾脉短，则肾气不升。人之气升于肾，而藏于肺，交于心。

在上，心脏之病、肺气肿之病等，其病在下，在肾。

所以，解决问题就在上下相交，必须要解决肾和心的问题。

13. 代脉，一般而言，三代，四代，其病应在胃和心。在胃，积食阻滞，不属坏脉。在心，为心脏有病，为病脉；停久（指代脉所停脉的时间），则易心肌梗死，宜疏心之气血。（法用四逆白通汤，或附子法中用刺五加皮、川芎适量。）

14. 我们所着重的在一个"阳"字：阳，气也。土无气不生万物；天无地下之水气，万物皆焦；天上无阳光（乾之气），地下万物不生。人身肺心在上，喻为天为君；脾为土；肾为水，为气；气之运行，在心肾之气相交，相交则正气旺盛，人则四旁皆安，身无疾病。

15. 四旁者，上下左右四方。上为心，下为肾，左为肝，右为肺，中央为脾土。讲四旁是讲"易""河图"之象，讲五脏之气。心在上，统领全身，心主血，血行气行，气（肾气）行血随，四旁皆至，四旁皆安。中土则运化无阻。

16. 治病应以固本为主，为要。见病治病只能为施治中的"权宜之计"，病解即应转而治本。根本抓住了，一切病均可稳步而解。看来效缓，实为效速。

这是我归纳的，卢永定老师讲的十六条。在我看来这十六条很重要。

第七节
心系疾病治疗应用理法

前面讲了《易经》《内经》、郑钦安的、卢铸之的理论，都很系统了，现在我把这些所讲的理法、学术观点、运用方法，归纳为下面两个部分。

一、治疗心系疾病的共同法则

治疗大致分三个步骤。

1. 第一步——拨通

任何心系疾病，如心病不安、心悸、心慌、心累、心痛、心堵、心气不畅等，均有其因，或心之气血不畅，或外邪所引起心之疾病，或内因所致加重心疾，等等。无论何因，治疗前期和治疗之中，皆以"拨通"为要。拨通有两个要点：一是拨通气的通道和水的通道，使气畅血流，气能上下正常交通，水能正常化行、输送。二是拨通迷雾，使心神安定。

拨通共介绍三个基本法（要根据情况，辨证立法）。

（1）主法之一

脉浮紧，有外邪，特别心肺脉紧，可用此法，随病变化。

桂枝 30g，术（茅术、贡术）15g，茯神 15g，法半夏 20g，石菖蒲 20g，天麻 15g，西砂仁 15g，楂肉 20g，淫羊藿 20g，炙甘草 15g，生姜 60g。

法解：此法就是行水祛湿，湿去心包就不会阻滞，心则安，这是其要；法中的法半夏、石菖蒲、西砂仁是祛肺之寒，寒去，肺气缓了，心脉的紧象就缓了，心脉紧象一缓，心气就能畅；此法中的桂枝、楂肉、天麻能祛风邪，脉浮可缓，血压可平，这样心也就得到了安宁；法中的术、草、姜调理脾的运化，脾阳拨动，运化正常，再借西砂仁能上能下，输转脾所供养的宗气，使全身得宜，气血可畅，心神得安；法中的淫羊藿、西砂仁，砂仁开上、中、下三膈，淫羊藿引阴入阳，引阳入阴，交合阴阳，三膈能开，阴阳能合，心不安之疾可治，心病之疾亦可缓。

以上解释的法，汇集在一个方中，这是一个大法，是拨通的要法，用之均有实效。这也是大家平时再熟悉不过的桂枝综合法，但我今天对这个法解释的五六条，大家要认真去理解。

（2）主法之二

脉不浮紧，无外邪。用安神行气之法。

茯神 15~18g，茅术（贡术）15g，南藿香 15g，西砂仁 15g，炙甘草 15g，淫羊藿 20g，生姜 45g，灶心土 45g。

法解：这个法中，茯神、灶心土安心神，镇神魂；生姜、术、炙甘草行水，水行则无湿气阻碍，三焦之气能畅行；法中的西砂仁、术、草、姜，使中宫气畅，中宫运化之气能达四旁。如此则拨通之意已成。

（3）主法之三

脉不浮紧，无外邪，脉弱，特别肾脉弱，或体弱、年老者。宜以附子法拨通阴阳，使水火上下能通。

制附片 60~75g，贡术 15g，茯神 15g，法半夏 20g，小茴香 20g，炙甘草 15g，桂枝尖 30g，西砂仁 15g，淫羊藿 20g，生姜 60~75g。

法解： 法中之附片益火源壮水主，使水火上下通达，有通达之力；茯神、炙甘草、桂枝行水化气，水行不阻滞，气行则气之升降不阻不碍；小茴香、西砂仁疏肝醒脾，畅膈，使附子壮水主、肾阳能由肝而至心，心火得宜，水火更能相交；淫羊藿、西砂仁平衡阴阳；茯神镇心神，心神安，阴阳相交，气血能畅，全身则能疏通，为下步用法用药创造前提。

2. 第二步——纳气归元，使大气升举

纳气归元必须用附桂姜之法，这就具体化了，不用姜、桂、附是没有办法纳气归元的。纳气归元，即纳五脏之气归于肾之乾阳，肾之元阳充实，坎之大气能升举，离火得水之清凉，坎离升降交会正常，心疾可愈。水火相交，坎离既济，是治心系疾病的根本之法。所用之法应据病者的实际所需，还要准确辨证施治，认病定法。择用附子系列法中之大法，灵活施治。据此，心系疾病一般应用以下三个大法。

（1）主法之一

扶坎阳，助脾阳，使宗气运行全身，心能受益（以扶中阳为主，以脾之运健，将宗气运行输送给五脏全身，全身气血皆能充足）。

附片 60~75g，贡术 15g，桂枝 30g，生楂肉 20g，炒大麦芽 20g，安桂 20g，西砂仁 15g，炙甘草 15g，淫羊藿 20g，生姜 60~75g。

法解： 方中附子扶肾阳，也扶中阳脾胃；贡术、炙甘草、姜借附子纯阳之气使脾阳健运，借西砂仁能上能下之功助脾运化；脾之运化需得胃之收纳，楂肉、大麦芽、安桂、炙甘草、生姜助胃之消化，温胃奠中，脾阳正气能旺，收纳消化正常，供给脾阳运化的精微物质就盛；恐肾阳难起，以桂枝拨之，安桂温之，砂仁升起之；淫羊藿调和阴阳，阴阳相合，肾之气与上中之气相通相合，四旁相交，四方都能维护君心，心自能安。

此主法变法有三。

变法之一：若肾阳已起，或有已起之势，可不用桂枝，加菟丝子，与淫羊藿配合生精，精生则气生、气旺。

变法之二：若脾胃弱甚，可配补骨脂，与安桂相合，温肾温脾，还可配白豆蔻，扩胃囊，助收纳。

变法之三：若左手脉沉取洪大，而左尺脉又弱，则系内因之风所致，血压不稳，可加配天麻，与生楂肉、西砂仁、淫羊藿相合，借附子温阳之力，借砂仁、淫羊藿平衡阴阳，使内风平静，气不浮而归肾，血压也可平。

以上这些法，依据《内经》君明则下安，下安则主安的道理来运用的，实践中，这个法还可以与其他法配合。

（2）主法之二

护正护阳安神之法。

制附片75~90g，贡术15g，茯神15g，柏子仁20g，小茴香20g，黄芪25g，潞党参30g，西砂仁15g，补骨脂20g，炙甘草15g，煨姜75~90g。

法解：附片为护正护阳之药，凡心系疾病正损阳弱，必须用附片方能奏效，才能使所配之药发挥其功效；茯神宁心神，化阴凝，阴凝化心神宁正；柏子仁宁心又益智，黄芪迎坎之微阳到达心（离宫），水火互助互用；党参助化源，使天地（肺和脾）清润常运，与辛甘（附子和甘草）相合，化阴为阳，阳生阴长，阴阳交合，心神明朗，更安更明（这里用党参的目的是清润脾肺，使阴阳能够交合）；补骨脂与附子、术、炙甘草、姜相合，益脾胃，迎脾之宗气温肾，并迎肾精益脾胃；此法用煨姜重在益脾，用生姜亦可，生姜温脾还可以通神明（即心和脑），这要根据实际情况择用。

此主法变法有四。

变法之一：此法在无外感时用，若有外邪，则需在第一步拨通时用法祛邪。在治疗过程中如果又有外邪，必须先祛外邪。除去外邪后，才能用此法。无论左手轻取脉紧浮甚与不甚，皆系外邪，需祛外邪后再用此法。若有外邪，上方的黄芪、党参暂不用，煨姜改用生姜。

变法之二：脾胃弱的人，就要加安桂，与补骨脂配合，益下阳中阳，更能发挥温肾温脾的功能，肾阳得温则易升，脾阳得暖则上下皆通，心神自然得宜。所以，温脾温肾的功用就是这样。

变法之三：如果肝脉紧，气滞，胃脉紧，有寒，可加公丁香、官桂。公丁香温肾温肝；官桂温脾且能温胃，与小茴香配合疏肝更佳。由此，肝胃脾阴结易消，阳气易起，正所谓，消阴结阳易起。这样大气（肾气正气）升举，太空明朗，心之疾易治，太和之气渐渐充满全身。

变法之四：若脉沉取急，五至有余，当加熟枣仁（枣仁不能用生的），与柏子仁、茯神配合，安静心神，益脾土，使火土合而安，脉速就会和缓；若脉急而涩，涩就是气不畅，气不畅血液就不畅，此时当着重升气，消除阻碍气血畅通之阴凝，怎么消除？加刺五加皮、川芎，扩血管，除血凝，血凝除，血管即畅。此时还要以附子、安桂、黄芪增强升气之力，气升，血之阴凝才能消，气血才能流畅，脉的劲象可以消除，心的负担就会减轻，心急可逐步减轻，心痛、心堵渐渐可愈。

（3）主法之三

护正护阳固肾法。

制附片 80~90g，贡术 15g，上安桂 25~30g，益智仁 25~30g，菟丝子 20~25g，补骨脂 20~25g，胡芦巴 30~35g，杭巴戟 30~35g，炙甘草 15g，淫羊藿 20g，生姜 80~90g。

法解：此法为助肾精扶肾阳，精化气，肾气充足才能大气升举。此法与法之一、法之二相辅相成，应用时要步步为营。临证要据病情，依照此法又不受拘泥，做到"病解灵法，法解灵方"。法中附子、安桂、益智仁、炙甘草、淫羊藿、生姜的组成就是生精、生气、升阳的基本法；菟丝子、胡芦巴、杭巴戟的配合重在生精，精旺就气旺，气旺阳才能升；贡术、炙甘草、生姜、补骨脂的配合，启脾阳使宗气运行，肾就有源源不断的宗气供给，肾气（大气）才能升举，太和之气才能充足，全身才得以滋养。

这个治法抓住了治心脑疾病的根本，不仅能治愈，而且能够彻底治愈。其他变法就不讲了，其中有一个，假若肝气不畅，就加小茴香、公丁香，才能使肾气缘木而上，交于心。

3. 第三步——壮元阳，使先后并茂

前面第二步的第三法，已经给这一步创造了条件，打下了基础，这一步只有两个法，一个是末药法，一个是扶正健身法。末药药性缓，力也缓，在一定时间内都没有变化，所以只能在病已经治愈，需要巩固的情况下，才能用末药。

（1）末药法之一

此法根据心系疾病所拟。

制附片 90~100g，贡术 15g，上安桂 25~30g，补骨脂 25g，小茴香 20g，高良姜 20g，西砂仁 15g，柏子仁 20g，茯神 15g，炙甘草 15g，淫羊藿 20g，筠姜 70g。

（2）末药法之二

当肾阳起来后，肾脉还不至关，乏力乏神时，可用助肾精化气的法。

制附片 90g，贡术 15g，安桂 20g，菟丝子 25g，补骨脂 25g，黄精 30g，胡芦巴 30g，杭巴戟 30g，淫羊藿 25g，炙甘草 15g，筠姜 75g。

肾脉还不至关的时候，先用此法，再服用上面的末药法之一。

（3）补气血法

一般而言，治愈结束，均应服用一剂或几剂补气血药。妇女每次月经后都应补气血。男子或者已绝经的老年人，治疗结束时都当补气血，使气血充足，正气和肾阳都正常。

制附片 100~150g，贡术 15~20g，黄芪 40~50g，秦归首 40~50g，潞党参 40~50g，上安桂 20~30g，益智仁 20~30g，西砂仁 15~20g，菟丝子 20~30g，补骨脂 20~30g，胡芦巴 30~40g，生黄精 40~60g，生肉苁蓉 40~60g，淫羊藿 20~30g，煨姜 100~150g。

其中黄精和肉苁蓉可酌情用，比如胃气弱的可以用黄精，肠腑不好的可以用肉苁蓉。也可以两者都不用。

以上为一般的法则，是共性的。

二、治疗心脑疾病理法的重点和关键

学习了治疗心系疾病的共同法则，还有三个问题需要重点提出来。第一，预防心脑疾病猝死的治疗理法；第二，治疗脑血管硬化、瘀血，用脑不当或用脑多就昏、神差的治疗理法；第三，心前区痛、心血管硬化的治疗理法。这三个方面的病都属于心脑疾病，都可以按第一部分的三个步骤的理法来治疗，但又有其理法的重点和关键。

1. 病人自身的养护对预防心脑疾病十分重要

治疗心系疾病的重点在护正护阳，已经亏损的正气要恢复，肾阳虚的要逐步使之旺盛。在治疗的同时，病人自身的养护也同等重要。治疗和养生不能偏废，不能只单一强调治疗，不重视养生。比如不守子时，饮食不当，妄劳作，同房过多等都是影响心脑疾病治疗的因素。所以，治疗的同时，要给病人交代清楚养生的重要性。治疗心脑疾病的核心在心肾相交，坎离既济，如果通过前面的一般治法，再能把治疗与养生结合，达到心肾相交，就可以防止心脑疾病猝死。这是个根本问题，治疗达不到心肾相交，自己不保养，猝死就解决不了。很多人本来心梗，还在拼命，还在同房，那怎么会不突然死亡呢？！

2. 治疗心脑疾病猝死的理法

猝死的原因：一是心肌梗死，心气、神志都绝了；二是脑梗死，包括脑出血，神气已伤，必绝。对猝死的现象，除了预防，若已经有心肾相交困难的情况出现，就要用大剂量的四逆汤（附片80g，炙甘草15g，生姜80g）、四逆白通汤（附片80g，炙甘草15g，生姜80g，葱白3根）；已经脑出血的，可以服三生饮，即生附子80~90g，生南星20~25g，生半夏20~25g，尽力抢救，十可活二三。所以，重点还是在预防。一是在心跳、心悸、心累的时候要及时治疗；二是心前区痛，有堵、闷，这已经说明气血不畅，比如冠状动脉疾病，心的实体已经病了，要及时治疗。有这些情况出现时，就要抓紧时间按照共同的治法来辨证治疗，先祛外邪，按照三步来走，有痰祛痰，有湿祛湿。心血已经流通不畅了，心前区痛的，要活血化瘀，在护阳的前提下，及时用刺五加、川芎。

在护正扶阳的前提下，阳气升起来了，心脑疾病就可以预防，预防的法如下：

制附片80~90g，贡术15~20g，茯神15~20g，刺五加15~20g，西砂仁15~20g，小茴香20~25g，川芎20~30g，黄芪25~30g，淫羊藿20~25g，炙甘草15~20g，生姜80~90g，葱白3~5根。

法解： 这个法就是依靠附片乾阳走五脏，走十二经络，五脏能得到附片阳气之助，全身气血流通，心脑也就能气血流畅，十二经络阳气通行，心脑的阴邪可缓解；五加皮、川芎能使气血畅流，不致凝聚；西砂仁、淫羊藿、葱白能使阴阳交合，气畅阳就上升，阳就不会受阴邪阻滞，上通心脑，心脑血管不畅可缓解，心前区痛、闷堵可减轻，从而逐步治愈。

最后重点就是要达到心肾相交，这个前面已经讲过了。可以说，心肾相交是预防心脑疾病猝死的关键。

3. 治疗脑血管硬化、瘀血，或用脑多就昏、神差的理法

这是比较轻的心脑疾病。心血管阻滞，脑有瘀血，这是中风的主要原因，所以治疗的法重点还是升阳、行气、化瘀这六个字。把肾阳升起来，使全身之气通行，化掉脑部的瘀血。要注意运用我们前面讲的通用理法，重点在化瘀。

我治过一个脑瘀血的，治了两年多，就是用这个法来治疗的。

血管硬化的病人，一般年龄在 50 岁以上。或者因为高血脂，或者因为吸烟、饮酒过多，或者因为疲劳过度、房劳过度、正气亏损而造成的心脑血管疾病，这些心痛之疾，都跟血管硬化有关。若血管还没有硬化而心痛的，就是先天的心脏病。血管硬化通过切脉可以判断，脉劲。所以，我们研究血管硬化的问题，主要是研究血管已经有了硬化表现的心血管疾病。血管硬化就会导致猝死、脑出血等疾病，所以，软化血管就成了我们治疗中的一个重要环节，也是积极预防多种疾病的一个环节。

对于血管硬化问题，我们主要从两方面讨论：一是如何检查发现，二是怎么治疗防止。

检查方法，一是通过西医手段，二是靠我们切脉。我们主要从三点来判断：一是考察正气、肾气衰弱的情况，正气、肾气旺的人就不会血管硬化。二是看肝脾是否正常，肝藏血，脾统血，心生血，血管的疾病，不仅与心主血有关，还跟肝脾有关。如果肝脾长期有病，不正常，也可能导致血管硬化。三是脉象，脉息反映了全身气血运行的情况，如果血管硬化，血流气行就有异常，这个异常主要表现在脉的劲象。劲象不同，脉管硬化程度不同。劲象有滞涩（不通）的人，血管硬化程度就更严重，可示为最重；劲象很明显，血脉不畅者，这个硬化程度就作为重度；劲象有，血还不畅，硬化程度就轻；脉劲且洪大的，这种劲就可能是高血压；劲而有湿滞的人，就可能是风湿严重的血管硬化，或者说是血管受到痹病的影响；劲出现在某一部，比如只在肝脉，则肝藏血不常，容易皮下出血，妇女月经可能不正常。应该仔细考察斟酌脉的劲象，劲象轻者，可预防治疗，劲象重就要抓紧治疗。所以，这就是诊断心脑疾病的一个要点。

治疗这类疾病的法重在附桂法，第一部分已经讲了。首先，必须要用附桂护正扶阳的法。二是要稳妥配合五加皮和川芎、秦归、黄芪、延胡索、制升麻、安桂、官桂、制香附之类。这些药一定要稳妥地配用在前面的附桂法中。这里的延胡索、制香附、官桂都是化气血凝聚的要药，用这些药的目的是行气行血，活血化瘀，化气血凝聚。三是要预防这些疾病就要全力达到心肾相交正常，尽力达到坎离既济。若能如此，太和之气充满全身，血管硬化则化为乌有，其他的心脑疾病，猝死也好，突然昏晕也好，都可以预防。

结语

心系疾病，病在全身，根在肾。治病以固本为主。本者，肾气肾阳，正气，太和之气也。抓住根本，心肾之气自然相交，一切疾病均可稳步而解，此理此法皆在附桂法中。附桂系列法，法中有理，理中有法，擅用之，则理实结合，心肾相交，心君泰然，健身益寿延年，知理懂法，为要为先。

第四讲 肝系疾病

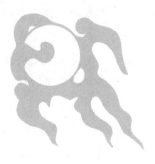

时间：2013/8/25 2013/9/1

地点：成都石笋街

第一节
生命心语

人，是美的。人的生命是美的。

生命的美，是"人之初，性本善"的完美体现。

生命的美，是先天与后天紧紧相融，使自己成为精力充沛、思想高尚、智慧敏锐的人，而呈现出来的活力无限的美。这是"真""善"与"美"相融的美。

从青年到年老，各个时期人的生命都展现出不同的美。或是身强体壮充满活力的美；或是丰满秀丽富有生机的美；或是稳健沉着充满智慧的美，或是人生久炼精博的美。

生命的美，有外在，有内在，而真正的美是内外融合的美。这是人类追求的永恒的美。

在中国，有最美教师、最美乡村医生、最美消防队长、最美孝心少年……美，表达了人生命的意义和价值。

我们赞颂生命的美，首先要将自己的心身和灵魂锻养得内外皆美，并有能力全身心地关心他人，使他们的生命也散发出永恒的美。

我们学习继承郑卢医学，所做的努力和贡献，就是使更多人的生命健康益寿，具有生命真实的美！使更多人在"真、善、美"的境界里学习、生活、工作！

第二节
开场白

此前按照八卦顺序讲了乾兑肺金和离心火，这一讲要讲震和巽，相应的肝和胆，所以这一讲称为肝系疾病，或者称为肝病门。

1. 六经证和五行证

包括今天这一讲，还有三讲，即四震五巽（肝和胆），六坎（膀胱和肾），七艮八坤（脾胃）。这三脏三腑，我们不仅要从五行的关系讲，还要从六经来学习研究。《伤寒论》讲六经就是三阴经三阳经，都是讲的足经。三阳经就是足太阳膀胱经，简称太阳，足阳明胃经，简称阳明，足少阳胆经，简称少阳；三阴经是足少阴肾经，简称少阴，足太阴脾经，简称太阴，足厥阴肝经，简称厥阴。既有经病，还有脏腑之病，我们就称为某某证。比如，太阳膀胱经的证，就称为太阳证，还有阳明证，少阳证，这是三阳证。三阴证为少阴证、太阴证和厥阴证。所以三阳证三阴证，既有经病的证，还有腑证，还有本中标三证。

我们除了讲六经证，还讲五行证。从五行来说，肾和膀胱属于水，其性向下，滋润，寒，清凉。脾胃属于土，其性敦厚，顺应。顺应什么呢？坤土顺应乾，地顺应天。土还表达了生长万物，顺调。所谓顺调，是说人身上下四旁之气，土在中间，能调顺周身之气。土还表达了容纳，胃主容纳，食物、药物的精华都由胃来收纳。土还表达了脾的运化，脾的运化就是把精微物质运化到全身。肝胆属木，木在八卦里是震和巽，木气是生长、生发，因为震、巽都在东方，东方是春，春主生长、生发和向上，所以肝宜条达，只有条达才能够上升。

2. 五行不离六经，六经不离五行

在之后的三讲中，我们主要讲五行中的水、土、木。水、土、木对人身来说，都具有生命之本的含义。为什么？水，是肾，坎卦代表肾，坎中一阳是人身之真阳，这个真阳又叫元阳，藏于坎。坎离既济是生命不停息的原因，所以，坎是本。为什么我们讲来讲去都要讲水火相交、坎离既济？为什么从我们的基本医理到实践中的理法都着重在此？就是这个原因。木是坎离既济中间的一个枢纽，坎离相交必须通过这个枢纽，这个枢纽就是肝木。肝木不畅，坎离相交就困难。所以，我们诊病，都强调要调好肝气，才能达到坎离相交。土，脾胃也很重要。人吸收了自然界的乾坤真气，就是如空气、食物、药物等，通过胃收纳，通过脾运化，变成宗气，运到全身。所以，只有脾胃正常了，才能把精微物质输送到全身。一般称脾为人的后天之本，这是从脾胃吸收精华物质进而输送到全身的作用而言。我们所说的后天包括了整个肉体。可以说，脾土是后天吸收营养的根本。

这三讲，从五行而言或者从六经的意义来说，都要衔接起来，都很重要。六经和五行从根本上讲，都是一个气，六经讲了三阳三个气和三阴三个气，五行讲五气，五气还分阴阳，木有阴木阳木之气，土有脾土胃土之气，但是归结起来都是一个气，也就是全身的元气的运行。六经是从太阳经开始，到厥阴为止，六经的运行是不停止的，有正常的运行，有受了邪的运行。受了邪，就成了六经传变，一日太阳，太阳有病，二日阳明，阳明经有病等，寒入了体之后，就跟随六经的传变不断地传变，传变到脏和腑，并受脏腑本气的影响而变化。五行也需要调整，五行正常的时候，生克制化都是正常的，人身健康，生克制化不正常就需要调整。

五行也好，六经也好，它们的关系是：五行不离六经，六经不离五行，是分不开的，要认识六经辨证，就要认识五行生克制化之理。认识了六经就知道邪一步步深入的状况，在哪一个经，在哪一个腑，在哪一个脏，病的轻重缓急等。比如，今天就要讲到，在厥阴证里就有几种死症，我专门列出了厥阴证死症的一些条文，这是很重要的，有轻重缓急。证的阴阳变化，都是以《伤寒论》从本从标的道理来讲的。通过五行生克制化之理也可以了解病在何脏、在何腑，我们切脉就是通过了解五脏的状况，来断定人的健康和病之所在。

大家把我讲的这一段话弄明白了，以后讲肝、肾、脾三讲就能够理顺、理明，就可以明确医理都跟六经、五行有关系。也就是说，我们以后要比较多地学习三阴三阳的理，内容多也就多在这里。今天讲肝，包括胆疾病的治疗。从五行讲，肝属木，从六经来讲，是厥阴和少阳。一共要讲七个问题。

第三节
经典中关于肝系疾病的论述

一、肝木的"易"理

《易经》讲八卦是从河图开始，所以我们从河图的理开始讲。肝这一脏与河图八卦的关系：天三生木，地八成之。在东。天三生木为阳，地八成之属于阴，这两个数字配齐了就是东方。这个河图的象画成后天八卦，木就是震卦，在东，按照先天八卦木的排列顺序是四。东方，又属于春，八卦里，木既在东方，也属春。巽卦排列顺序是五，也属于木，东偏南，在春夏之交。这两卦都属于肝，都属于木。我们主要研究震卦，顺便研究巽卦，因为震卦在东，在正位。

震卦除了东方和春天的含义之外，还表示万物开始生长，所以震卦有苍竹、青色之意；所谓生长就是动的意思，生长的东西都在不断地动，震卦与人体联系，人身表示震动的部位在足，足能行走，所以震也代表足；震又是一阳初得，为长男。将这些含义直接用在医药医理上，震就代表肝。把以上的表达概括起来，震为木，为青，东方，春，生长，足，肝，长男，雷，龙等。震在八卦本义就是雷。龙的含义在医学上不用。

巽卦的含义，位于东南，处于春夏之间；有入的意思，由春进入夏，广泛地说，就是一个事物由浅进入深、由表进入内部，也是巽之入的含义；八卦中巽的顺序为五，肝这一脏用震和巽表示，并不是分开一个表示肝一个表示胆，而是都表示肝，这两个卦结合起来，才完整地表示肝木的主要性质。巽是风，肝也主风，就是把巽卦联系起来了。所以，人体肝木的性质为：春，生长，动，畅达，属风，藏血。这就是"易"理的概念运用于人身。肝风大动，就得病，柔和之风则安，身体就不会得病。这个风，如果是春天之风，柔和，肝气就畅达，就是生长之象，象征着气不断往上升，不断地生长。春雷一声万物苏，这样的雷对人体就有好处，也就是说，我们需要像春天的雷一样，没有春天的雷就不能唤醒万物，这是正常的；但是雷太大，比如说生气发怒，大发雷霆，人就会得病。

所以，我们讲这两个卦都属于肝木，不分开讲，并且以震卦为主。为什么以震卦为主？因为震卦是阳卦，阳就是气，我们主要强调的是肝气，并且它在正东方。有的人把震和巽分开讲，就很不容易讲通，为什么？肝为脏，属阴，它不应是阳，如果把胆安在这里，它又不是统帅全身的五脏。所以，震、巽都代表了肝，这两个不应当分开。我们是以脏为主，脏的问题解决了，腑的问题也就迎刃而解了，这是我们的观点。

我们再看震和巽这两个卦的关系。震上巽下，是六十四卦中的第三十二卦，恒卦（䷟）。恒卦，恒，亨，无咎，利贞，利有攸往。我们着重讲这个恒字，这个恒字表达了通顺之意，也就是说肝的阳气永远要保持通顺。肝阳不畅就要得病，肝气畅了，很通顺，无咎。当然，就《易经》而言，"无咎"所包含的范围很宽，但我们单从医学上讲，无咎就是不会得病。利贞，贞就是正，就是要使肝气始终保持正，正常地运达，就有利，即利有攸往。从医学的角度而言，这个卦就表明了，要永远保持肝气之阳通畅。这个理也告诉我们怎样维护肝气的正常，肝气稍有问题马上就要用药，青皮、小茴香、佛手片等，都是为了这个恒字。然而，让每一个人都能做到肝气条达顺畅，恒，非常难做到。

反过来，巽上震下，风雷益卦（䷩），这是六十四卦中的第四十三卦。益，利有攸往，利涉大川。益的含义是增益。广义讲，我们做事情要有益于国家、人民，对国家、人民有益的事情都要去做，并且要主动去做。从医学上讲，阴卦在上作为主导，增益的什么呢？其增益就是肝藏血，且助心生血，血行气行，对人身而言就增益了人的生命力。人身只有气还不够，还要有血，有血就能增益人的生命力。

震巽两卦结合而成的恒卦和益卦，对人身而言都是很重要的，气重要，血也重要，肝藏血，气和血是不可分割的。所以，对人身来说，肝具有春天一样的生长活力，是生命条达、心肾相交的枢纽。

以上就是《易经》中所讲的肝木的理论。我们讲《易经》中肝木的理论，是因为《内经》上的很多东西都是从《易经》来的，《伤寒论》的理论也是根据《易经》来的。郑钦安在其书的序言里说："学医于止唐刘老夫子，指示《内经》，《周易》太极，仲景立方之旨之美"，实际就说明了医学理论的根本是从《易经》而来。

二、《内经》论肝的有关理论

（一）天地阴阳变化之相关理论

中医理论，与五行、三阴三阳理论是密切相关的。五行生克制化，三阴三阳与天之六气变化，是时空变化的表达；具体与人的生命活动相应，体现了天人合一整体观的系统理论。时空变化的规律，我们应有所理解和认识，我们可以从《易经》《内经》的有关理论来学习和研究五行与六经，同天干地支的关系。

天干即甲、乙、丙、丁、戊、己、庚、辛、壬、癸，十个方位符号。如甲乙木在东方，丙丁火在南方，戊己土在中央（卦☶在东北方，卦☷在西南方，中位让给了太极），庚辛金在西方，壬癸水在北方。与人体相应，木－肝，火－心，土－脾胃，金－肺，水－肾、膀胱。

地支即子、丑、寅、卯、辰、巳、午、未、申、酉、戌、亥，十二个符号，代表时间，若以十二个符号为一天（24 小时），每个符号代表 1 个时辰，即 2 小时，如子为晚上 11~1 时，丑为 1~3 时等，也可表示月年。

天干与地支配合，构成时空结合，天干（十个符号）与地支（十二个符号）相配合，轮流一周，构成六十个相合的符号，称为六十甲子，见表 4-1。

表 4-1　天干地支表

甲	乙	丙	丁	戊	己	庚	辛	壬	癸
子	丑	寅	卯	辰	巳	午	未	申	酉
甲	乙	丙	丁	戊	己	庚	辛	壬	癸
戌	亥	子	丑	寅	卯	辰	巳	午	未
甲	乙	丙	丁	戊	己	庚	辛	壬	癸
申	酉	戌	亥	子	丑	寅	卯	辰	巳
甲	乙	丙	丁	戊	己	庚	辛	壬	癸
午	未	申	酉	戌	亥	子	丑	寅	卯
甲	乙	丙	丁	戊	己	庚	辛	壬	癸
辰	巳	午	未	申	酉	戌	亥	子	丑
甲	乙	丙	丁	戊	己	庚	辛	壬	癸
寅	卯	辰	巳	午	未	申	酉	戌	亥

这六十个符号是方位符号和时间符号的配合，表达时间在空间运行的规

律，60 年一周期，六十甲子，表示自然界的年代，每个相合的符号为一年，如 2013 年为癸巳年。

为什么称为六十甲子？六十是天干地支配合轮流完，共 60 年。甲子是天干地支的第一个符号，表示配合的原则。天干在上，即天在上；地支在下，即地在下。甲、乙、丙、丁、戊、己、庚、辛、壬、癸表示方位，方位即空间，所表达的是东南中西北，时间在空间运行，空间符号配在时间符号之前，两者配合表达了时空的结合，时空在不停地运行。中国古天文学靠此表达，人的生命时间用此表示。人的生命与时空的关系，也用此表达。天的三阴三阳，地支五行与时空关系也用此表达，即六十甲子。三阴三阳五行结合在一起，这就是《素问·天元纪大论》《素问·五运行大论》论述的核心思想。以上关系与《伤寒论》三阴经、三阳经中气的运行变化理论相一致，《伤寒论》的天人合一观，也由此明白地表达了。表 4-2 "天地阴阳变化本始规律表"，就是对上述的归纳。

表 4-2　天地阴阳变化本始规律表

土	金	水	木	火	土	金	水	木	火
甲子少阴	乙丑太阴	丙寅少阳	丁卯阳明	戊辰太阳	己巳厥阴	庚午少阴	辛未太阴	壬申少阳	癸酉阳明
甲戌太阳	乙亥厥阴	丙子少阴	丁丑太阴	戊寅少阳	己卯阳明	庚辰太阳	辛巳厥阴	壬午少阴	癸未太阴
甲申少阳	乙酉阳明	丙戌太阳	丁亥厥阴	戊子少阴	己丑太阴	庚寅少阳	辛卯阳明	壬辰太阳	癸巳厥阴
甲午少阴	乙未太阴	丙申少阳	丁酉阳明	戊戌太阳	己亥厥阴	庚子少阴	辛丑太阴	壬寅少阳	癸卯阳明
甲辰太阳	乙巳厥阴	丙午少阴	丁未太阴	戊申少阳	己酉阳明	庚戌太阳	辛亥厥阴	壬子少阴	癸丑太阴
甲寅少阳	乙卯阳明	丙辰太阳	丁巳厥阴	戊午少阴	己未太阴	庚申少阳	辛酉阳明	壬戌太阳	癸亥厥阴

一个甲子 60 年中，三阴三阳主事的和五行同主的是哪一年，上表中都列出标记了。要把这个关系弄懂，还是不太容易，应花点儿工夫弄懂。

"天地阴阳变化本始规律表"的意义：

（1）五行在人身为五脏，五行在《内经》中称五运。《素问·天元纪大论》说："夫五运阴阳者，天地之道也，万物之纲纪，变化之父母，生杀之本始，神明之府也。可不通乎！"这段论述告诉我们"五运"（在人身为五行五脏）之阴阳的重要性，这段论述与《素问·阴阳应象大论》所讲的"黄帝曰：阴阳者，天地之道也，万物之纲纪，变化之父母，生杀之本始，神明之府也，治病必求于本"的理论和意义都是相同的，再联系到五运而论，表明五行阴阳的相融联系，论五行离不开阴阳，论阴阳离不开五行，不讲五行则阴阳无所依，不讲阴阳则五行不能运。

（2）《素问·天元纪大论》说："甲己之岁，土运统之，乙庚之岁，金运统之，丙辛之岁，水运统之，丁壬之岁，木运统之，戊癸之岁，火运统之。"这就是我们将五行安排在表的上端，并按土金水木火的次序排列的根据。也便于使甲、乙、丙、丁、戊、己、庚、辛、壬、癸，与五行、阴阳，相应而列。

（3）三阴三阳则依据《素问·天元纪大论》："子午之岁，上见少阴；丑未之岁，上见太阴；寅申之岁，上见少阳；卯酉之岁，上见阳明；辰戌之岁，上见太阳；巳亥之岁，上见厥阴。少阴所谓标也，厥阴所谓终也。"表列之序，按此排列。

《内经》论述原文摘要

"甲己之岁，土运统之。"　　　　　　"在天为湿，在地为土。"

"乙庚之岁，金运统之。"　　　　　　"在天为燥，在地为金。"

"丙辛之岁，水运统之。"　　　　　　"在天为寒，在地为水。"

"丁壬之岁，木运统之。"　　　　　　"在天为风，在地为木。"

"戊癸之岁，火运统之。"　　　　　　"在天为热，在地为火。"

————《素问·天元纪大论》　　　　————《素问·天元纪大论》

"子午之上，少阴主之。"　　　　　　"少阴之上，热气主之。"

"丑未之上，太阴主之。"　　　　　　"太阴之上，湿气主之。"

"寅申之上，少阳主之。"　　　　　　"少阳之上，相火主之。"

"卯酉之上，阳明主之。"　　　　　　"阳明之上，燥气主之。"

"辰戌之上，太阳主之。"　　　　　　"太阳之上，寒气主之。"

"巳亥之上，厥阴主之。"　　　　　　"厥阴之上，风气主之。"

————《素问·五运行大论》　　　　————《素问·天元纪大论》

例：今年为癸巳年。癸年为五运的火运统管，"戊癸之岁，火运统之"，"在天为热，在地为火"；巳为六气的风运，"巳亥之上，厥阴主之""厥阴之上，风气主之""气相得则和，不相得则病"。癸巳年，癸为火运，巳为厥阴，木火相临，木火相得则和。

（二）《内经》选学之肝木篇（供应用之理）

帝曰：寒暑燥湿风火，在人合之奈何？其于万物何以生化？

岐伯曰：东方生风，风生木，木生酸，酸生肝，肝生筋，筋生心。其在天为玄，在人为道，在地为化。化生五味，道生智，玄生神，化生气。神在天为风，在地为木，在体为筋，在气为柔，在脏为肝。其性为暄，其德为和，其用为动，其色为苍，其化为荣，其虫毛，其政为散，其令宣发，其变摧拉，其眚为陨，其味为酸，其志为怒。怒伤肝，悲胜怒；风伤肝，燥胜风；酸伤筋，辛胜酸。

——《素问·五运行大论》

黄帝曰：合人形以法四时五行而治，何如而从？何如而逆？得失之意，愿闻其事。

岐伯对曰：五行者，金木水火土也。更贵更贱，以知死生，以决成败，而定五脏之气，间甚之时，死生之期也。

帝曰：愿卒闻之。

岐伯曰：肝主春，足厥阴，少阳主治。其日甲乙。肝苦急，急食甘以缓之。

……

肝病者，两胁下痛引少腹，令人善怒。虚则目䀮䀮无所见，耳无所闻，善恐，如人将捕之。取其经厥阴与少阳，气逆则头痛。耳聋不聪，颊肿，取血者。

——《素问·脏气法时论》

五味所入：酸入肝，辛入肺，苦入心，咸入肾，甘入脾，是谓五入。

五气所病：心为噫，肺为咳，肝为语，脾为吞，肾为欠、为嚏，胃为气逆、为哕、为恐，大肠小肠为泄，下焦溢为水，膀胱不利为癃，不约为遗溺，胆为怒，是谓五病。（注：肝为语，"语"为话多、言多。）

五精所并：精气并于心则喜，并于肺则悲，并于肝则忧，并于脾则畏，并于肾则恐，是谓五并。虚而相并者也。（注：并于肝则忧，"并"者，聚也。五脏之气并于肝则忧虑。）

五脏所恶：心恶热，肺恶寒，肝恶风，脾恶湿，肾恶燥，是谓五恶。（注：肾藏精，燥伤精。肝感风则伤筋。）

五脏化液：心主汗，肺主涕，肝主泪，脾主涎，肾主唾，是谓五液。（注：肝所化之液为泪水。）

五味所禁：辛走气，气病无多食辛；咸走血，血病无多食咸；苦走骨，骨病无多食苦；甘走肉，肉病无多食甘；酸走筋，筋病无多食酸。是谓五禁，无令多食。

五病所发：阴病（肾脏受邪）发于骨，阳病发于血，阴病（脾受邪）发于肉（发作在肌腠），阳病发于冬（肝病冬受邪，春为痿厥的病根），阴病发于夏（肺在夏受邪，会埋下秋季疟疾病根），是谓五发。

……

五脏所藏：心藏神，肺藏魄，肝藏魂，脾藏意，肾藏志，是谓五脏所藏。

五脏所主：心主脉，肺主皮，肝主筋，脾主肉，肾主骨，是谓五主。

五劳所伤：久视伤血，久卧伤气，久坐伤肉，久立伤骨，久行伤筋，是谓五劳所伤。

五脉应象：肝脉弦，心脉钩，脾脉代（柔和、柔软之象），肺脉毛，肾脉石，是谓五脏之脉。（注：五脏之脉，与子时之气相应。肝脏与春气相应均为弦，即春脉宜弦，肝脉应弦。）

——《素问·宣明五气》

对于以上所引之论述，我们研讨以下几点。

1.《易经》和《内经》在理论上同属一源

《内经》这些论述就是将《易经》八卦的哲理融合在人的生命学的实际中，医理和哲理相融合，就形成了中国传统文化精华中的医学经典。五行之理与人体五脏相结合，比如肝与木结合，东方震木，就是肝，震在东方、属春、属木，这些结合起来推而言之为"东方生风，风生木，木生酸，酸生肝，肝生筋，筋生心"。这里所说的"生"，除了风产生木以外，之后的"生"都是养的意思，酸养肝，肝养筋，筋养心。中国字的含义比较多，这里的生就是养的意思。这里把肝与时空、自然、味、筋和心等完全地联系在一起了。为什么联系，为什么说木生火、筋生心？这些都是《易经》的理变化出来的，与《易经》的理是一致的。所以,《易经》和《内经》的理有同一性,在理论上同属一源。源是什么?就是太极,就是《易经》八卦。

2. 以天人合一之理论述肝

《内经》的理是把天人结合起来讲的,是以天人合一之理来论述五脏。我们今天主要讲肝,就看写肝的这一段话:"其在天为玄,在人为道,在地为化。化生五味,道生智,玄生神,化生气。"这段话就是讲的天人合一之理。紧接着专门讲了神:"神在天为风,在地为木,在体为筋,在气为柔,在脏为肝。"这些论述我们怎么理解呢?首先就要把这个"其"字理解了,这里的"其"指的是六气,自然界的六气,六气化生为三阴三阳。"其"在天为玄,指六气和三阴三阳在天为玄,是讲三阴三阳之气在天是深远玄妙的,气的变化是玄妙深远的。在天的三阴三阳不是指三阴经、三阳经,那是医学发展以后,把三阴三阳的道理引用过来,才给经络做了这样的命名,这里说的三阴三阳是指天地自然界六气的变化,所以说它是玄妙的,深远的。

在人为道:如果我们能够把在天之玄、三阴三阳六气在天的变化理解了,把它的规律认识掌握了,那么人的智慧就高。如果不能够理解三阴三阳六气在宇宙间的变化,也就得不到道,也就没有智慧。

在地为化:这个地球上的万物都是由六气三阴三阳变化而成的。有这个变化之后,才产生五时(春夏秋冬长夏),化为五味(酸甜苦辣咸),之后变成五行(木火土金水)。"化生五味,道生智,玄生神,化生气。"化生气,整个化生的结果,生了气,三阴三阳是气,五脏五行是气,人身就活这一口气。这个气是从哪儿来的?不是我们肉体上的,而是天地人相结合的气。

这里又重点讲了神,也直接讲了肝的问题。"神在天为风,在地为木,在体为筋,在气为柔,在脏为肝。"这个神也就是指六气和三阴三阳玄妙的变化,当其在天为风的时候,在地就为木,在体就为筋,在气为柔,在脏为肝,这就直接讲了肝的天人合一、与自然界变化的关系。所以,肝又属风,又属木,又主筋,又需要柔和。这段话完全阐明了"神",也就是天地自然界的六气、三阴三阳的变化与肝的密切关系。

"其性为暄,其德为和,其用为动,其色为苍,其化为荣,其虫毛,其政为散,其令宣发,其变摧拉,其眚为陨,其味为酸,其志为怒。"这一段讲了肝的性质,意思很明确。

这就是《内经》上论肝,把天人合一之肝的道理,进行了有规律的、很全面的描述。大家去认真读一读。这是天地之道与人的关系。其他脏也有这样的道理，以后就不这样详细讲了。

3. 治疗肝疾病的理论根据和基本原则

"怒伤肝，悲胜怒；风伤肝，燥胜风；酸伤筋，辛胜酸。"本来肝之志为怒，人若易怒，则会伤肝，这就告诉我们不要发怒。这段话讲了肝的一些特点，风过了就伤肝，风正常就不伤肝；酸生肝，酸过了就伤肝，也就伤了筋；而酸又生木，适当的酸有好处，酸味属肝；辛胜酸，如果伤了酸，辛（附片等辛温的药）就可以解决这个问题。"肝为语"，在闻诊的时候，有的病人自言自语，不断地说话，这个人就是肝有问题，有的病人乱说乱动，走在路上都是自言自语、摇头摆尾地说，就是肝的问题。所以，我们治精神病，首先从肝入手。"肝恶风"，"肝为泪"，不自觉地流眼泪，跟肝有关系，那么眼病经常流泪，则从肝治，离不开小茴香等治肝的药。还有"肝藏魂"，睡不好觉，魂不归，从肝治；"肝主筋"，经络上有病，从肝治，肝气好了可以养筋。

这篇《素问·宣明五气》给我们讲了治肝疾病的基本法则，怒要伤肝，不要发怒，风要伤肝，酸多了要伤肝，等等，这都是治病的一些基本原则。所以，我们也依此劝病人不要随便生气，防止伤肝；如果有邪风，就要避开，肝有风，我们用药就遣天麻来镇内风，肝主疏泄，肝宜条达，我们具体的立法、用药、治病都与此有关。我们重视护肝的法，就是在桂枝法中用小茴香、大麦芽、青皮、佛手片、公丁香等，这些药的配伍都是为了维护肝之气。平时，我们强调忌生冷，妇女经期更要忌生冷，有寒就容易伤肝，肝气不畅就阻碍心肾正常相交。酸入肝，我们就适宜选酸味或带酸性的药治肝，生楂肉本身就酸，还有其他的药也是如此。如果不是药物或者不是治病需要，酸过了，就会伤筋。对经络有病的患者，就要告之尽量少吃酸性的食物。所以，我们治疗经络有病的法用的小茴香而不是楂肉。小茴香疏肝，疏肝就是使经络之气能够舒展。肝藏魂，有些睡眠不好，不是通过安眠，而是要调肝气。我们经常用的一味药是朱茯神，为什么朱茯神与肝气有关呢？因为用朱茯神可使心安定，木生火，是母子关系，子安，母就安，所以我们用朱茯神，使其神魂安定，同时用小茴香调肝，睡眠就好了。

"肝脉弦"，《内经》说的肝脉弦，体现在具体的医学实践上，肝脉宜弦而缓。如果肝脉不弦，就说明肝气有问题，肝脉紧就要用治疗肝脉的药。我们在理中法中用附子、小茴香、公丁香、佛手、青皮、官桂、安桂都是解决这些问题的。中宫无阻了，肝气就畅了。

我们这样强调肝气，最终的目的还是在肝气畅则心肾相交。反过来说，心肾相交得正常，肝气也就更畅。这是一个互相影响、辩证的关系。肝气畅，脾阳才能畅，肝气牵涉脾阳的运化，肝气不畅就要影响脾土。这些道理都是《内经》上所讲的。

三、《伤寒论》论肝

《伤寒论》整本书讲的是六经辨证之理，讲的是六经辨证相融合为一个整体的立法垂方。《伤寒论》所讲述的，就是三阴三阳之气受到外邪后的变化。这个变化就分了太阳证、阳明证、少阳证、太阴证、少阴证、厥阴证，《伤寒论》的整本书就是对这六个证依次来论述。郑钦安对《伤寒论》的一些条文作了评论，写成《伤寒恒论》，从太阳证开始论述，到厥阴证为止，太阳证论述得最多，最后论厥阴证。厥阴，就是我们今天要讲的肝。

我们今天不是来讲《伤寒论》或《伤寒恒论》的，这两本书在第一年学习的时候已经讲了一些，第二年也以专题的形式讲了一些，今天主要是对《伤寒论》中与厥阴肝木有关的内容进行选讲。《伤寒论》讲的是足经，没有讲心经和肺经，厥阴讲的是足厥阴肝经，所以讲肝的内容就涉及《伤寒论》。《伤寒论》另外还讲了太阳膀胱、少阴肾、太阴脾、少阳胆和阳明胃，都是足经。所以，我们这次讲，就牵涉到三阴三阳，这些理论与《内经》有密切的联系，是融合在一起的。今天先把厥阴的病情讲了，紧接着就要讲三阴三阳的有关内容。

《伤寒论》讲肝木厥阴有上、中、下三篇，一共讲了四十八法，也就是四十八条论述，每条论述讲一个法。讲方呢，厥阴篇里只有六个方，厥阴上篇讲了二十一个法，三个方；中篇讲了十七个法，两个方；下篇讲了十个法，一个方。厥阴是六经的终点，在六经提纲中叫六日厥阴。"六日厥阴，以'消渴'，气上冲心，心中疼热，饥而不欲食，食则吐蛔，下之利不止，二十四字为提纲，'不欲食'三字为病情。"这是郑钦安归纳成的六经传变病情提纲。

在《伤寒论》里，对厥阴证有关论述选讲如下，有的条文前面已引用讲述，不再重引。以下所列，均是郑钦安《伤寒恒论》的原文。

《伤寒恒论·厥阴上篇》第一条："厥阴之为病，消渴，气上撞心，心中疼热，饥而不欲食，食则吐蛔，下之利不止。"这与郑钦安归纳的六日厥阴第一条是一样的，但是这里（郑论）有句重要的话："此乃厥阴寒热错杂之候也。"请你们把这句话画重点。厥阴证就是一个寒热错杂的证，这句话就把厥阴证的根本说清楚了。厥阴证里所说的"气上冲心，心中疼热"，这就是热的症状；"饥而不欲食，食则吐蛔，下之利不止"，这就是寒的症状。所以郑钦安说是寒热错杂，郑论中说得非常清楚，要把郑钦安的这个论述联系起来，才能懂得厥阴证是寒热错杂的证。

我们怎么学习《伤寒论》？怎样读懂？不仅今天讲的肝厥阴要懂，今后讲的也要懂，我们就必须把三阴三阳、六气、五运全部都理解了。那怎么理解呢？要从天地之气的整体来学习《伤寒论》的论述。这个整体的论述在哪里呢？就是把《内经》有关的论述和《伤寒论》有关的论述联系起来研究学习。从老师所讲和我自己所学以及经验来看，有四个问题要弄清。这四个问题弄清楚了，以后学习《伤寒论》才能彻底理解。我这里打个比方，你们听过瞎子摸象这个寓言吧，摸来摸去都是片面的。我们要避免瞎子摸象的状况，避免去琢磨局部而看不到全局，这就必须把《内经》所论述的阴阳的问题大体弄清楚，这样学习《伤寒论》就会清楚明白。

为了避免瞎子摸象，我下面讲四个问题，这也是我们中医理论系统学习与实际相联系、以立法为先的学习方法。

1. 认识阴阳总的理论

阴阳总的理论是《内经》上讲的，就是《素问·天元纪大论》中的这段话：

> 夫五运阴阳者，天地之道也，万物之纲纪，变化之父母，生杀之本始，神明之府也，可不通乎！故物生谓之化，物极谓之变，阴阳不测谓之神，神用无方谓之圣。

这个就是总的原则，什么是阴阳？这是鬼臾区回答黄帝所问的问题。

"天地之道"就是五行和阴阳自然变化的规律，天就是三阴三阳，地是五行，这些变化的规律就叫天地之道。

"万物之纲纪"，万事万物的变化都离不开阴阳五行这个变化的规律，万事万物都是以阴阳这个总纲为指导的，用我们现在的话概括起来说，万事万物的变化都遵循阴阳对立统一的规律。中国古代用阴阳二字表达了矛盾，这是对立统一的变化，所以它是变化的，是纲纪。

"变化之父母"，乾坤乃万事万物变化之父母，万事万物的基础都是乾和坤，说得通俗一点，就是雌和雄，一切动植物，只有雌没有雄，是不可能一代代相传的，就不能变化。所以，阴和阳相结合才有万事万物。有些物体是阴阳合体的，也是有阴有阳的。这就是父母，是阴阳变化的基础。

"生杀之本始"，阳气主宰万事万物的生长，阴气主宰万物滋养、成长，阳气衰就不能生，阴气衰就不滋养，人体没有阳就不能动，没有血也不行，所以阴阳是生杀之本始。万物都一样，无论缺阴或者缺阳，都不行，这个物种就会消失，人就会死亡。所以阴阳是生杀之本始。生是阴阳的结合，死是阴阳的脱离。

"神明之府"，什么叫神明？在《内经》上就是指天地乾坤这种自然界运动变化的内在规律。这种内在的规律变化是奥妙无穷的，阴阳变化是奥妙无穷的，无止境的，所以古人就用神明二字来概括。府，有居所之意。那高深莫测的无限变化依附的根本还是阴阳。

"可不通乎！"对于我们每个人来说，都要通晓阴阳变化的总规律，懂得了这个总规律，你才能够认识宇宙、万事万物以及人自身的一切阴阳变化。所以，这是必须要通晓的。

"故物生谓之化，物极谓之变，阴阳不测谓之神，神用无方谓之圣。"这是解释上面的。

2. 阴阳二气各有多少

帝曰：善。何谓气有多少，形有盛衰？

鬼臾区曰：阴阳之气，各有多少，故曰三阴三阳也。

——《素问·天元纪大论》

现在我把这个三阴三阳再讲一下，按照《内经》的排列，这三阴三阳，厥阴为一阴，少阴为二阴，太阴为三阴；少阳为一阳，阳明为二阳，太阳为三阳。一阴二阴，一阳二阳，三阴三阳，这个数字有两个含义：一是表示阴阳的多少。二是表明它在上和在下的关系，一阴就和一阳相对，二阴和二阳相对，三阴和三阳相对，这是司天在泉的关系。

帝曰：其于三阴三阳，合之奈何？

鬼臾区曰：……厥阴之上，风气主之；少阴之上，热气主之；太阴之上，湿气主之；少阳之上，相火主之；阳明之上，燥气主之；太阳之上，寒气主之。所谓本也，是谓六气。（注：这是三阴三阳的本元，称为六气。）

——《素问·天元纪大论》

神（玄妙莫测的阴阳变化，谓之神）在天为风，在地为木；在天为热，在地为火；在天为湿，在地为土；在天为燥，在地为金；在天为寒，在地为水。（注："在天"指三阴三阳；"在地"指五行。若讲人身，则讲五脏与三阴三阳有相应的关系，如：在天为风，厥阴，在地为木，在人为肝；肝为木，主风，厥阴经。）

——《素问·天元纪大论》

寒暑燥湿风火，天之阴阳也，三阴三阳，上奉之。（注："上奉之"，配合也。厥阴配风，少阴配暑，太阴配湿，少阳配火，阳明配燥，太阳配寒）。

木火土金水，地之阴阳也，生长化收藏下应之。天以阳生阴长，地以阳杀阴藏。天有阴阳，地亦有阴阳。故阳中有阴，阴中有阳。所以欲知天地之阴阳者，应天之气，动而不息，故五岁而右迁；应地之气，静而守位，故六期而环会。动静相召，上下相临，阴阳相错，而变由生也。（注：阴阳相摩，故春应木主生，夏应火主长，长夏应土主化，秋应金主收，冬应水主藏。）

——《素问·天元纪大论》

鬼臾区曰：土主甲己，金主乙庚，水主丙辛，木主丁壬，火主戊癸。子午之上，少阴主之；丑未之上，太阴主之；寅申之上，少阳主之；卯酉之上，阳明主之；辰戌之上，太阳主之；巳亥之上，厥阴主之。不合阴阳，其故何也？

岐伯曰：是明道也，此天地之阴阳也。夫数之可数者，人中之阴阳也，然所合，数之可得者也。夫阴阳者，数之可十，推之可百，数之可千，推之可万。天地阴阳者，不以数推，以象之谓也。

……

帝曰：善。《论》言天地者，万物之上下，左右者，阴阳之道路，未知其所谓也。

岐伯曰：所谓上下者，岁上下见阴阳之所在也。左右者，诸上见厥阴，左少阴，右太阳；见少阴，左太阴，右厥阴；见太阴，左少阳，右少阴；见少阳，左阳明，右太阴；见阳明，左太阳，右少阳；见太阳，左厥阴，右阳明。所谓面北而命其位，言其见也。

帝曰：何谓下？

岐伯曰：厥阴在上则少阳在下，左阳明右太阴；少阴在上则阳明在下，左太阳右少阳；太阴在上则太阳在下，左厥阴右阳明；少阳在上则厥阴在下，左少阴右太阳；阳明在上则少阴在下，左太阴右厥阴；太阳在上则太阴在下，左少阳右少阴。所谓面南而命其位，言其见也。上下相遘，寒暑相临，气相得则和，不相得则病。

帝曰：气相得而病者，何也？

岐伯曰：以下临上，不当位也。

帝曰：动静何如？

岐伯曰：上者右行，下者左行，左右周天，余而复会也。

帝曰：余闻鬼臾区曰，应地者静。今夫子乃言下者左行，不知其所谓也，愿闻何以生之乎？

岐伯曰：天地动静，五行迁复，虽鬼臾区其上候而已，犹不能遍明。夫变化之用，天垂象，地成形，七曜纬虚，五行丽地。地者，所以载生成之形类也。虚者，所以列应天之精气也。形精之动，犹根本之与枝叶也，仰观其象，虽远可知也。

——《素问·五运行大论》

关于这个阴阳二气，具体讲以下三点。

（1）寒暑湿燥风热火是天的阴阳，三阴三阳与之相应

怎么相应的呢？厥阴配风，少阴配暑，太阴配湿，少阳配火，阳明配燥，太阳配寒。原文这样表述的：厥阴之上，风气主之；少阴之上，热气主之；太阴之上，湿气主之；少阳之上，相火主之；阳明之上，燥气主之；太阳之上，寒气主之。所谓本，就是六气，六气就是上面所述之六气。这是第一点，也就是自然界风寒暑湿燥热和三阴三阳的关系。

（2）木火土金水，地的阴阳也要相配

在天为风，在地就为木；在天为热，在地为火。这就是地下的木火土金水。天的风寒暑湿燥热，与三阴三阳相应，那么在地的木火土金水，就与生长化收藏相应。生长化收藏，具体来讲，春应木，就主生，也就是说万物在春，应木气就生长；夏为火，主长，相应就是长，万物在夏的时候应火气而成长；长夏应土气而主化，四季每一季的最后一个月都称为长夏，万物在长夏时应土气化生、变化，没有土就不能生长，就不能变化各种生物，人也靠这个土才能化；秋应金气而主收，所以收就是秋金，万物在秋天应秋气能收回，收回果实谷物；冬应水气而主藏，水气在冬天，是万物收藏的季节。没有这个五气的变化，就没有生长化收藏。人身如果没有这五气，就没有五脏之气在人身中活

动，人的生命就停止了。

六气与地支（子、丑、寅、卯、辰、巳、午、未、申、酉、戌、亥）相应，分为三阴三阳，六年一个循环。五行就应天干（甲、乙、丙、丁、午、己、庚、辛、壬、癸），五年一个周期，不停地运转。这两个一配合就成了六十甲子，六十年，整个一个大循环。这就是天地阴阳的不停变化。这个变化的规律是我们认识阴阳、三阴三阳、五运的理论基础，我们可以从这里认识自然界的变化，认识它的奥妙在哪里。今天我们研究肝，怎么样来保养它，怎么样来治肝病，都要从六气里的厥阴之理、五行中木运之理来领悟。同样，如果以后研究肾，就从少阴和水来理解。

（3）三阴三阳、六气的上下左右变化规律

前面所讲的，还没有完全认识阴阳的规律，只说了天地的阴阳，下面再进一步来研讨三阴三阳、六气的上下左右变化规律，这个变化规律是根据时间来确定的。六气和五行都跟时间有密切关系，这个变化规律，六气叫作司天在泉的规律。

司天就是三阴三阳中哪一个主事、主运，就叫司天，比如巳亥年是厥阴主事。在泉，就是与司天相对的那个气。

具体的，我们从时间上来讲，先讲五运，土主甲己，金主乙庚，水主丙辛，火主丁壬，木主戊癸。这是五行。再看六气：子午之上，少阴主之；丑未之上，太阴主之；寅申之上，少阳主之；卯酉之上，阳明主之；辰戌之上，太阳主之；巳亥之上，厥阴主之。如果讲关系，就是下一段了，"三阴三阳，合之奈何？"我们今天讲肝，就以厥阴为例。"厥阴之上，风气主之"，是指在属巳年亥年，厥阴主事的年份，是以风气为主。这就是三阴三阳与风、寒、暑、湿、燥、热自然界六气的关系。那么，还有些什么关系呢？光是厥阴还不行。有这么一段话：厥阴在上，则少阳在下，左阳明，右太阴。就是指厥阴肝主事的时候，它司天就在上，下面就是少阳，为在泉，左边是阳明，右边是太阴。那么其他的，都有这个关系，少阴在上，则阳明在下，左太阳，右少阳；太阴在上，则太阳在下，左厥阴，右阳明；少阳在上，则厥阴在下，左少阴，右太阳；阳明在上，则少阴在下，左太阴，右厥阴；太阳在上，则太阴在下，左少阳，右少阴。

这一段话讲的是司天在泉的相邻关系，也就是说它相邻的气是什么。看文字很不容易懂，我为了让大家看得清楚些，画了一张图，有助于你们理解：

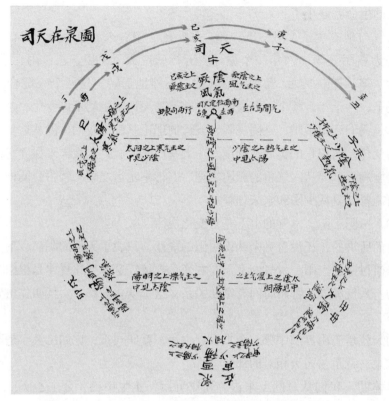

图 4-1　司天在泉图

说明：①此图是以厥阴司天，少阳在泉为例绘制的，厥阴司天为逢巳逢亥之岁。若逢寅逢申之岁，则少阳司天，厥阴在泉，此图转移为上方少阳，下方厥阴。②其他，当逢子逢午之岁，则少阴司天，阳明在泉；当逢卯逢酉之岁，则阳明司天，少阴在泉；当丑岁未岁之年，则太阴司天，太阳在泉；当逢辰逢戌之岁，则太阳司天，太阴在泉（可查看表4-2）。③司天在泉的东西向为间气。④另，图中还表达了《伤寒论》中六经六气的关系，如：太阳之气，中见少阴。

今天讲厥阴肝，就把肝放在图上方，厥阴肝为风气主之，从时间上说，是巳亥年，厥阴主事，厥阴为司天，即"巳亥之上，厥阴主之""厥阴之上，风气主之"，它表明了厥阴与自然界的风气的关系。所谓"之上"，就是它作为司天、主事的那一年。厥阴下方就是少阳，少阳在下，就是它的在泉。当少阳在下的时候，以少阳的角度看，"左阳明，右太阴"；若从厥阴的角度看，左见少阴，右见太阳。这个含义是：当厥阴为司天时，与其临近的气一是少阴，二是太阳，太阳属寒，膀胱与它有关系，少阴是肾，也与它有关系。那我们在治病的时候，当有厥阴病的时候，就要考虑太阳，要祛寒，如果是热，少阴肾主热，就是火，就要考虑少阴。厥阴肝经病就必然要牵涉太阳和少阴。正常的时候，即太阳也正常，少阴也正常，厥阴就无病，治厥阴病的时候就要考虑太阳和少阴，这是它临近的气。相火，是它相助的火，如果相火少阳胆有毛病，就要考虑阳明胃和太阴脾，这就是临近的气。

司天在泉是六年一循环，巳年厥阴主事，再过六年，到亥年，又是厥阴主事。《伤寒论》里讲六日一循环。把六年缩短了，可以六个月一循环，也可以六日一循环。有些病到六天后，可能病就好了，很多病都是这样的。如果超过了六天就很可能加重，为什么？因为已经转化了。

一阴对一阳，二阴对二阳，三阴对三阳，这是讲司天在泉的关系。如果是少阴司天，下面就是阳明在泉；如果太阴司天，下面就是太阳在泉。但太阴和太阳是没有表里关系的。那么《伤寒论》里面讲的六经化气是讲的什么？是讲的"少阴之上，热气治之，中见太阳"，比如讲肾，就是少阴之上热气治之，中见太阳。讲的本气、中气和标气，中气是指的相对的气，少阴和太阳是相对的。那么我们今天讲厥阴呢，"厥阴之上，风气治之，中见少阳"，肝之上以风为本，中气为相对的，是胆。所以，《伤寒论》和郑钦安的《伤寒恒论》都写了这句话，讲了本中标的关系。本中标的关系，是讲的脏和腑的关系，少阴是肾，其腑太阳，是膀胱；厥阴是肝，少阳是腑，是胆；太阴脾，对到阳明是胃。相对的是脏腑的本气，如果是厥阴肝，风就是它的本气；少阴肾，热就是它的本气；太阴脾，湿就是它的本气；阳明胃，燥就是它的本气。六经传变就是本气的传变，其中的变化就是中气，中就是它相对的腑，为中气，标就是它自己本身，风的标就是厥阴。所以，图4-1表明了《伤寒论》所说的这几句话。对这几句话，用郑钦安的话来说，是"少阴一经，以热为本，太阳为中气，少阴为标"，这就通俗化了。

图4-1表明了《伤寒论》本、标、中气的关系，这在《素问·六微旨大论》中专门讲了的。这张图主要表明的是阴阳的关系。我们从天、地，以及与人体的关系结合起来考虑阴阳。不要只讲人的内外是阴阳，人跟自然界天地阴阳有密切的关系，更是阴阳关系的根本。

图4-1是可以旋转看的。一定要把司天和在泉弄清楚，司天和在泉存在着互相颠倒的关系。比如，厥阴是巳亥年，少阳为在泉，反过来，寅申年是

少阳司天，厥阴在泉为助。本气、中气和标气也有互相颠倒的关系。少阴之上，热气治之，中见太阳，反过来，太阳之上，寒气治之，中见少阴，这时少阴就成了它的中气了，互为中气。所不同的是，标本中指的是脏腑的关系，表里的关系；而司天在泉是指的一阴二阴三阴、一阳二阳三阳相对的关系。厥阴是一阴，少阴是二阴，太阴是三阴，所以厥阴和一阳的少阳相对，少阴与二阳的阳明相对，太阴与三阳的太阳相对。阴阳分一二三的多少相对，来指司天和在泉，这两个不要弄混了。其他的都可以看懂。凡是《内经》上说的"之上""在上"，都是指司天，"在下""之下"，都是指在泉。

郑卢医学中对《伤寒论》三阴三阳理论思想在实践中的理法应用，就融汇了司天在泉的思想。

3. 天地阴阳和人的关系

《内经》所讲的"东方生风，风生木，木生酸，酸生肝，肝生筋，筋生心"，这些全部连成一个整体，肝是什么？在天就是风，在东方就是春，在卦就是震巽，在五行就是肝木，这样就把天地人紧密联系在一起了，并且把《易经》的思想也联系在一起了，所以我们治病必然要考虑所有的这些关系。比如说，现在是夏天，卦为离，是南方，脉洪则是正常，也就是说，夏天的脉稍微有点洪大并不是病，相反，脉沉下去了，那就可能是病。所以，诊病就要与季节联系，夏天是心脉主事，就宜洪。到了秋天，肺脉主事，有点毛是正常的，冬天就宜沉，春天就宜弦，有了弦象并不是有病。反过来，现在是夏天，如果整个脉都有弦象，那可能就病了，什么病？肝有病。我们以脉为主，与四季联系考虑，但并不是死套季节，夏天就吃夏天的药，如果脉弱了，还是要扶阳、护正。只有那种潜伏的脉象——紧而急，就是真热，有了真热的脉象，一年四季不管春夏秋冬，我们都不能用姜、桂、附。舌头不干，润的，夏天照样可以用姜、桂、附。所以，我们是从诊断出发，不论什么季节，都要结合阴阳的变化来进行辨证。脉象会随季节出现变化，但是人体阴阳变化的表现要从实际来认定。

4.《伤寒论》所说的肝病的情况

我们怎么样来理解厥阴肝木，刚才已经讲了，首先要理解这个理论的本原。理论的本原，就是我们刚才讲的震卦和巽卦，以及《内经》所讲的三阴三阳六气，五运之气与人体的关系。这个一定要理解。《内经》中所谓的"东方生风，风生木，木生酸，酸生肝，肝生筋，筋生心，肝主目"都是由这个理论本原而产生的。有了这些理论，我们就不能治肝炎就只是去消炎，还要认识到肝与肾、心的关系。

前面已经讲过了，厥阴提纲病情的二十四个字"消渴，气上冲心，心中疼热，饥而不欲食，食则吐蛔，下利不止"，这其中核心的问题是什么呢？就是一个寒热杂聚的病。这个提纲还不是完全的论述，只表明了要点。这个要点是讲的厥阴病的病情，厥阴为木为风，木气是足厥阴从下往上走的，如果木气盛，脾土虚，就可能木克土，与太阴脾土就有关系，就会伤脾，所以就会饥而不欲食，并且下利。所谓的饥而不欲食，就是木气克土所致。那么热是哪儿来的呢？厥阴的热，手厥阴心包经就是主热，心包经就主火，厥阴肝经是风，风火相合，风愈大，火愈热，所以就会热。所以，这是个寒热相杂的病。在《伤寒论》中就用当归四逆汤、乌梅丸这类，我们在治这类病时不用这些药。后面在卢铸之的法里要专门讲，专门讲讲卢永定对肝病的治疗，这里就不讲了。

厥阴证除了经病之外，还有三种病，纯阳证、纯阴证、寒热错杂证，我们要辨证。所谓纯阴证，就是完全是以风为本，客邪从标而化；如果是纯阳证，就是客邪从中气而化，少阳胆经属火，所以称纯阳证，热证，就发热；阴阳错杂，就是标与中同病，相夹杂。这三证，要简单点看，就看郑钦安对厥阴证的论述，里面很简明，用什么法就明确了。如果要一条一条去看，就可以翻《伤寒论》或者《伤寒恒论》。这个不需要去费那么大的劲儿了，郑钦安的《医理真传》中有厥阴论，好好看一下就理解了。

下面研讨的几点，并专门列出如下资料，都讲的是厥阴证的死证。

（1）伤寒六七日，脉微，手足厥冷，烦躁，灸厥阴，厥不还者，死。——《伤寒恒论·厥阴上篇》之十四，《伤寒论》原文第343条

郑论：脉微而厥，乃阳衰阴盛之征，迫至烦躁，上下有不交之势，灸厥阴（厥阴经的穴位，如气海、丹田等），原正所以扶阳御阴也。阳回即生机，不还即死机，不易之理也。

重善释注："阳回即生机，不还即死机，不易之理"。卢铸之说："人生立命在于以火立极"，"火"乃离（☲）火和坎（☵）中真阳。坎离既济（䷾）则有"人生立命""以火立极"之本源含义。䷾，阴在阴之正位，阳在阳之正位，且阳居"九五"之尊，统领全身，故此"火已立极"，人之生命也必能立。今言"脉微而厥，乃阳衰阴盛之征，迫至烦躁，上下有不交之势"，已坎离不能相济，上下不能相交。其离在上坎在下则为未济（䷿），九五之位为阴

所居，君位阴盛，且阴阳均不在位，故人之生命已无生机，处于危重之际，若扶阳，阳回正位，坎离既济（☲☵），生机存，则可不死。故若遇此证，应全力"回阳"，用大剂量四逆汤、四逆白通汤以避免一"死"字为要。四逆白通汤即附子80~90g，炙甘草15~20g，生姜80~90g，葱白3~5根。这里专门列出四逆白通汤法，为免与《伤寒论》的白通汤混淆，《伤寒论》的白通汤就是附片、姜、葱白，临床上我们用了四逆白通汤，有些很危急的病人都缓解了。

（2）伤寒，发热，下利，厥逆，躁不得卧者，死。——《伤寒恒论·厥阴上篇》之十五，《伤寒论》原文第344条

郑论： 发热、下利，乃阴阳欲脱之征，何也？发热者，阳竭于上也；下利者，阴竭于下也。其人苟未见厥逆、躁，尚未得以脱论，此以断为脱者，正于厥、躁论之也。

重善释注： 此乃伤寒之重证、危证。阴阳欲脱证候已现，病已至此，应挽救其生命于万一。可急用四逆白通汤，阳能回，阴可去，脉可通，发热减，躁亦减，可再服四逆汤加上安桂，阳升，下利可停，再酌情服用附桂姜的其他法。

（3）伤寒，发热，下利至甚，厥不止者，死。——《伤寒恒论·厥阴上篇》之十六，《伤寒论》原文第345条

郑论： 发热、下利至甚，将脱之兆，况加以厥而不回，焉得不死？

重善释注： 伤寒厥阴之证，发热，下利，厥不止，乃阴阳离决之危证，称脱证。若在临床，切勿因"伤寒、发热"而轻易用桂枝、麻黄等法发汗去热，以免过汗而亡阳，死不救。应急用大剂量四逆白通汤，扶阳通脉温经，以缓"下利甚""厥不止"之势。然后视证、热减否，用四逆汤加人参，回阳留阴，使阴阳相合，再可服用四逆汤加上安桂，肾阳起，脾阳升，利厥皆止。经典所论之"死"证，皆可谓"不易之理"，但，人之生命是珍贵的，我们人的心是重善的，若遇此绝证，是"知死不救"，还是"全力转死为生"，应毫不顾虑，要"全力转死为生"。附桂姜法的可靠神力，将充分显示。

（4）伤寒，六七日不利，便发热而利，其人汗出不止者，死，有阴无阳故也。——《伤寒恒论·厥阴上篇》之十八，《伤寒论》原文第346条

郑论： 六七日不利，至发热而利，里已通矣，里通表畅，发热亦是病解之机。但其人汗出不止为可虑，可虑者，汗出，亡阳，不止，是阳无所附，脱离即在转瞬，不死何待？

重善释注："汗出亡阳"是遇逢此证的要着，在厥阴证，或其他"伤寒证"的立法用药上，均应把握住"汗出亡阳"的"护阳"要着。汗"不止"，若用"人参"留阴挽阳之法仍"不止"，则"阳无所附"，"脱离即在转瞬"。对此"死"危之证，一是，未到"汗出不止"之候，用法用药要慎之又慎，切不可猛浪，用过甚发汗之剂，为去"发热"，而招致"汗多亡阳"之患。二是，发热之证，或汗，或下，或回阳救阴，都应辨证认病准确，视人的身体强弱、年龄老幼、病的新旧而立法立方，但"不可过汗"，"过汗亡阳"始终要牢记。三是，若已"汗出亡阳"，可速用四逆汤加人参，回阳留阴，以极力挽救"阳脱阴失"之危证。四逆人参量均宜大：附片90~100g，炙甘草20~30g，筠姜或干姜70~80g，人参20~25g。若汗稍止，阴有留，阳有附，可逆转其死危之险。但应再服此法，直到热退汗止，再服用他法，如附子理中法，人参、安桂必用。

（5）下利后脉绝，手足厥冷，晬时脉还，手足温者生，脉不还者死。——《伤寒恒论·厥阴中篇》之十三，《伤寒论》原文第368条（注：晬时，一个昼夜之谓。）

郑论：脉绝，手足厥冷，有时脉还，手足温，阳尚未亡也；若脉不还，阳已尽矣，故知其必死。

重善释注：脉，人身气血运行的真实印证。我们常说，诊病"以脉为主"，实为审查人身气的运行状态。气行血行，知气则知血之运行如何。郑钦安论"脉还，手足温者"生，"脉不还者死"。脉还手足温，即脉能正常运行，气行血行，故手足温，此为生之正理；脉不还，即气已不再运行，无气行则血不行，故知必死。由此可知，脉还与不还，乃人之阳气尽与不尽，运行与不运行的根本依据。故审脉时，应慎之又慎，脉弱者必须立即助阳、扶阳，用四逆汤，或四逆白通汤，或附子理中法，或附子法中相应的法。总之重用附子，固阳益阳为要。切勿丝毫迟疑，勿待脉绝，脉不还，阳已尽时，再论生死。我们应牢记仲景、钦安前辈所指出的重证、危证、死证之病理、病因，方能理法相合，明理得法，救危证于万一。不知仲景、钦安之论，则会无知而盲行。深悟、真悟，心中方能无恐有恃，用理用法准确、恰当、无误。

以上摘录数条，以明重证危证之诊断，并释注了"救于万一"之理法。其余论述，请细读《医理真传》《伤寒恒论》，则能明理知法，理深法精。

总的来说，这几条都是伤寒的重证、危证，都当救于万一，只要有一点希望，都要用适当的理法去救。

第四节
郑钦安对肝系疾病的论述

《医法圆通·各症辨认阴阳用药法眼》有一篇文章《肝病筋挛》，今天就把这个简单讲一讲。

肝病筋挛

按：筋挛一证（经曰：脏真散于肝，筋膜之气也。识得真元之气散于筋膜者为肝气，则知凡人病筋挛者，皆失真元所养而致。钦安指出四因，逐层阐发阴阳之理，指点使用仲景之方，皆调燮真元之法，无有不效，可谓神乎技矣。学者细心体会，洞澈源流，治筋挛自有把握），有因霍乱吐泻而致者，有因误汗而致者，有因阳虚失血而致者，有阴虚者。

因霍乱吐泻而致者，由其吐泻太甚，伤及中宫，中宫之阴阳两亡，转输失职，不能运津液而交通上下，筋骨失养，故筋挛作。法宜安中，如仲景之吴茱萸汤、理中汤，皆可与也。

因误汗而致者，由其发汗太过，血液骤伤，火动于中，筋脉失养，故筋挛。法宜扶阴，如仲景之芍药甘草汤是也。

因阳虚失血而致者，由阳气衰弱，不能统血，血亡于外，气衰于内，熏蒸失宜，枯槁渐臻，筋脉失养，故筋挛。法宜大辛大甘以扶阳，如仲景之附子甘草汤、甘草干姜汤皆可服也。

阴虚而致者，由外邪入内，合阳经气化，成为火邪，火甚血伤，筋脉失养，故筋挛。（世云火症，便是阴虚的大眼目，无论何经、何脏、何腑有火，俱要养阴，但非真阴虚也。若真阴虚者，其人元气虚极，不能化生阴液，多系久病，方能致此，十中罕有一生。予故曰：真阴虚者少。）法宜养阴清火，如仲景之鸡子黄连汤，与后贤之六味地黄汤、生地四物汤，皆可与也。

亦有忿怒抑郁生热，热盛伤血，亦致筋挛。须按病情治之，必效。切勿惑于市习通套之用，如木瓜、秦艽、伸筋草、舒筋草、威灵仙、松节、地黄、乌药、羌活一派。不按阴阳病情，往往误事，不可不知也。

这篇文章的含义讲三点。

一、肝主筋真正的含义

首先要弄懂这个筋，筋是什么？是筋膜，也就是俗话说的网油。这个膜字是肉旁，一般认为是月旁，其实是肉旁，表示身体中的部位。筋膜散布于全身，肝的经络与上中下三焦的筋膜相合，上中下三焦布满筋膜。这膜的作用是什么呢？人的真气要布满全身，首先真气就散布在筋膜里，筋膜里的真气与肝气相通，我们一般就称之为肝气。也可以这样讲，就是肝气汇合在筋，充在筋，肝气的盛衰就直接影响筋。如果肝气衰，筋的生长力也就衰，肝气有寒，筋（膜）也会因冷、寒而收缩，这种收缩就可能引起挛病。如果肝气伤了邪热，筋膜就不润泽，不润泽也会引起筋挛。

所以，把这段话的道理归纳起来就是：肝气衰，即肝阳衰，筋膜就无所养，筋无所养，阳气就不能升到心，心没有肝筋所升之气来滋养，心肾就不能正常相交。心肾不能正常相交，诸病因此而生。这就是肝阳、肝气与筋的关系。《内经》云：肝生筋，筋生心，就是指的这个关系。所以，郑钦安在讲肝病的时候，着重讲了肝病的筋挛。现在肝病那么多，有肝炎、肝大等一系列，为什么讲筋挛，这就是原因。

二、筋挛的病分四类

在这篇文章中，郑钦安指出了产生筋挛的原因：筋挛一证，有因霍乱吐泻而致者，有因误汗而致者，有因阳虚失血而致者，有阴虚而致者。大家把这四点弄懂了，就知道筋挛的病源病因。

1.因霍乱吐泻而致者

吐泻可能是霍乱，如为霍乱则是一种传染病。吐泻过后可能会引起筋挛。为什么？吐泻严重会伤中宫脾胃，伤了中宫脾胃，宗气的营养就不可能通过脾的运化输送到全身。胃接受食物，经脾的运化形成精微物质，再与肺气结合形成宗气，脾的功能就是把宗气运输到全身，营养全身。吐泻过后，伤了脾胃，宗气就不能通过脾运化达于全身。宗气达不到全身，自然也不能到达肝和筋膜，于是肝气不畅，得不到滋养，筋膜也就得不到滋养，于是导致筋挛。

明确了这个原因，我们怎么治疗呢？郑钦安指出的原则是"法宜安中"，即安定中宫，这就是法。郑钦安推荐了《伤寒论》中的吴茱萸汤，就是厥阴前篇里的吴茱萸汤，是《伤寒论》中的成方，方为：人参、大枣、吴茱萸、生姜。这里人参量比较大，老秤的三两，我们人参只用到15g。安中的第二个法就是理中汤，理中汤也是《伤寒论》中的，方为：人参、干姜、炙甘草、白术。在这两个方中，吴茱萸是温中的，因吐泻而失去的水分需用人参补中宫。因吐泻而筋挛就是这样处理的。当然，我们怎么解决还有我们的法，这里只是讲郑钦安的原文。

2. 因误汗而致筋挛者

为什么误汗会引起筋挛呢？过汗就伤血，汗和血是一致的，汗乃血之液，误汗就伤血，过汗就伤阳。所以，我们经常都注意发汗的时候是见汗则止，不能过量。过汗伤血，筋膜就会失养，就会筋挛。这就是过汗引起的筋挛。血属于阴，解决误汗而致筋挛的法就是养阴，郑钦安推荐的是《伤寒论》中的芍药甘草汤。此方在《伤寒论》太阳证的下篇，方为：白芍，甘草。这两味药主要就是守中复阳，保护中宫，中能守，阳能复，则阴可滋养筋膜。中宫保护好，阳就能恢复。大家回忆一下，在治病的过程中，往往要加强理中，不仅是筋挛，在很多时候都要用，就是这个道理。

3. 阳虚失血而致者

阳虚则气不能统血，这个道理要懂。因为阳虚，气就不能升，气不能升，气就不能统血。肝藏血，因为气不能统血，那么藏血的功能就弱了，甚至衰了，筋膜就会因此而失养，所以筋挛。

郑钦安提出了治疗的方法，法宜大辛大甘的扶阳之法，推荐的方是《伤寒论》的附子干姜汤，此方在太阳证中篇，方为：附子，干姜。因发汗过多伤了元气，用这个法就能够恢复。这个法本身在《伤寒论》中，就是因为太阳证有时候出汗或发汗过多，伤了元气才用。在这里，郑钦安提出失血也用这个法，为什么？因为血汗同源，汗流多了伤血，阳虚也会失血。所以，郑钦安就提出了这个法。附子扶阳，干姜温脾，阳扶起来，脾又能温暖，脾就能够统血，失去的血就可以得到补充，血液得到补充，肝就有血可藏。肝所藏之血充分了，那么筋膜就能得养，筋膜得养，筋挛自己就好了。

郑钦安提出的第二个方是甘草干姜汤，此方在太阳证下篇，就两味药，炙甘草，干姜。此方在《伤寒论》中是解决烦躁、大逆的。郑钦安用这个法，就指明厥证有热厥和寒厥之分，炙甘草和干姜用来治厥证，不是热厥才能用。郑钦安非常明确地指出来，寒热要分清，正确地辨别寒热，辨别阴阳，才能正确地用药出方。一般说来，寒就是阳虚，热就是阴虚，但是我们判断是阴虚热还有个重要的标准，即所谓真热，它不是一般的表皮热，一摸热热的，而是越摸越热，有炙手的感觉。

4. 阴虚而致肝病痉挛

一般说来，这是因外邪入内所致，外邪侵入阳经，就成为火热。在三阴经三阳经中，若外邪侵入阳明经，就会化燥，侵入少阳胆经，也会发热。外邪侵入阳经变成火热邪气，这种邪气会伤血，血一伤，筋脉失养，所以筋挛。并不是外邪侵入哪里都会筋挛，外邪侵入太阳经是寒证，不可能筋挛，侵入属于阳经的地界就转变成火邪或者热邪，这个热或者火就伤血，血一伤，筋膜失养，就筋挛。

治法就是养阴清火，郑钦安推荐了《伤寒论》中的鸡子黄连汤，此方在少阴后篇，鸡子就是鸡蛋（只取蛋黄），他还推荐了黄连阿胶汤（黄连、黄芩、芍药、鸡子黄、阿胶），一共推荐了两个方子。鸡子黄连汤和黄连阿胶汤的区别就是有没有加阿胶。当少阴证（肾）治疗三日以上未愈，心里烦躁，不能卧，就用这个黄连阿胶汤。郑钦安对此评说：病人真阳素旺，当其客邪侵入后，就从阳化，而变成热，少阴本身以热为本，太阳为中气，少阴为标，所以这种人容易发热。热盛就亏血，心为血之府，所以心烦。心烦，肌肤干燥，小便短，喉咙痛，筋膜失养，所以要养阴才能治愈。

郑钦安对肝筋挛集中讲的四个原因和治法，都是用了《伤寒论》的法。

三、辨证认病要准确，把握好阴虚阳虚

最后我们集中归纳一个要点，就是辨证认病要准确，把握好阴虚阳虚。如果是阳证（即阴虚），就要用滋阴的药；如果是阴证（即阳虚），就要用扶阳的药，附片、干姜、甘草等。所以一定要辨清是阴证还是阳证，一定要明理得法，每一个证，为什么会引起筋挛，道理今天都讲了，这样我们才学得懂。我们今后真正开始治病了，都要明理得法，还要举一反三。失血、吐泻会引起筋挛，那么其他病呢？为什么呢？基本问题还是伤了阳。

现在再补讲两点。上次讲《伤寒论》举了几条，我都注释了，还有两点我

要特别讲一下：

一是，《伤寒恒论·厥阴中篇》之十三中有这么一段话："下利后脉绝，手足厥冷，晬时脉还，手足温者生，脉不还者死。"就是说服药一个对时后，手足不温就死，手足温暖了就生还，这里还有一个关键就是脉，不但要看手足温不温，还要看脉还不还。所以，大家在诊病的时候，一定要注重脉。脉是人身气血运行的真实印证。所以，不管什么病，包括肝病，一定要把脉掌握好，如果脉的运行都绝了，或者很弱了，就很成问题了，此时有死的可能，也有生的可能。生与死就在服药后一个对时脉还不还，回不回过来，如果回过来，手足也就温过来了。为什么呢？脉还血液循环，则生，如果脉不还，则死。所以，审查人身气的运行是切脉的主旨。气行血行，知气则知血的运行状态。

二是，要提出关于出汗的问题。《伤寒论》中说到，如果是厥阴证七日还不利，发汗，发热，其人汗出不止者死。这就是汗出亡阳或者大汗亡阳，这种情况不仅在厥阴证中，其他病也要注意，汗引起了亡阳，就成了死症。我们在临床中反复强调，需要发汗的病证，必须发汗，心口、背心有黏汗则止。不发汗，寒出不来，病就好不了，但是，要适可而止，特别是病已经很深和体质弱的，对这个"汗"字要非常重视。重视汗，就是重视不要伤阳。

郑钦安讲病里面也讲到脉和汗的问题，所以我再把上次学习的《伤寒论》两条，结合这两个问题，补讲一下，请大家引起重视。

第五节
卢铸之对肝系疾病的论述

前面讲的都是理论，现在讲讲卢铸之的病例，是理论和实际结合起来讲。我下面要讲的两个病例是黄疸型肝炎和慢性肝炎，都是卢铸之亲自诊断治疗的。在写病历的时候，他记录了诊断、处方和方解以及病愈后的结论。这些病例是卢永定直接传下来的，当年他把原本给我们抄写。这个经卢永定传下来的原本就是大家都很熟悉的卢铸之《卢氏临证实验录》。我们通过学习这些病例医案，主要是学习领悟卢铸之的医理医法。

在这本《卢氏临证实验录》中，卢铸之写的是 1956 年秋季，当时我还在部队上。1949 年末或是 1950 年，我跟他们分手去了部队，1950 年的时候我还见了卢铸之一面。这些医案已有一本书，现在我还是把卢永定传下来的原件，传我抄写的，转传给大家学习。现在，我只是选了一些主要的，并结合病讲讲要点，从讲的要点中领会卢铸之的医学思想。其实，卢铸之医学思想就体现在他的这些论述中，体现在他结合实际的结论上。

这本医案我是经过了反复考察的。我是 1971 年开始在卢永定那里学医的，学到第四年的时候，老师才开始叫我抄这些医案。当时，我一边上班，一边学医，还要抽空抄写医案，抄了那么厚厚的一本，这本原件都还在。为什么学了四年，才让我抄医案？老师说，你学了那么久了，脉也懂了，也开始跟随老师看病了，所以说，你现在可以抄了。现在，你们有些人很急，都想要这些医案，你没有学到那个水平，拿去之后也只能背方子，只能背方子是没有用的。今天，我讲这个是告诉大家，不要去背他的方子，而是要如卢铸之在《卢氏临证实验录》序言里所说的第一句"医必先明理法，然后再言方药"。他在序的结尾处，又重复了这层意思。我为什么要讲学医的经历，为什么要传这个序，目的就是，学医一定要懂理法，只有明了理法，用药才准确，才不致误人。他希望大家切记此言。这篇序中，还讲了他如何刻苦学习理法的经历，在颜龙臣那里学了 10 年，在郑钦安那里学了 3 年，回来后，颜龙臣让他闭门再学 3 年，这就 16 年，还不够，又让他去尝药制药，又是 1 年，一共 17 年。就这样 17 年下来，他自己在序言中说了，来看病的人络绎不绝，但每遇病人都要去问老师颜龙臣。有这样博览群书、跟师参学的经历后，他还能以认真严谨的态度对待病人，能随时请问老师，最后的结论就是"医必先明理法"。

先明理法是件不容易的事儿。这一次我给大家讲了《内经》中的几篇文章，大家听懂了没有，我现在都还不知道。阴阳究竟是什么东西？大家在理上明白了没有，我也不知道。比如，有的人就认为司天在泉讲得太死了，不合理，就不学它了。如果你把这些理与《伤寒论》认真联系起来看，就可以明白《伤寒论》的理论就是从司天、在泉、《内经》的本中标这三个理论发展起来的。司天在泉六年一循环，卢永定说，它可以六个月一循环，也可以六日一循环，《伤寒论》讲的就是六日一循环。阴阳六天一变，就是从这个思想来的。我们学理，学思想，你要怎么把理与实际结合，怎么发挥，那就是看你对理的理解程度了。所以，我讲这个问题就是要大家从理上弄懂，阴阳究竟如何？天怎么样？地怎么样？自然界怎么样？人体怎么样？人体跟天地自然界怎么结合？为什么天地之气会变成邪气侵入人体？所以，我们学习卢铸之医学，一定要懂理明法。卢永定传给我这个原本过后，我觉得，其中的理法只要大家理解了，能正确地运用，用之则灵。有时候我遇到疑难不懂了，就回忆老师讲的，把这本书翻出来，从中去明理明法，因为病情都不一样，套方是套不成的。

我在卢永定老师那里学了 15 年，学的什么呢？就是理、法、实践、应用，然后再去学医理，再去读《伤寒论》《内经》，跟一点儿实践都没有的完全不一样，也跟那些有套方套法思想的完全不同。我们有卢老师指导，又经过多少年的实践，再来看《伤寒论》等就不一样。现在大家通过学习，已经具备了郑钦安、卢铸之的阴阳辨证、立法处方的思想基础，为什么？因为，我是把它归纳了讲给大家的，缩短了大家学习的时间。你们再去看《伤寒论》，就完全不一样，大家自己去体会。如果原来看过《伤寒论》，看过《内经》的，你们回头再去看，理解就完全不一样。你所理解的就是经典里面正的、纯的东西，而不是一般化的东西，并能够从自己的理解中形成理法的系统。请记住我这句话。现在，你们是不是也已经把理和法形成了系统？形成了体系？如果有了系统的概念，你们就大胆地去用，这时治病就非常清楚，不会含糊。明了理法、得理得法后，治病就有理法的依据，就不致误人。也正是因为这个，所以我就尽量把卢铸之医学最正纯、最核心的东西都讲给大家。这些正纯、核心的医道，要经过你们自己的理解和体悟，变成你们自己的东西，这样才能将郑卢医学真正学到手，学到家。

一、卢铸之的病例

1. 黄疸型肝炎

陈某，男，10 岁，住黄瓦街 41 号。

病状： 右边胁腔内痛，白眼全黄，卧下则黄色暂减。西医检查为"肝炎"。大便白色。

诊断： 此病之治注意扶持稚阳。肝胆乃人之枢纽，生机在焉。脾为人身变化，化机存焉，此子正过初八，二八未至，生化之机加紧扶持，是少阳迎接少阴微阳之始，脾胃肝胆肾正需要微阳，以助生化之机，余今用此拨开生化道路，使微阳上通于天，交达四旁为要。

初方： 桂枝尖 18g，淫羊藿 15g，茅术 15g，厚朴 12g，麦芽 15g，青皮

12g，松节 18g，法半夏 12g，炙甘草 6g，生姜 30g。

方解：用桂枝化太阳之气，使气机交于肝胆，两木得其润泽，木调而火可得其来源，水火木三者交调，气血自然交养，一切燥热消化。用淫羊藿再交阴阳助土以护木，木更畅旺，二火易生，气血易长，而筋络肌肉柔润自然。借茅术泻土之湿，土之运行得力，生金之气必富，肺更得其清。厚朴、麦芽降胃疏肝，木土相调，克制变旺。青皮、法半夏降胃逆理肌肉，胃空而肌肉通调，无束缚之害。松节通骨节，使筋络与骨节相联，气血之往来无阻，营卫之交合必畅。生姜通神明，心君之火易于照临，相火接天之阳，木土火旋转于中，五脏六腑常常温暖，无凝滞之害。甘草奠安中宫，四旁可达，生机化机必成自然。

二方：桂枝尖 18g，淫羊藿 24g，茅术 15g，砂仁 12g，麦芽 15g，青皮 12g，西茴 15g，秦归 12g，炙甘草 9g，生姜 30g。

方解：用砂仁纳五脏之精气归于脾肾交纳之中，西茴理脾通肝，使土木无争，四旁更能协和。

反应：服后右胁痛已减，大便转黄。

三方：天雄 60g，淫羊藿 18g，茅术 15g，砂仁 12g，桂枝尖 15g，麦芽 15g，西茴 18g，秦归 12g，炙甘草 9g，生姜 30g。

方解：用天雄暖肾水，水温阳随，气机而升，脾肝受益，心肺都得其养，意在扶持生机无阻塞之态，化机亦随之而运。秦归润木清风，木静而风息，根本枝叶自然畅茂，二火得明得位，一切阴凝无不消化。

反应：腹不痛了，饭也吃得了，大便正常了。

四方：制附片 60g，桂枝尖 18g，贡术 12g，砂仁 12g，秦归 12g，泡参 18g，补骨脂 18g，麦芽 15g，炙甘草 9g，生姜 30g。

方解：用附子壮火源益水主，使水火交济，化精化气，五脏六腑均得其养，痛即自消，凝即自解。贡术崇脾土安四旁，运化不息，天行亦健。泡参滋肺液，化源润下无缺。补骨脂滋肾精，精丰而气足。得桂、附、姜之化运，大气乃能升举，生机必然丰富，一切阴霾化为乌有，元阴元阳自然相和无间，是强生机之妙用也，化机亦能听令，上下内外都成泰和之春，稚阳逐渐养成太阳之体，为扶小人生化之旨归也。

反应：腰腹均不痛了，每顿能吃一碗干饭，又能睡，大小便都正常。

五方：制附片 60g，贡术 60g，砂仁 12g，淫羊藿 30g，安桂 12g，补骨脂 18g，西茴 18g，厚朴 12g，炙甘草 9g，生姜 45g。

方解：用安桂即牡桂也，与桂枝稍异，桂枝化太阳，起太阳之力，安桂温血，使血液得温而行，气血易于交护濡润，脏腑得其刚柔相济之能，是与前药一起扶助先后生立之用。

总结：此病之治，不注意"肝炎"二字，重在稚阳，稚阳者平旦之阳也，沐后之日也，凡平旦初升，濛雾四周，阴气未散，阳气未充，名曰少阳之初。小子正合其宜，治之借水中微阳，交于木，木得微阳之温，由震而巽，巽，风也，震，雷也，雷震而风动，风行而阳流，阳流而濛雾之气化浓为淡，是阴降而阳升，阳升而气充，稚阳可成太阳，更能由离而中天，凡天覆地载均皆温暖，人体亦由此成生成化。小子正发育之期，生数未全，成数不足，助生即是助长，生长收藏在焉，期童年而壮而长，必在此生化之机为始，凡一切剥削之品，不可轻试。慎之，慎之。

2. 肝炎

杨某，女，25岁，住汪家拐21号，张成盆介绍。

病状：西医检查说是肝炎，服药未效，又经成都有名中医治疗三月之久，亦未见效。右胁下，疼痛甚，少腹冷，月经来时亦是冷的。

诊断：此病是血气不和，血中寒湿凝于脾脏，于是运化乃乖，化源不畅，肝无以养，血滞难流，木不润泽，屈直不利，胆之传变化火不足，镇摄失职，生机化机更难调达。西医认为肝炎，某中医亦然，用清凉之品意在消炎，百余剂未效，乃转卢老师处。余细考之，尺脉沉紧，下元虚冷，已成带下，月信久滞，食欲减少，精神疲惫，亟宜暖土热水，气化上营，使肝木润泽，乃能条达，木畅而土和，土和而金生，金生而水壮，水精四布，精血乃生，脏腑得养，气机自然畅通，带下虚冷一切化为乌有，经调而子孕，是为治此病之要诀也。

初方：制附片60g，朱茯神15g，茅术12g，西茴15g，砂仁12g，厚朴12g，淫羊藿18g，炙甘草6g，生姜45g。

方解：用朱茯神养心宁神，移火于木，肝肾乃交，膀胱得利，决渎乃行。气乃升，上焦成雾，中沤得沸，土木无争，金水相生，肝郁乃解。然后用附子壮水主、益火源，使水火交济，升降无阻。茅术泄湿燥土。茴香醒脾调肝。淫羊藿交济阴阳。砂仁纳正御邪，使正气复而邪消。厚朴降胃逆归于决渎，小肠膀胱相交为用，太阳少阴两相通调，阴随阳化，气血交流于百脉经络之中，滞气化为乌有。炙甘草暖脾伏火，肝肾更期有用，一切滞凝易消。生姜引君火照临于下，与相火交相（相交），内外一切阴霾次第而解。

二方： 制附片 60g，朱茯神 15g，茅术 12g，砂仁 12g，秦归 15g，西茴 15g，吴茱萸 12g，炙甘草 6g，生姜 60g。

方解： 加吴茱萸辛温行气、化滞行瘀，使气通而痛解。秦当归清风润木，使木静而风息，上下均不相扰，脾胃之收纳亦成自然，化源与运化亦期交合。

三方： 制附片 60g，五灵脂 18g，茅术 15g，公丁香 12g，益智仁 18g，砂仁 12g，桂枝尖 24g，炙甘草 9g，生姜 60g。

方解： 用桂枝拨开太阳道路，使阳升而阴降。五灵脂扩开胃囊，使脾胃互相运化。公丁香化滞机，宽膜原。益智仁温脾暖肾，肾与心智相互为用，水火得其济矣，滞机得其化矣，胀痛得其解矣。

四方： 制附片 75g，秦归 15g，贡术 12g，砂仁 12g，西茴 18g，泡参 18g，上安桂 9g，炙甘草 9g，生姜 60g。

方解： 用泡参益化源，润肺络，引气与血相和。加安桂温血热肉，使气血交往不息，脾肝均不相侮，胀痛发燥自然消化于无形，任太盛，经信如期而至。

反应： 服前方，口微干，午饭后心下的包痛。

五方： 制附片 90g，朱茯神 15g，广木香 12g，砂仁 12g，五灵脂 15g，公丁香 12g，枣仁 15g，良姜 18g，炙甘草 9g，生姜 60g。

方解： 加枣仁扶助心脾，安定魂魄。佐良姜、广木香行气开滞，阴阳来往之机自然活跃，一切胀痛解，眠足食化。

六方： 制附片 75g，官桂 15g，吴茱萸 15g，公丁香 12g，茅术 15g，菖蒲 15g，法半夏 15g，西茴 24g，炙甘草 9g，生姜 60g。

方解： 用官桂再理肝脾，生机化机更循自然。菖蒲引心包之传达交于脏腑百脉，上下内外六合即可同春。法半夏降胃逆，使胃健而脾运，气血易生，精髓易壮，神经都得其养，助成刚柔相合，天地则成泰矣。

反应： 月经来了，肚子痛，经水黑色，很少，头部出汗。

七方： 制附片 90g，桂枝尖 60g，安桂 12g，筠姜 60g，吴茱萸 15g，川芎 15g，生蒲黄 18g，炙甘草 9g，陈艾 6g，煨姜 60g。

方解： 斯时五行之化机已动，生机已萌，正气已复，邪气欲遁。用筠姜拨开肝胃之枢纽，川芎行气中之滞，血中之凝，蒲黄化纤维中之瘀留，陈艾解维脉之胶滞，与姜、附、桂并进，阳行而阴消，正复而邪化，气畅而痛除，引浊物而精窍尿道两分，误期子宫之污留乘机而扫尽。

反应：各病已去三分之二，吃饭增加。

八方：制附片 90g，北黄芪 30g，吴茱萸 12g，益智仁 24g，秦归 18g，砂仁 12g，桂枝尖 30g，炙甘草 9g，煨姜 60g。

方解：加北黄芪于温化药中，引肾中微阳由中而上，上能润，中能和，上中交和，五液流通，脏腑都成润泽，筋络骨节均得营卫交护，正易复而邪易消，月信照常，生育易萌，是为强助生成之妙用。

反应：饮食睡眠已好，右边乳下还作痛。

九方：制附片 90g，秦归 24g，筠姜 60g，砂仁 15g，北黄芪 30g，桂枝尖 45g，公丁香 15g，延胡索 15g，炙甘草 9g，葱白 7 根。

方解：用延胡索驱蕴瘀，葱迎气血，使气血追逐瘀蕴，随决渎化为尘氛而出。

十方：制附片 120g，北黄芪 60g，贡术 18g，砂仁 18g，秦归 24g，胡芦巴 60g，广木香 15g，菖蒲 24g，炙甘草 9g，煨姜 90g。

方解：加胡芦巴温肾温脾、生精生液，使女子之癸得桂、附之辛温，随气机生长收藏之道归于雾露沤渎之中，化源运化更不停息。

反应：月经来。

十一方：制附片 90g，茅术 15g，炮姜 30g，南藿香 15g，秦归 15g，砂仁 15g，蒲黄 18g，川芎 15g，炙甘草 9g，生姜 60g。

方解：此时痛后经行三度，恐气机又有不顺畅之处，用南藿香导化瘀循行无阻，引辛温扶正易复。

反应：月经尽，各病消失。

十二方：制附片 120g，北黄芪 60g，贡术 18g，砂仁 15g，泡参 30g，桂枝尖 60g，当归 18g，西茴 24g，炙甘草 9g，煨姜 60g。

总结：此病原因乃气郁与饮食精血裹聚，日久酿成精不化气，气不卫外，血不营内。女子月事宜信，今不信者，由此而阻，久久气血衰少，生化乖谬。凡女子月信衍期，又非孕育，心绪自然不安，郁结加剧。二者不用疏理气机，不助生化之能，以一炎字谬甚。炎者，二火相重，中无土木之交，气血循何而至上，下何从而照，阴阳何从而变，反用清凉消炎，火灭水冷，气滞血凝。故云，热则行，冷则凝。语虽寻常，至理甚精。《内经》云：阳生阴长，生化无停息之时。如此看来，火为人身立极之本，消阴生阳之用。人身如上火不明，下火不位，脾胃之收纳消磨必停，上之雾露不降，中间莫有润泽，一切虚燥从何而消，一切滞机从何而化。余虽鄙，用益火源壮水主，水火本生人之妙品，总要用之适宜，取之得当，配之成方与情理法相合，全身内外百脉筋络脏腑阴阳丝毫无阻，是为用法立方之大原则也。

二、卢铸之的三个重要指导思想

现在结合病例讲一讲卢铸之的三个重要指导思想。

1. 治肝炎不在肝炎二字，而是在扶助阳气

我们看第一个病例。卢铸之很明确地讲，肝胆乃人身枢纽。这个病人只有 10 岁，所以，卢铸之在结论中说："此病之治，不注意于肝炎二字，重在稚阳。"如何理解这句话，我们从三个方面来讲。

（1）理解什么是稚阳

卢铸之在总结中说了：稚阳者，平旦之阳也，沐后之阳也。平旦之阳就是早上才天亮的太阳；沐后之阳，中国人认为大阳是从大海中升起来的，如沐后升起。总之是说，早上刚升起的太阳就是稚阳。这个稚阳的特点是什么呢？"平旦初升，濛雾四周，阴气未散，阳气未充，名曰少阳之初。"这个少阳不是指三阴三阳中的少阳，而是指才开始之阳。明确了这个稚阳，那么对于幼年，也就是男孩子 16 岁以前，女孩 14 岁以前，即太冲脉盛之前，都认为是稚阳之气。这时不仅是治疗肝病，治疗其他疾病也一样，重点都要本着扶助稚阳。这与《内经》所说是一致的，即"丈夫八岁肾气实，发长齿更；二八肾气盛，天癸至"，"女子七岁肾气盛，齿更发长。二七而天癸至，任脉通，太冲脉盛，月事以时下，故有子"。此时之稚阳，最重要的是阳气不充、肾气不盛。

肾气不盛，那我们的立法用药就提出了一个扶阳的问题。这个时候扶什么阳？扶稚阳。阳虚了，人人都需要扶，但是对小孩子的扶阳就需要注意了。扶稚阳是卢铸之提出的一个理念，实质上也是卢铸之医学治病的一个核心思想。很多人认为小孩子不需要吃附片，你们要从这样一个历史背景来理解他提出扶稚阳的意义。就如这个病例，得肝炎后，必须扶稚阳，这就是从实际出发，从实际的本原出发，立足实际来治病。这是一个很重要的思想。

另外，我顺便讲一讲，现在很多人都认为孕期不能吃热药。孕期该吃什么呀？凉寒药。这是普遍观点。我们恰恰相反，有什么病就该治什么病，孕妇更应当扶阳，扶了阳母亲身体健康，小孩才健康。很多怀了孕的，我们照样用附片，服后孕妇身体好了，娃娃身体也好。这都是事实。所以，这跟稚阳理论是一样的，在卢铸之医学思想里，一个稚阳问题，一个孕妇照样要扶阳的问题，这是两个很大的问题。这里，就要把稚阳问题理解了。

（2）理解如何重在稚阳

我们怎么样做才算是把重点放在稚阳，而不是一般地泛泛而谈？从卢铸之的理法来认识这个问题，就是"拨开生化道路，使微阳上通于天，交达四旁为要"。这就是重在稚阳的做法。这三句话很深刻，也很深奥，大家要好好去理解。接着他说："治之借水中微阳，交于木，木得微阳之温，由震而巽，巽，风也，震，雷也，雷震而风动，风行而阳流，阳流而濛雾之气化浓为淡，是阴降而阳升，阳升而气充，稚阳可成太阳，更能由离而中天，凡天覆地载均皆温暖，人体亦由此成生成化。"这就把治病的指导思想提出来了。最后得到治疗的结论就是重在稚阳的思想，不仅是重在稚阳，也是重在扶阳的思想。

这段话中，有几个问题大家要理解透。一个是"拨开生化道路，使微阳上通于天，交达四旁"——什么是生化的道路？生化的道路就是指生之化之的运行道路。生，指人生命的活动、生机、机能的活动；化，就是转化，五脏的转化，阴阳的转化。这个运行的道路就是生化的道路。我们人的生命活动依赖于人的元阴元阳，这个元阴元阳郑钦安称为太极，太极在母体称为原始太极，出生之后，称为人身太极。为什么用太极来比喻元阴元阳？因为太极本身是运动不息的，阴阳也是在不停地运动转化。这种运动实际上就是阴阳不断地在运行转化，也就是人生命在运动，所以我们称生之，化之，就是阴阳在不断地变化，这种变化，除了元阴元阳的运动而外，还有五脏的运行。五脏的运行也是在不断地变化，也就是五脏相生相克相制化是在不停地运动变化。这就形成了我们人身的"生"和"化"的运动。所以，阴阳五行的运动，都是元阴元阳作为主导的运动。

中医是研究活体的人，也就是阴阳、元阴元阳和人的肉体结合后所产生的运动的个体。如果，我们的元阴元阳不存在了，先天不存在了，只是一个躯壳，那么全身的阴阳就不存在了，五脏的运行也不存在了，人的生命也就不复存在。举个简单的例子，死了的人，按他的穴位是没有反应的。中医认识人体与西医不同，它认为只有在元阴元阳不断生之化之的前提下，生命才有运动，才有人身阴阳的变化，手脚十二经络的穴位才有反应，这些都是阴阳不停运动的反映。

所以这里，我们重在稚阳，就是拨开元阴元阳的生化道路。拨开之后，使微阳上通于天。微阳，就是因为很年幼，肾阳很弱。微阳这个说法，在卢铸之的其他著述里面也出现过。比如说老年人，身体弱的，他也用微阳这个概念。拨开生化道路，使微阳上通于天，天是什么？心、肺，主要是指心。通心之后，元阴元阳之气才能到达四旁。为什么称为四旁？我们讲八卦的时候，大家知道上离下坎，左东肝，右西肺，中间脾，这就是人的全身。五脏统帅全身，所谓通达四旁，就是首先达到五脏，然后通过五脏统帅全身。所以，关键是在拨通生化道路。

通于天是什么意思呢？就是指肾中的阳能够运行，简单说来就是心肾相交、坎离既济。肾中之阳是生化的根本，也是生化其他脏腑之阳的根本。所以，这里才强调要使微阳达于四旁。这是一个根本。肝气的正常运行是肾阳能够升于天、升于心的保证，从而使全身都能得到阳。所以，肝是全身上下的枢纽。

阳能生，必然要转化；精生了，也要化为气，气化了，才能通达全身，这就是根本的归纳。所以《伤寒论》全书都是讲"气化"二字。这里治肝病，也强调拨开生化道路。无论何人、治何病都需要拨开生化的道路。这就是从一个病例所联系到的医理。

这里所讲的就是，将潜于水中之阳，即坎中之阳上交于木，木得阳之温暖，由震而巽。"天三生木，地八成之"，震卦在东，巽卦偏东，在人身为肝。震为雷，巽为风，卢铸之把这个含义引用过来，雷震风动，阳就流。这里有什么含义？震在东方，是春天，是雷，是春雷，春雷一声万物兴。巽为风，风动也是指春天的微风。只有春天来了，一声惊雷，万物复苏，春风的温暖，又使万物生长，这个时候阳就容易流动。所以，卢铸之就借八卦震巽之意来说明治肝病重在肝阳，为什么？因为它是震卦和巽卦，肝也属于春，需要春的温暖，需要春雷的震动。

紧接着说，阳流而濛雾之气就化浓为淡了。人年幼之时其稚阳是模模糊糊的，被阴气所笼罩，重病和老年人也是如此，都需要阳流而使濛雾之气化浓为淡。不仅是幼年，治重病、年老体弱者也要注意这一点。只有把阴气化了，使其阴气能降，阳气能升，气才能充盈，此时稚阳（也就是弱阳）才成为太阳。所谓太阳，是指阳很明朗了，在少阳、阳明、太阳中，太阳是最光明、最热、阳气最盛时的阳。所以，肾中之阳要上升，上升过后要交于木，木就是震巽二卦，此时才能把肝病治好。这个观点，与一般的用消炎清热解毒的法治肝病，迥然不同。所以，在理论上，卢铸之将《易经》《内经》《伤寒论》都贯通后来讲肝炎。

（3）理解如何立法，用法来落实重在稚阳

这个结合病例讲三个小点。①每个法、每个方都重在稚阳。从初方开始，用了桂枝化太阳之气，使气机交于肝木，肝木得其润养。用桂枝法也同样是重在稚阳。到最后的方，每一个方都是重在稚阳。②步步有序，步步深入，适应病者的实际。在用法上不是笼统的，而是步步深入，要结合病者的实际。用了桂枝法之后，紧接着第二方的桂枝法，加了砂仁纳五脏之气归于肾，你看，这是不是把肾阳纳起来。第三方就用了天雄片，没有用老附片，天雄片就是附子中嫩的，因为它是稚阳。以前用附子分得很清，现在不分了。先用天雄片，然后用制附片、黄附片，是有区别的，天雄片之力稍弱于附片。用天雄片温肾水，这里重点是首先把肾水温暖了，而不是一下子就把肾阳扶起来。然后才用制附片，这就是步步深入。一般的情况是，小孩首先要用天雄片，年老、体弱的人第一剂也用天雄片，只有在少阴病很重的时候，才用四逆汤，脉很弱了，不扶阳就要有危险了，才用四逆汤。这些都是要结合实际，步步深入的。③最后达到天覆地载皆成温暖，人体亦由此生之成之皆成自然，那么稚阳就成为太阳，吃药过后阳气就真正起来了。这就是用药最后达到的效果，要有步骤，步步深入。

这个医案一共用了五个方子，讲了几个要点，这五个方都重在扶稚阳，一方比一方深入。最后一方，不仅用了淫羊藿，还用了贡术、附片、安桂、西砂仁等，目的就是与前方一起扶助先后生立之用，先天和后天都能够立起来，都能够很正常。用量是多少呢？天雄片都用到2两，这个时候的2两，已经不是老秤的了，应该是现在的60g。这个用量给10岁小孩，在我们现在来说还是比较大的。

最后一句话："凡一切剥削之品，不可轻试。慎之慎之。"这句话非常有针对性。一般治肝炎都是清热解毒，用剥削之品，这样的法试都不要去试，叫我们慎之又慎。为什么强调这个？我们如果不助其生长之机，特别是对小孩来说，用药不慎，就是害了他的一生，今后的身体就垮了，所以要牢记。

这个病例归纳起来，就是治肝炎不要注意肝炎二字，而重在稚阳，也包括阳。今后治病对大人也当如此，小孩都重阳，大人更当重阳。

2. 治肝病从证（症）的实质出发，而不是从现象出发

这个指导思想，我们结合第二个病例来讲。

第二个病例，女性，25岁，肝炎，闭经。从这个病例中，我们主要学习什么呢？此患者过去被诊断为肝炎，治疗也不见效。卢铸之认为应该从病的实际出发，不仅是治疗肝炎，治疗任何病，都要从实际出发去分析，不要从病名出发。怎么从实际出发呢？

卢铸之的诊断结果为"此病是气血不和，血中寒湿凝于脾脏，于是运化乃乖，化源不畅，肝无以养，血滞难流，木不润泽，屈直不利，胆之传变化火不足，镇摄失职，生机化机更难调达"——卢铸之认为这个病是气血不和，气血凝聚了，而西医和之前的中医都认为是肝炎，以清凉之品消炎，百余剂未效，才转到这里来。为什么把这段引出来，就是要对比认证用法的不同，使我们后人清醒，只从肝炎的病名出发，从炎字出发，用清凉之品消炎是没有效果的。现在很多中医都认为，炎就是火，凡是带炎的，都应当清热解毒消炎。这个诊断说明，诊病不要从病名出发，要从实际诊断出发。"气血不和，血中寒湿凝于脾脏"，为什么会得出这个结论？就是通过问诊和切脉。切脉后，脾脉不畅、滞、紧，就会得出这个结论。不通过切脉，怎么知道脾滞呢？若只说个病名"肝炎"是诊断不出来的。血气不畅，脉会有反映，这就是诊病要从实际出发。从实际诊断找到了这个原因，所以肝得不到润养，血不充分，木就不润，胆火也不足，就影响了生化之机。这些话，请你学习中多去理解。他所诊断出来的，就是这个病的根本、本原，是本质的原因，即气血不和，有寒凝。

那么气血不和、血中寒湿凝聚脾脏，这个根本原因，带来的问题一共有四个：一是，气血不和，化源不畅，肝无所养。二是，气血难流，木不润泽，屈直不利。肝主筋络，屈直不利就是指四肢的活动不利落。三是胆的变化，胆火不足，镇摄失职。胆是少阳，少阳属相火，相火传变不足，所以胆阳也不足。《内经》云，胆者，中正之官，决断出焉。镇摄失职则气上下失调。上是心，下是肝。所以，肝胆要联系起来思考。四是，全身的生机、化机都难以调达。所谓生机就是生精、生血、生气的机能。化机就是精化气，气生血，以及食物的精气、精微物质与气化为宗气的运动。脾的运化，膀胱的气化，这些机能就是化机。生机、化机难以调达就影响了全身。

接下来，卢铸之通过问诊、切脉等深入考察后，对这个疾病得出了五个认识：一是尺脉沉紧；二是下元虚冷，已成带下；三是月信久滞；四是食欲减少；五是精神疲惫。这五个方面就成了辨证认病的依据。以这些依据就提出了治法：亟宜暖土热水，气化上营，使肝木润泽。治法就抓住"暖土热水"这四个字。热水，肾水一生，气则上升，肝木能得润泽。肝木条达了，反过来脾土也平和了。

那么，为什么提出"亟宜暖土热水"？这里讲了三点理由：一是气化上行，肝木得润，气化就是指的肾阳、肾气。二是只有肝木条达了，土才能和，土是金之母，土和而金生，金生而水壮，是个连贯的问题。三是水精四布，精血乃生，脏腑得养。肾水升起来，肾气升起来，这个水精既要靠肾，还要靠脾，脾的运化才能水精四布。紧接着说，这样做就可以解决带下，经调了才能怀孕，所以卢铸之称"暖土热水"为治此病之要诀。所谓要诀，就是切合病者的实际情况，准确诊断，准确辨证辨病，准确治病立法，确定总法和具体法。这三个准确，不马虎，细考察，得出切合实际的治法，这就是要诀。

那么"暖土热水"的具体法，我们再结合方来讲——初方除了用附片，还有朱茯神，这里没有讲附片，讲了朱茯神。为什么讲朱茯神？也就是说，有了附片后，朱茯神就能"养心宁神，移火于木，肝肾乃交"。朱茯神本身就养心宁神，达到移火于木，就"肝肾乃交"。所以，朱茯神在有附片的前提下，用于这个病的作用就是这几个字。我们不能死记死背一个药的功能，在某种情况下，药的作用就不一样。朱茯神为什么能够使肝肾相交？原因就是肾和肝是母子关系，肝和火，又是母子关系。肝火得助之后，必然有利于母，有利于心，心火得到充实，反过来就可以使心肾相交。所以，我们要懂得道理，要根据实际的病情，在不同情况下，同样的药所起的作用不同。

之后为什么又牵涉膀胱呢？"膀胱得利，决渎乃行。气乃升，上焦成雾，中沤得沸"——膀胱与肾相表里，肾水得到温暖后，膀胱气化也就旺了。这里讲到附子，用附子壮水主、益火源，使水火交济，升降无阻。这是用附子的作用。这里为什么强调朱茯神？就是在不同的情况下，特别是在有附子"壮水主、益火源"的前提下，药的功能、作用会有不同。后面处方都用了附片，都是这个道理。

第二方，重点是解决脾胃收纳成自然的问题，还是用了附片。所谓脾胃收纳成自然具体是什么意思呢？这里就是暖土，吴茱萸本身就可以暖土，加上了附片作用更强。第三方，同样是暖土热水，但是这里用了五灵脂，并重点说到五灵脂是开胃囊的，把胃囊扩开。胃囊一开，再加上益智仁温脾暖肾，使心肾互相作用，水火既济，这都是以有附片为前提的。每一方，他都把重点的药讲了一下，但主题是暖土热水。前几方都是在暖土热水，其目的就是心肾相交，调理肝气，这样就把肝病治好。

到了第七方才开始解决月信问题（月经停了），也就是妇科问题。大家要体会这个步骤。当取得土暖水热的效果之后，第七方才开始解决妇科问题。这之前都是暖土热水，官桂、吴茱萸都是这个作用。土暖水热了，月经来了，七方重点解决月信问题。月经方中，用了生蒲黄，也用了吴茱萸。从八方到十二方，就是继续以暖土热水为主旨，巩固成果。一直都是这样的指导思想。所以，一个治疗的指导思想确定之后，用药自始至终都要贯彻这个指导思想，这个指导思想一定是切合实际的运用。大家以后要把这点掌握好。

这中间暖土热水的具体用药，大家可以一方一方去看，卢铸之是怎么样用药才达成了暖土热水的。

3. 水火本生人之妙品

"水火本生人之妙品"，这句话在病例二的结论中。"人身立命在于以火立极，治病立法在于以火消阴"，这是卢铸之的理论，你们一定要把这两句话记得很熟很熟。在这个病案中，又把这个思想重申了一下。水火本生人之妙品，这里讲了三点。

（1）从"炎"字的字形由浅到深来讲

"炎者，二火相重，中无土木之交，气血循何而至上，下何从而照，阴阳何从而变，反用清凉消炎，火灭水冷，气滞血凝。故云，热则行冷则凝。"卢铸之从"炎"字的字形出发阐述，"炎"字中间没有土，土木就不能相交。也就是说，只抓住这个火字，土木就不能相交。二火是指君火心和相火肾，二火中间如果没有土木，不通过木，就相交不了。卢铸之以此指出，只注意火而不注重肝木和脾土，炎就消不了。所以，如果只注意火，而没有注意土木之交，没有注意土生金、金生水、水生木这样的关系，炎症是治不好的。这是卢铸之首要驳斥的观点。此后，卢铸之又一连提出三个问题："气血循何而至上，下何从而照，阴阳何从而变，反用清凉消炎，火灭水冷，气滞血凝"——如果不注意土木之交，气血从何而来；下何从而照，下指肾，心不能与之相照；阴阳何从而变，阴阳怎么转化；这个时候再用清凉消炎，那么火灭水冷则气滞血凝。卢铸之用反问，批驳那些只注意一个"炎"字，不注意全身的变化，不注意肝木的变化，用清凉消炎之法最后造成气滞血凝的做法。最后，得出的结论是"热则行，冷则凝"，我们只有用附片，用正确的方法，才能达到"热则行"，解决"冷则凝"的问题。

"热则行，冷则凝"来自《内经》。所以，从理论来说，只有用姜、桂、附等热性药，气血才能流通。冷就什么都凝固了。卢永定说过一句话，他问："现在你们人身上有多少热，有多少阳？谁来回答这个问题？为什么你们生病的人，热天还觉得冷，有的人热天冷，有的人遇冷赶快穿衣服，冬天不穿棉衣的有几个，热和阳非常多的有几个？"他说自己遇到的人中也就一两个，实际上阳很旺的人非常少。最后他说："历史上只有一个人，吕洞宾，是纯阳之体。"真正阳气很旺的人确实少。所以，从现在来看，每个人都应当遵循"热则行"，不用凉寒药。这就是卢铸之从根本提出的问题，分析之后所得出的结论。

（2）从立极之本来讲，水火是生人妙品

火为人身立极之本，消阴生阳之用。这里明确提出了为什么水火是人身的妙品，这个妙品就在于它是立极之本。人身在于以火立极，生命没有这个火，就死亡了；治病不着重这个火，立法都是错误的，治病在于以火消阴，只有用它把阴邪消掉，才能助长阳气。

那么，这个火是什么呢？上火是君火，称为凡火。君，人身君主之官，现在来说，心脏一停止跳动，生命就没有了。下火是相火，就是肾，坎中之阳，真火，也叫命门火，也是父母给我们的先天的元阴元阳这个火。这里，卢铸之就上火和下火的问题，又讲了五层意思。

一是，上火不明，下火不位。什么叫"上火不明，下火不位"呢？胃靠上火，靠心火，如果上火不明，胃的收纳就不正常。也就是说，要靠心的血液流行，加强胃的消化。下火就是相火，增强脾的运化要靠它，也就是肾火。所以上火要明，下火要在位。脾胃的收纳消磨才不会停止，才正常。

二是，若上火不明，下火不位，则上之雾露不降。肺是天空，雾露不降，就会不明朗，地也就得不到甘露，要使雾露、肺气得到下降，就必须上火明，下火得位，心君和肺没有问题，肾火能够上升，雾露才能得降。

三是，如果上火不明，下火不位，"中间莫有润泽"。所谓中间就是指肝，只有上火明、下火得位，肝才能得到润泽，心肾才能相交，肝的枢纽才能起作用。

四是，一切虚燥从何而消？如果上火不明，下火不位，一切虚燥则不能消失，这是反过来提的。

五是，一切滞机从何而化？这也是反过来提的。只有上火明，下火得位，一切滞机才能通达。

所以，从立极的角度讲，"上火明、下火得位"是非常重要的。这也是从立极的角度来讲"水火本生人之妙品"。

（3）"水火本生人之妙品"是卢铸之所做的一个结论

坎中之阳，就是火，乃真阳；离乃火中之真阴。坎离能够既济，心肾能够相交，才能有人的生命。所以，称水火为生人之妙品。我们所说的心火，实际上是真阴，坎中之阳为真阳，这两者不相交，坎离不既济，就没有生命。所以，归根到底这个就是妙品。那么，怎么使这个妙品得以妙用呢？就是正确地运用"益火源，壮水主"来维护生命这个妙品。"益火源，壮水主"就是我们的附片。那么怎么"益火源，壮水主"来维护生命的妙品呢？卢铸之又提出了四点。

一是，用之适宜，取之得当。并不是随便乱用附片，而是要适当地用，在准确辨证的基础上，准确地用，包括量要准确，配伍要准确。

二是，配之成方与情理法相合。我们配方的时候，一定要根据这个人、这个病的具体情况，使辨证的结果与之相吻合。年纪大的该怎么用？年纪小的该怎么用？第一步用什么？第二步用什么？都要与情理法相吻合。离开了实际情况去配方，离开了理论的指导去配方，离开了正确的方法和准确的配伍去配方，都达不到"益火源，壮水主"的目的。

三是，全身内外、百脉、经络、脏腑、阴阳丝毫无阻。正确地运用了"益火源，壮水主"，使人身水火这一根本妙品得以妙用之后，就必然可以达到全身内外、百脉、筋络、脏腑、阴阳各个方面都毫无阻碍。用药达到这个效果，你的"益火源，壮水主"就恰当了。我们曾经讲过，郑钦安批判过那些用姜、桂、附同时还用滋阴药的情况，为什么要批判这个？就是因为这样混用就造成了阴阳混淆，用药就达不到全身、内外、百脉、脏腑、阴阳毫无阻碍的效果。

四是，也是结论中的最后一句话"是为用法立方之大原则也"。前面所有讲的这些，就是我们用法立方的大原则。我之所以选择这篇文章，就是因为在这其中，卢铸之把他的思想系统地讲了。我们要学，不是学他具体的医案、具体的方，而是学他的思想，也就是卢铸之医学。

卢铸之的《卢氏临证实验录》中还有若干病例，请大家也按照这样的思路去学习，不要只背几个方子。今天讲这个也是这个目的。切记不要去背死法死方，先明理，然后才是法。切记，我们以后学习《卢氏临证实验录》的病例，主要是学习卢铸之医学的思想。

第六节
卢永定对肝系疾病的传授

这是我在学习的时候，卢永定根据病情讲的几句，讲了我就记录下来，以后又把它归纳起来，这次又着重归纳了肝病的内容。这就是所谓的直传，直接的传授。直传分三部分内容：一是跟着老师，去学老师的医德医风，他对病人的态度，这只有从实际中去了解；二是学他怎样诊断辨证立法出方，这个你们都实际接触了；三是他在讲述中，通过语言直接传授的思想。

前两部分内容，你们在跟我的时候也都有所体会。我是老师带出来的，在医德医风、对病人的态度方面，我觉得自己还没有辜负老师，把老师的医德医风基本继承了。我听到不少病人说，来了这里看病感觉到有信心，感到这个老师诊病还可以。而诊断辨证、出方用药，每次我都要讲，大家也都有实际的接触。第三部分的内容，你们不可能得到，我就归纳了以下的内容，结合这次的肝病来讲讲。

卢永定的传讲，理实相融合，言简实在，理正意深，学则能用。内容如下。

1. 肝病脉。

肝炎：脉细沉短。肝脉迟而滞为肝大。

有时候，遇到肝脉滞，老师就讲肝大了，凡是手在肋下能够摸到肝，就大了。摸不到就不大。肝大一厘米、两厘米，在肋下就能摸到。肝大，就有可能造成以后的肝炎、肝肿大、肝硬化。

肝硬：脉细沉短劲。

这里说肝脉带劲了，主要肝脉是沉细短，就可能是硬了。

肝腹水：脉细沉短，滞（湿），涩。

湿滞就如流水，涩为非常不畅。

2.肝脉紧，血稍有寒气。肝脉逆，吃饭后吐或呕，为肝气逆。

肝脉劲，洪带劲为湿，血内有水湿，血不沉故。

所谓血不沉，是指肝藏血不沉，不是指血本身沉在血管里。肝不沉就是肝不能藏血。

3.数在腑，迟在脏；数为热，在腑。脏也数，为腑影响脏。如：胆数，肝也数，为胆影响肝；心包数，心也数，为心包影响心。反之，迟为脏，迟在腑脉，为脏影响腑。

脉的迟数，是在 4~5 至范围内考察，4~5 至为常脉，即在四至多或者接近五至来考察脏腑之间的影响。如果超过五至或是低于四至就是病脉。在 4~5 至之间，原则就是数在腑，迟在脏，把这个定了，然后就能判断是谁影响谁了。

4.肝脉似弦而非弦，还不是本脉，为隐忍之气。

这种脉，道弦不弦，又不是本脉，就是隐忍之气，是自己长期呕阴气多了。长期呕阴气会有三个结果：一是得肝病，肝气不畅得肝病；二是影响心肾相交；三是严重的会得重病，如肿瘤、癌症。凡是妇女有乳瘤、子宫瘤的，男的得肝癌之类的肿瘤疾病都与隐忍之气有关系。所以，辨别隐忍之气之后，我们要立即用药。隐忍之气用什么调？用小茴香、青皮、佛手片。公丁香是肝脉紧用的，不是调隐忍之气的。

5.胆脉沉为有梦，但有梦不多。

有没有梦，可以诊胆脉。

胆为甲木，肝为乙木。胆阳不正，浮为动风。

如果胆脉浮，也是动风，这个动风是指的外风，胆是甲木，甲木是阳木，少阳胆经，所以这个风是外风。肝脉如果浮，是内风，伤了气。这里着重讲的胆。

6.月经下腹痛甚，血乌色有凝块，应查其因：或肝气不疏，或脾有所伤，或伤生冷。脾统血，脾阳伤，血统不住，经不准时来，少腹痛，色乌有块；肝气不疏，亦影响月经，不能正常。肝、脾、肾三部脉，综合问诊，均可查，断月经。

月经跟肝胆有关系。这里没有讲肾脉，肾脉如果紧，就是肾有寒、子脏有寒，子脏有寒也可能造成月经不正常。

7.心烦，热甚，思冷饮，要地下睡，一身发籽籽乌黑，不想吃，为肝气绝的表现，死不久矣。发现乌籽籽、肝气绝，法用：制附片 125g，炙甘草 10g，葱白 3 根。若服后想吃，籽籽不继续发展，有可能挽救。

我们诊过一个发乌籽籽的病人，还没有达到心烦、热甚、思冷饮、要睡地下，所以还没有肝气绝。真正达到这几条的，死不治，治疗困难。这个发黑籽籽的病人，虽无心烦、热甚、思冷饮、要睡地下的症状，我们还是很重视，为了不使之发展成肝病气绝，首先就要调肝，调肝着重在肾。所以，治法是附片、炙甘草、葱白，一直吃到能够想吃饭，籽籽不再发展了，就可能挽救。这是一个法，并不等于只用这个法。这个法没有姜，这就是白通汤的法。这是基本法，还要加上理中法，调肝的法等。我们遇到过这样的病人，现在很好，籽籽没有发了。所以，我们有了这个常识，就不会把这种一身发籽籽当成一般的籽籽来治，还给他吃什么地肤子、蛇床子，那就错了。

8. 癌症视诊。

肝癌，左颧骨有一块黑斑。肝硬化者，也有此证候。

凡是左边有黑斑的人，都要注意，这很可能有肝癌或者肝硬化。

肺癌，右颧骨有一块黑斑。肺结核者，也有此证候。

子宫癌，下口唇下，有一团黑斑。

9. 足后跟痛，筋骨问题多些，肝（主筋）肾（主骨）问题多些。

那么足后跟痛从哪里治？就从肝和肾来治。治肝就是在用附片的同时把小茴香加上，如果肝脉还紧，就加公丁香，加青皮。

10. 不吃东西还胀，谓阴气，是肝隐忍之气造成的。隐忍者赌气也，小气之人易伤。

隐忍之气还有一种是单相思，闺房之隐，不思茶饭，就要调肝气。

11. 肝气由左升而右降；肺气由左降而右升。

肺气下降，首先降到脾，与脾阳、胃的精微物质合成宗气，然后才降下去。肺气从右边升起来。

肝气降转不过来，就有隐痛感。

左边胁下痛，肝气升不起来，就调肝气。没有什么要诀，懂得理论就知道怎么调了，把肝气一调，若有隐忍之气就加佛手片，一般的就用小茴香、青皮，如果肝脉紧就加公丁香，这样气就转过来了。右边胁下痛，除了肝的原因，可能还有胆的原因，用延胡索、吴茱萸、小茴香，肝胆脉紧加公丁香，采取镇痛的办法。

12. 桂枝加桂（官桂）法，可以宽肠胃，调肝木，止痛；加小茴香疏肝涤脾。

这里官桂有疏肝、调肝木的作用，有时候，肝有点胀，就是小茴香加公丁香，官桂当然也可以宽肠胃，而这里特别指出来，跟小茴香配合，官桂可以调肝。我们立的法中，用桂枝法也好，用附子法也好，不用楂肉用小茴香的，就是这个作用，也就是随时要注意调肝气。

13. 肝为木，木生火。肝脉弱，则影响心脉。

如果肝脉弱，心脉也弱，这个时候我们重点是把肝气扶起来，心脉如果紧，可能是肺脉滞有痰，就要调肺脉。所以，不同的部位，与调心脉都有关系。

14. 肝主生发，春应木，木应春而生发。春季肝脉旺，左尺应关，继而应寸，则为好的脉象。

春天来了，肝脉应该旺，正常人如此，病人如果这个时候肝脉能起来，病情就会大大好转。为什么呢？就是左尺应关，肾脉应关，应寸就是心，心肾相交了。这个要特别注意，我们在治肝病的时候，最好在春季的前三个月抓紧治疗，到了春季再加一把油，就好了。这与我们前面所讲的司天在泉有关。春季肝主事，厥阴脉旺，所以春季是治肝病的季节。若用三个月治，就最好在前一年开始治，经过了夏秋冬三季，把肝脉调起来，到春季，脉应起来了，这个病就好得很快。

15. 肝主生发，上应心，下应肾，心情舒畅，肝气疏，则利于心、肾。

16. 肝病，治肝先治肾，肾气旺点，肝病易治，若不先治肾而治肝，易治肝时伤肾。

17. 肝硬化者，禁生冷。伤生冷，易脾大，其致腹水。

很多腹水，都跟伤了生冷有关系。

18. 右肋下痛，肝气不畅者，为肝气不能下降。可用砂仁、麦芽、黄芪等药配伍。

19. 慢性肝炎：如果肝区阵发性痛，或肝大，腹有时觉胀，或发寒冷，肤热，小便或黄，或食不甘味。法用桂枝法，以后的证用附片加桂枝。

其方为：桂枝 30g，茅术 15g，官桂 15g，法半夏 18g，生楂肉 18g，生姜 60g。脾区亦痛，加小茴香 18g。暂不用甘草。

初方必须要用这个，这里所不同的是用了官桂，前面说了官桂的作用，这里体现了。

20.黄疸性肝炎：西医名"急性传染性肝炎"。症状：全身肤黄，眼珠黄，小便黄如菜油，浑浊，有热感（或无热感），肝区有时痛。法用桂枝法，以后的证用附子法。

其方为：桂枝 30g，茅术 15g，朱茯神 15g，白茵陈 15g，生楂肉 15g，法半夏 18g，生陈皮 15g，粉甘草 6g，生姜 60g。

这里的不同之处在于，桂枝法里用了白茵陈。一般三剂药黄疸就解了，再加附片就治好了。

21.肝硬化：症状是，肝区经常性痛，扪之更痛而硬，有时呕逆欲吐，或引脾区痛，胃不舒适，胀痛，头闷、心烦不安而累跳，大便深黄或黑色，小便或热或黄，有时觉麻痹寒冷样。法用桂枝法，以后的证用附子法。

其方为：桂枝 30g，茅术 15g，官桂 15g，马槟仁去壳 30g，石菖蒲 18g，朱茯神 15g，法半夏 15g，青皮 12g，延胡索 12g，生姜 60g。

为什么举桂枝法，因为附片大家都用得很熟了。大家要知道，桂枝法不仅是治外感的。这里不同的是，桂枝法用了官桂、马槟仁、延胡索。这里还用了法半夏，法半夏降浊升清，所以，不管是否咳嗽，都要用法半夏。法中没有用西砂仁，这个时候还不需要引肾阳达到五脏，也不需要把五脏之气引到肾，因为本身肝还有毛病，怎么用西砂仁啊？

22.肝腹水：症状与肝硬化同，另腹胀似孕。法用桂枝法，视证用附子法。

其方为：桂枝尖 30g，茅术 15g，石菖蒲 18g，朱茯神 15g，官桂 18g，小茴香 24g，大腹皮 15g，法半夏 18g，青皮 15g，生姜 60g。

法中所不同的是用了大腹皮。要注意，这几个方中，都没有炙甘草。并不是方方都用甘草，肝硬化、肝腹水，都不用甘草，如果要用，用量都轻。我们平常用 15g，这样的病人用 9g、10g 就很多了，有时候不用为好。

卢永定老师所传授的，现转传给你们，共二十二条，五个具体方，理法皆在其中，皆精要诀窍之理之法。望珍视，真学，真悟。

第七节
肝系疾病治疗应用理法

一、要掌握具体的运用和长远的规划，要有全局观

治肝病，不能围绕着一个法、一个方去转，要有全局的布置。这个全局就是要跟《内经》、跟《伤寒论》所讲的以及卢铸之所讲的联系起来，与肝是震卦、巽卦都联系起来，要从长远来看，要从实际出发，从不同对象出发，着重于肾阳，并且有步骤去治。这个全局观必须树立。所以，我们在这里学习治肝病，不仅是学治肝病的一些法，还要把前面所讲的阴阳、三阴三阳、天地人三者相联系，结合《伤寒论》所说、《易经》《内经》之理，多学一点，往深里学。如果不全面地去学习了解，将来治肝病很可能是背一些不正不纯的东西。有人拿外面的处方给我看，问我问题。一看处方上热药与寒凉药一起用，我马上就感觉出来外面对他的影响比较大。我看了，就很简单地说，这些用得都不正。这不是从整体观的理论、不是从实际、不是从《易经》《内经》《伤寒论》出发看病。一定要有全局的观点，从理论系统来认识肝病，这是非常重要的一点。所以，我们讲理，讲所谓的正纯、精高都不是空洞的，都是从《易经》《内经》《伤寒论》一直传到郑卢医学，郑卢医学更准确地把正纯这两个字发挥出来，才达到了精高的程度。为什么我们不讲其他，特别到了现在就只讲郑卢，特别是卢铸之的呢？因为他们用了一生的时间把历代医家的书都看了，最后把正纯的东西提出来，我们就可以少走很多弯路。一定要从长远来看这个问题。

我们前面所讲的三阴三阳和时间的关系以及规律，都是中医的精华，不要小看。现在很多人把这些知识一竿子打死，认为讲这些讲得太死了。其实根本没有讲死，讲得非常活，是我们理解错了，认识得不深。我们讲这些东西，归根到底就是为了准确地掌握阴阳的变化规律。现在我们对阴阳的变化规律掌握多少？我们知道阳虚了，人走不动路，喜喝热饮，等等，这是具体的表现，但对整个天地自然界阴阳的变化，人体阴阳与天地人相合的阴阳的变化理解了多

少？理解得不多。所以，我们前面讲的就是要解决这个问题，提高这方面的认识。现在我们讲具体的病，为什么又要联系这些理论，就是为避免陷入具体的病就用具体的方，又走到套方套病的老路上去，却把人身阴阳、整体观的东西都弄淡薄了。

那么，为什么要这样做？归根到底就是我们既要继承传统文化的精华，还要立足于现在广大人民群众对健康的需要。现在的统计数据，亚健康状态的人群占总人口的 60%~70%，而据我们现在所接触的，应该有 80%~90%。这些人很多都陷入误区，大肆吃清热、滋阴的药。真正把阴阳辨准确、切合实际并准确立法来处方的太少了。所以，我们要有责任心，如果这个"心"你认识到了，你会感觉到我们对人民负责不是一句空话，是很具体的。我们现在每个在学的将来都应当带十个徒弟，十个人就能传一百个人，一百个人再传，就是一千个人，力量大一些，就更能满足人们的需要。我们所学所用概括起来不只是姜、桂、附，姜、桂、附有很多法，还有该不该用，还要会运用这些法，还有很多问题。所以，不要把姜、桂、附的名声搞坏了。现在有些人觉得用了姜、桂、附就是扶阳派，扶阳派就必然用姜、桂、附，扶阳派有名声了，全国都有名了。追求这个毫无意义。要彻彻底底为人民大众着想，真正把病辨准确，真正准确地用法用药。

二、学习肝病的理法重点

我们学习肝病的理法重点有三个方面。

第一方面，对《内经》所述的内容要下点功夫，把三阴三阳搞懂。比如按司天在泉来讲，巳亥年是厥阴年，厥阴主事，巳亥年就是治肝病是最有利的一年。另外，还要把《伤寒论》搞懂，我们只研讨了几条死证，你们在治肝病的时候，特别要注意肝病中的死证。死证又归纳为两个方面来掌握：一是脉，脉绝了，就麻烦了。二是汗不要多。其他还有很多，所以，要把《伤寒论》的精神掌握了。

第二方面，我们学习《伤寒论》最便捷的路径就是学习郑钦安的《医理真传》和《伤寒恒论》，重点在《医理真传》的六经传变。再去好好读，你把治肝病的厥阴证也就理解了。希望大家认真去读《医理真传》六经传变的内容，后面的附解更重要，认真去学一学。学了以后，理法就明朗了。

第三方面，卢铸之把《易经》《内经》《伤寒论》以及郑钦安、颜龙臣所传的东西融合在一起，形成了他的理论和思想，并建立了自己独特的立法。学习他的《卢氏临证实验录》，认真去读他每一次的诊断和总结，在药性里面，讲理的东西要认真读，不要去背方子。大家学习卢铸之的东西，重点不是掌握具体的方子，而是掌握他的理、法是怎么立出来的。路是要靠你们自己走，我走在前面，我不一定步步都走得对，我希望你们后学者督促鞭策。因为现在很明显，我年龄大一点儿，走在前面，你们跟着我在走，我走得不正，你们也就走歪了。所以，我很慎重，按照前辈所教的"先明理法"来给你们讲法、讲方，害怕你们去背方子，背了方，不明理法，始终不明病，最后还是糊里糊涂。所以，今后路靠你们自己去走，多下点功夫。

三、认真学习综合结论

关于综合结论我就不全面讲了，只讲两个方面：一个是肝病治疗应用的理法；一个是肝腹水。前面讲的有案例、有方子，卢铸之有法，卢永定也讲了那么多，我都传授了。后面我只讲一下肝腹水的治疗步骤和立法，为什么讲这个？因为在肝病中，肝硬化、肝炎到了腹水的时候，很多人遇到了都没有办法。所以，我着重讲一下这个法。

（一）肝病治疗应用的理法

我们仍用三步法来学习研讨，第一步拨通，第二步纳气归元，第三部壮元阳。

1. 第一步：拨通

初诊（包括以后治疗的第一步），首先祛外邪，然后拨通肝病气血运行的通道。

（1）祛外邪

若左手膀胱脉紧或浮或浮紧，必是膀胱太阳经受外邪所致，紧为膀胱太阳经受寒邪，其法：

桂枝尖，苍术，生楂肉，生陈皮，炙甘草，生姜。

此法见汗则停服，见胸背有黏汗，则寒邪已出，不宜过汗，汗多则伤阳。

若左手膀胱脉紧而浮，则为膀胱太阳经风寒两感。其法：

桂枝尖，贡术，生楂肉，炙甘草，淫羊藿，生姜。

此法中，若浮甚，有汗，则用淫羊藿，若紧甚浮轻，则不用淫羊藿，可风寒两解。

若左手膀胱脉浮紧而强（或脉劲），喉痛，胃热，但思热饮，则为太阳证波及阳明，其法：

桂枝尖，苍术，生楂肉，油厚朴，甘草（炙甘草），生姜。

喉痛甚用生甘草，不甚可用炙甘草。

（2）治肝病的拨通诸法，诊断辨证后择需而用

①桂枝法。

法一：桂枝尖30g，茅术15g，茯神15g，生楂肉20g，炙甘草10g，小茴香20g，青皮15g，生姜60g.

此法使肝气能畅，在外邪未祛彻底时，可服用。

法二：肝气不能下降，左胁气胀，气聚，右胁下也觉气胀，肝气左升右降，故两胁气不畅，切肝脉，紧而滞或逆。

桂枝尖30g，茅术15g，茯神15g，生楂肉20g，炙甘草10g，西砂仁15g，炒大麦芽20g，法半夏20g，生姜60g。

大麦芽为肝之本谷，与生楂肉配合，既疏肝，又建中，胃畅脾运，则利肝气疏畅。西砂仁纳肾气至肝，更能开膈，肝气必然可畅。

法三：若肝有炎症，或黄疸型肝炎，肝区痛，眼珠黄，甚至全身肤黄。

桂枝尖30g，茅术15g，茯神15g，白茵陈15g，小茴香20g，法半夏20g，青皮15g，粉甘草15g，生姜60g。

此法中有白茵陈，1~2剂后黄疸即消，再变法或用附子法。若肝区痛甚，则在去黄疸后再以解决肝胆之法，肝胆同治。黄疸性肝炎，加延胡索15g、吴茱萸15g，可镇痛祛肝胆寒邪（其肝胆之脉均紧）。

②附子法。

拨通之法，除用桂枝法外，应随之而用附子法加桂枝。其法，用在桂枝法之后，即加附子60~75g，其变法如下。

法一：制附片60~75g，贡术15g，茯神15g，官桂20g，桂枝尖30g，炒小茴香20g，青皮15g，炙甘草15g，淫羊藿20g，生姜60~75g。

此法重在为治肝病时理清气化之路，附子扶肾气，气升至肝，水生木，木得气升之益。贡术燥脾祛湿。茯神宁心神，助水于木，肝肾得交。桂枝尖助

膀胱气化，得附子之力，引阳布满全身上下内外，助气血流通。官桂再理肝、脾、膈，使生机更畅。小茴香、青皮醒脾疏肝，使肝气能渐畅。淫羊藿，引阴入阳，引阳入阴，使阴阳渐渐平稳。炙甘草、生姜，通神明，镇中宫助胃气，使肝气无阻。

法二：制附片 60g，茅术 15g，茯神 15g，半夏 20g，桂枝尖 30g，炒小茴香 20g，佛手片 15g，青皮 15g，西砂仁 15g，炙甘草 15g，淫羊藿 20g，生姜 60g。

此法中，半夏用京半夏更好，年轻者可用法半夏，升清降浊，气升浊降，利于肝气畅。佛手片调气通肝，解肝之郁，凡易怒易郁之人，在治肝病之前，均应解肝之郁。这种病人其肝脉必逆，或浮紧而逆，或沉滞而逆，逆乃肝气不疏，或肝郁之征象。

法三：制附片 60~75g，桂枝尖 30g，贡术或茅术 15g，茯神 15g，吴茱萸 15g，西砂仁 15g，炒小茴香 20g，公丁香 15g，延胡索 15g，炙甘草 15g，淫羊藿 20g，生姜 60g。

此法中，延胡索、公丁香为肝区痛或痛甚之人配伍之法，痛减缓或痛止，肝气方能不受阻碍而通畅。

2. 第二步：纳气归元，使大气升举

任何疾病的治疗，除治疗该病明确的病症，或经络之病，或脏或腑之疾，最为重要的是痊愈。治本来之病也好，治疗痊愈也好，其根本在于气畅，正气亏损能恢复，肾气能复正，全身之气能正常，重要的是使已有疾病之脏腑及其相应经络都能正常。达此目的，必须纳气归元，大气升举，这是治疗疾病及治好病，还要使人健康益寿的重要的、根本的郑卢医学的理法思想。此讲，讲治肝病，包括胆病，这一步的理法就要把护正气、护阳包括肾阳、全身之阳结合在一起，其理法就是纳气归元，大气升举，使正气、肾气恢复，肝气正常，如此无论肝胆所患之疾是何疾，如何严重，都能真正彻底痊愈。至于治疗特殊疾病之法，其治疗理法中，也含有纳气归元、大气升举之理法内涵。

法一：制附片 80~90g，贡术 15g，茯神 15g，上安桂 20~25g，砂仁 15~20g，炒小茴香 20~25g，公丁香 15~20g，吴茱萸 15~20g，延胡索 15~20g，炙甘草 15g，淫羊藿 20g，生姜 80~90g。

在第一步理法治疗后，若患者肝区还有痛感，则用此法继续治疗肝胆区的痛感，除治疗疾病所致的痛之外，最主要的是升气，纳气归元。法中上安桂和

附子合，则气固气升，与西砂仁合，则纳五脏之气归肾，又纳肾气归五脏，因法中走肝为主，故肾气纳肝为主，此即为归元之意。法中药的配伍，小茴香、公丁香、吴茱萸、延胡索，在附子、上安桂、西砂仁的主导下，既走肝行气，亦温肝疏肝胆之络，寒祛络通，疼痛则止。

法二：制附片 80~90g，贡术 15g，茯神 15g，上安桂 20g，桂枝尖 30g，西砂仁 15g，炒小茴香 20g，公丁香 15g，秦归 30g，炙甘草 15g，淫羊藿 20g，生姜 80~90g。

此法中，附子、桂枝尖、小茴香、炙甘草相合，既甘温互用，益脾通肝，甜温益脾，又香通内外，肝脾皆畅。淫羊藿、秦归，引气入血，引血归心，加之附子壮阳，则心肾相交正常，必使肝气畅通，肝阳自升。再有安桂之力助之，西砂仁归肾归五脏，亦必纳气助肝。法中诸配，使大气（肾之气，脾之气）能升举至肝，纳太和之气固于肾中，肾气纳之，又升而助肝，肝之疾可顺气而渐愈。

法三：制附片 80~90g，贡术 15g，官桂 20g，西砂仁 15g，益智仁 20g，炒小茴香 20g，公丁香 15g，茯神 15g，上安桂 20g，炙甘草 15g，淫羊藿 20g，生姜 80~90g。

此法中附子、上安桂、益智仁，大起肾阳，气能上至心，并升至五脏，在小茴香、公丁香协助下，更受肾气之力；再用官桂，理肝脾之隔，生机化机更自然；再配西砂仁，气能升能降，水火得其交，肝必更畅；再用上安桂温肾暖脾，脾乘肾之气，脾运化宗气，肝得气得养，肝疾治起来更有利。西砂仁与淫羊藿，调和阴阳，引阴入阳，引阳入阴，配合法中诸药，全身阴阳互助，阴阳逐渐平衡，太和之气充满全身，肝疾理当快愈。

以上示理法之要，治肝理法甚多，总之应在准确诊断，准确辨证认病，准确立法遣药的总理法思想指导下，明理得法，方能治愈肝疾，切勿套用死法死方。对郑卢医学的应用，牢记明理得法，知病知源，理法与实际运用联系相融，谨记互勉！

3. 第三步：壮元阳，使先后并茂

我们所用的附子法系列，附子本身即有壮元阳的根本功力。在第三步中提出壮元阳之意，不仅是用附子系列之法，还指立法中要达到先后并茂的根本要求。先即先天，后即后天，人的生命是先后两天紧密相融，不停生化气化，阴阳活动，正常平衡，不偏不倚，心肾上下相交，水火既济，坎离既济，正气太

和之气充满全身，如此则可称先后并茂。治病后期，不仅病愈，人身还能健康，益寿延年，这是郑卢医学至关重要的医学理念。此步之法，示例如下，供学习研讨。

法一：制附片80~90g，贡术15g，茯神15g，秦归30g，西砂仁15g，炒小茴香20g，炙甘草15g，淫羊藿20g，生姜80~90g。

此法中，附子护正气，壮肾阳，与炙甘草、生姜、淫羊藿相合，则肾阳更固，正气更佳，阴阳互交，平衡不妄。茯神通达神明，使君心稳固，神志有归，而应肾气，心肾相交自然顺利。西砂仁纳气归肾，肾精肾气得养、得护，并起胃通心，胃得心火之力，消化正常；西砂仁启肾气至肝，与秦归润木相合，肝之气血更旺，肝之疾则愈后得康。贡术、炙甘草、生姜有助于脾的运化。后天得助，先天得护。法中诸药相助、相融，先后两天均能得护，并茂盛矣。

法二：制附片80~90g，贡术15g，上安桂20~25g，制升麻15~20g，益智仁20~25g，西砂仁15~20g，炙甘草15g，淫羊藿20g，生姜80~90g，葱白3~5根。

此法中附子温肾水，上安桂益命门之火，温土（脾胃）。西砂仁纳五脏内外之阳气，归于坎水，使坎水易温易沸，下助膀胱气机畅行，上助上焦肺气清朗，三焦自然通调，因而肾气旺，正气充盈六合上下左右三阴三阳，胃能纳食物之美味，脾能运化精华之物质供给全身，肝之气能左升右降自然，舒畅自然。淫羊藿，拨转上下道路，助阴阳升降运行，使阳能护阴，阴能守阳互护互守。再借制升麻，拨助阴阳，交错无差。益智仁，宁心益肾助脾，火明土旺，土旺金畅，土生金，脾阳助肺气，水化气升，坎水升化而肾气正气能升至全身，源源变化不尽，助先后并茂之枢纽圆通活法，生气旺然。方中之葱白，中通木，使诸药达肝，通金达肺，金木相助，金克木，使克而不刑而相助，此用法用药之要，和合之道。如此则土脾胃无伤，水不泛滥，肾阳不外越，水土即肾与脾，金土即肺与脾，肾与肝，交相运转，坎离乾坤自然先后互为照应，气化上下皆畅，全身安稳，先后安泰，此先后并浩、并茂之大法。

法三：制附片80~90g，贡术15g，益智仁20~25g，上安桂20~25g，黄芪30g，杭巴戟30~35g，木蝴蝶30~35g，炙甘草15g，韭菜21根，筠姜60g。

此法中，附子大助肾阳，化精为气，气升神随，神气交，精气固，火动气固，而助心肾相交，再达坎离既济。火动气固，指二火正常，胃气旺，脾阳运化佳，肾气正气得养得维，肝气得水而生正常，得土而助，脾运化之宗气助肝，坎离必然渐达既济，全身气行自然舒畅。

法中，杭巴戟、黄芪迎气达于全身经络薄膜，上达肺，下归肾，使骨能充，筋能柔，肝主筋，达于经络，必达于肝。益智仁，温脾暖肾，水土温暖，生机化机均能正常。木蝴蝶，引精归于化源，化源者，脾主运化，肝主生化，三焦气之通道，精归之，则全身生化之机皆旺。韭菜，起阳子之苗，引坎中之微阳达于肝胆，使木调而血流畅，血畅风息，肝厥阴主风，血畅厥阴安然，不受外邪，故风息，四肢暖和安稳。此法使人之火旺、精生、神固，水火交换有利，精气神合为一位，先后必然并茂。此法从医理而言，是移精变精之法，精动而意随，意稳而心安，心安而神定，神定而魂魄归于本舍（肝肾）；精气归于炉中，元阴元阳自然能分能合，心脾肾肝互相为用，乃具回生之本，还原之机，起五脏之精液，血与气，气与精之液，达于四肢周身，使之阳气不衰，脉脉联通，窍窍通灵（脸之七窍，周身之毛窍，下之诸窍），人与天地相融，人之上中下皆通，先天后天并茂矣。

上述拨通，纳气归元、大气升举，壮元阳、先后并茂的三步医学理法思想中，所介绍的各个理法及法之含义，仅系"津路"之意，非死理，死法，死方死药，切望一起学习研讨郑卢医学的同仁，遵照卢老所嘱"明理得法，先明理而后可言方药"的真诚教导，明航明道，求实而学而用。共勉！

后两章，肾脾之法，理法的研究，可参阅此章，有关脾肾的专用理法方，则都详述，就此先致明言。

（二）肝硬化腹水治疗步骤和立法立方

1. 首法：用桂枝法，意在拨通气行之路，为下步铺路

其方：桂枝尖 30g，苍术 15g，小茴香 15g，朱茯神 15g，法半夏 20g，生楂肉 15g，油厚朴 15g，炙甘草 15g，生陈皮 15g，生姜 60g。

此法初诊要用好。服后，腹不胀，服次方。

次方，脉不紧，可加附片、官桂，去油厚朴。

此方中油厚朴与小茴香合，降胃逆，疏肝气，木土相调。朱茯神养心宁神，心神得养，移火于木，木气能运，肝肾得交。茯神与桂枝、苍术相合，膀胱得利，三焦之水气能下行，腹可缓。若以后加附子，阳气升，火源益，上述各药配伍所产生的作用更好，更佳。但需脉已不紧，无外邪，方可加。

2. 法二：化气行水之法

肝腹水就是气和水都不是很畅。网膜之间的水多了，就腹胀，所以治肝腹水重点就是化气行水。

基本法： 制附片 75g，茅术 15g，朱茯神 15g，官桂 20g，延胡索 15g，小茴香 20g，大腹皮 20g，炙甘草 10g，法半夏 20g，生姜 75g。

此法中，大腹皮行网膜之水，若服后腹仍胀，可加马槟仁（去壳）同用，加强行水之功。官桂加强胃肠的运行功能，宽肠胃，有助减轻腹胀，与延胡索相合，水气凝聚可消，隐痛可缓。制附片，壮火源，益水主，水火交济，精气运行，脏腑得养，肝必受益。

此法可酌症变化其方。其法，除基本法所用之药外，还可选用大麦芽，肝之本谷，助肝气畅行；还可用石菖蒲，助官桂行开合之功，助大腹皮、马槟仁行水消胀之力。

此法，变化后，可服 2~3 剂。

3. 法三：理中建中法

其法意在健运脾胃，肝得其养，肝气正常，肝硬易减，腹胀易消。治肝病，不能一股劲儿去治肝，还要注意脾胃。这里要注意建中和理中法中甘草都是 10g。

建中之法： 制附片 75g，贡术 15g，西砂仁 15g，小茴香 20g，桂枝尖 30g，生楂肉 20g，炒大麦芽 20g，炙甘草 10g，淫羊藿 20g，生姜 75g。

理中之法： 制附片 75g，贡术 15g，上安桂 20g，西砂仁 15g，补骨脂 20g，小茴香 20g，炙甘草 10g，淫羊藿 20g，煨姜 75g。

此两法，若胃消化不良，用建中之法；若脾运化差，用理中之法；也可两法交叉服用。其法中，可随症变法变更药的配伍。如：大便不畅，腹胀增加，可配肉苁蓉与制附子、上安桂合，而肠得润泽，便畅，腹胀可减。再如：两法中均可加官桂、大腹皮、马槟仁等药，加强中宫运转，宽肠胃，继续减消腹胀。

4. 法四：温水扶阳法

其法意在恢复正气，扶固肾阳。其法有二。

（1）重在扶阳（即重在坎中一阳），用法为：制附片，贡术，上安桂，益智仁，胡芦巴，淫羊藿，炙甘草，生姜。

（2）重在温水（即重在全坎卦），法为：制附片，贡术，上安桂，益智仁，黄芪，淫羊藿，炙甘草，生姜。

治肝必须治肾，肾气旺，肝病方能痊愈，腹水方能全消。其变法，与常用法同，不赘述。

法之二、三、四为治肝硬化、肝腹水的要着。

此外，若遇证变，如外邪、伤食、伤气，应按实证另立法、遣药。

5. 法五：病愈后，末药方

一般用法为：黄附片，贡术，上安桂，益智仁，杭巴戟，潞党参，黄芪，西砂仁，大麦芽，淫羊藿，炙甘草，筠姜。

末药方，以益气补气为重点，肾气固，则阳气盛，阳气充满全身，正气（太和之气）亦充满全身，肝病消失，全身之疾病均无。

末药方，可酌情服用 1~3 剂。

这五个法，实际上就是五个步骤，你们自己结合前面所讲去思考，治肝病的内容已经讲得比较全面了。

结语

首先，我们不管学习什么具体的应用，都要"医必先明理法，然后言方药"，治肝病也应当沿着这条路走。我们所讲都是前辈治肝病的一些用法，我们要学。

肝病的理论，不但要明《易经》的震巽之理，也要明了《内经》所讲的三阴三阳中肝厥阴与胆少阳的关系。肝应春，属木，属风，为什么强调这个？六气中风为肝之本气，在五行中肝则以木气为本，所以在治疗肝病的时候，要抓住这两点。《伤寒论》中，除了六经传变而外，还要注意《伤寒论》中指出的厥阴证的死证。死证的原因就是阳不还，脉不还，汗过多。这是最简单的，也是最重点的，你们要把这些抓住。

在卢铸之的病例中，他从《易经》《内经》《伤寒论》的角度来讲理，讲得那么透，为什么？就是教我们明理法。这是卢铸之医学思想的根本。如果理法弄不清楚，你就掌握不了郑钦安卢铸之医学，这个是很明确的。卢永定在实践中直接传授，实实在在地传授，他讲的理法方药都是直传的真谛。他没有讲不实在的东西，都是理法与实际相结合，都是真传。我们能够领悟他所讲的其中一条，就能悟一通十。能够全悟，我们就能悟得更深。不要看他的话很简单，你们若把这些话都联系实际悟到了，悟一条就得一条，全部悟了，就把郑钦安卢铸之医学精粹的东西得到了。卢永定是概括了卢铸之传给他的东西，我所做的记录会有遗漏，不是很全面。

最后一句话就是，我们要认真按照卢铸之所说的去做：医学不应专究方药，尤贵得理得法，能见病知源，不致误人，诸子勉之。

第五讲 ◈ 肾系疾病

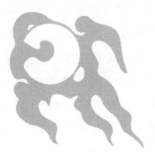

时间：2013/9/22
地点：成都石笋街

第一节
生命心语

人生命的长短，时间是尺度。

《易经》"天地人相合"的哲学思想，包含着生命活动的空间，也包含着生命在天地间活动的时间，即时空统一观。

天地（☰☷）的运动形成了时间。人的生命就是在天地的活动中，与天地的空间、时间密切一致。

传统文化用天干十个符号（甲、乙、丙、丁、戊、己、庚、辛）和地支十二符号（子、丑、寅、卯、辰、巳、午、未、申、酉、戌、亥）循环组合成的六十甲子代表时间。六十甲子循环无端，不停运行。从尧帝时开始，已运行（按此纪年）了五千多年，从未中断。

人的生命是"天地人相合"所产生的，人生是在天地运行的直接影响作用下，由新生到盛壮，到衰老，直到死亡的过程，其时间就是天地运行的时间。以甲子来计算，如果你活了两个甲子，就是120岁。

甲子规律所表述的，是天地、日月、星辰，在宇宙运行的时空统一的规律。它与八卦密切相关。八卦生万物，六十四卦的阴阳变化，表达了空间、时间、万物和人生命由盛变衰，由衰变盛的演变规律。人生命的长短，时间是尺度，并和天地时空运行紧密相关。从这个角度讲，人的生命是伟大的，神圣的，人是宇宙的骄子。

郑卢医学重在使人健康、益寿延年，其根本就在于它是以"天人相合"的宇宙观、时间观为出发点的生命科学。

第二节
开场白

我写的《生命心语》，实际上是给大家讲思想，讲观点。因为这些思想、观点跟我们医学都有密切关系。所以就单独写了。

1. 学习机会愈好愈要珍惜

今天讲肾，之后，按照八卦的规律是讲脾土。讲完之后，并不能说已经把所有的都讲完了。如果大家感觉还需要听，那么11月重点有两个内容，一个是妇科十大法，有原始资料介绍的，一个是痹病治疗法。

为什么我希望讲课的时候，大家都能到现场？因为讲的内容很多，解释都没有时间，我查了很多文字资料，每次都印了若干资料给大家，那么资料插在哪里讲？你不能不知道。不然资料是资料，讲是讲，内容连贯不起来。这些资料，我花了很多时间、精力备课，你们可以偷个懒，照下来，就拿走了。我那时候学习哪有这样的条件啊。老师讲，我就记一点，能记多少就记多少，赶快记，有时候记不下来就画圈圈点点，过了，没有资料了，哪还有补听呀。现在不来就请假，听录音，我一听心里就有疙瘩，机会愈好就愈不珍惜，总要找个借口不来。那个时候，老师就说，明天都到，喝茶，就这么两个字，我们就知道老师要讲东西了，再忙都要安排开。他坐在那儿，最多讲十分钟，十五分钟，讲几个问题就喝茶，他讲就这么简单。老师说个话，我们都专心专意的，谁敢耽误啊。所以现在人啊，科学越发达，人也就变懒了。我这个话，可能你们用电脑的、用录音的好像就不服，实际上就是这样子，学习不勤奋，有录音、有录像，来不来都可以，哪儿能体会我备课用了多少时间啊？

我们的学习都是围绕郑钦安卢铸之医学。现在讲的郑钦安卢铸之医学应用科学，是讲怎么样把理论、法、药应用起来，这个范围很广。病有上千上万种，所以只能归纳成五个体系，人身由五脏统帅，所以归纳为五脏来讲。按照八卦顺序，前面讲了三讲，第一讲为乾、兑，即肺，第二讲为离，即心，第三讲为震、巽，即肝。从肝木开始就牵涉三阴三阳经，肝、肾、脾、胃为足三阳三阴经，这就牵涉《伤寒论》。"伤寒"牵涉《内经》的内容就很多，所以，不仅要讲五行五脏，还要讲三阴三阳伤寒的论述。

2. 肾和膀胱都是坎卦

今天讲第四讲，坎。坎不仅代表肾，也代表膀胱，因为肾和膀胱是一个卦，坎卦。从《伤寒论》来说，就是一日太阳，也就是太阳证，所以这里讲就要牵涉膀胱。

太阳经证的理法，是《伤寒论》里论述得最长的，上、中、下三篇一共有一百三十五条，也就是一百三十五个法，每一条讲一个法。这个法是什么？辨证啊，认症啊，用药啊，理啊，理法方药都包括在法里面，一共一百三十五条，六十三个方。《伤寒论》的传变，五日少阴，少阴在《伤寒论》中叫少阴篇，是三阴证中最重要的立法，也就是说我们要用四逆汤、附子，都跟少阴证有密切的关系。少阴篇一共有四十四条，四十四个法，十六个方。

膀胱与肾互为表里，所以，我们既要从五脏的角度讲肾，还要从《伤寒论》的角度讲少阴证和太阳证。

第三节
经典中关于肾系疾病的论述

一、《易经》八卦之理，坎卦（☵）之理念的应用

1. 坎卦（☵）的一般含义

后天八卦按照河图的位置所定，"天一生水，地六成之"，一六合水为八卦中的坎卦。乾之中爻落于坤中，而为坎卦。坎卦为水，属寒，代表北方，也代表冬季。在人身五脏中，肾属水，而肾与膀胱相表里，所以，膀胱也同时用坎卦表示。

我们对《易经》八卦的应用，只选择了与我们有关的，不是全部来讨论。那么，我们中医学所应用的是什么呢？首先是太极。太极是元气论的本源。我们在前年专门讲了太极、元气论的问题，你们回忆一下气的论述。太极生两仪，两仪就是阴阳，两仪就是阴阳论的本源。我们讲阴阳的变化，根本的源头就是在太极两仪。两仪生四象，四象里面就包括了三阳三阴的本源。三阳三阴

在经络学上有,《伤寒论》则重点是讲三阴三阳的变化。曾经讲过为什么四象里变出三阴三阳,四象就少一个厥阴和一个阳明,那么如何变化成三阴三阳?大家回忆一下。所以,四象就是三阴三阳的本源。四象生八卦,这八卦就代表了万事万物阴阳变化、转化的哲学理论,也包括了医理。八卦推而六十四卦,六十四卦与八卦相合相交,两卦相合,就讲了万事万物阴阳变化的哲理。所以,万事万物都因阴阳变化而来,这就是八卦的前因后果。

我为什么要把《易经》拿来讲?实际上我们中医里面,郑钦安卢铸之最强调的就是阴阳。我们就要从《易经》里去吸收整个阴阳变化的哲学理论。实际上,《易经》的哲学理论概括了万事万物包括人身体的变化的思想,高度概括就成了哲学理论,就成了几个符号。简简单单八个符号变成六十四个符号,就把所有宇宙的阴阳变化、哲理变化都包括进去了,非常深奥。

八卦的变化又与天干、地支密切结合,天干表达了阴阳与空间关系的变化,比如甲乙木在东方,丙丁火在南方,甲木属阳,乙木属阴,丙火属阳,丁火属阴等;地支表达了阴阳与时间关系的变化,比如子时阳升,我们强调守子时,就是强调遵守时间的规律。时间和空间的规律运行变化,就形成了六十甲子。所以,《内经》《易经》表达的“天人合一”的思想是跟时空概念联系在一起的。比如天地自然界的六气,三阴三阳,与之对应的是人体的三阴经三阳经。注意啊,在讲天地的三阴三阳时,是没有“经”字的,是自然界的本来,而用于人身的是三阴经三阳经。自然界是个大的系统,人身也是与之关联的一个系统,《伤寒论》就是讲三阴经、三阳经受到自然三阴三阳影响后怎么样生病,怎么样治疗的,中医的辨证立法思想也由此而来。那么回转去,三阴三阳又是怎么产生的呢?由太极、气产生。所以《伤寒论》就在一个“气”字,讲的就是气化。

所以说,我们中医跟中国哲理有着非常密切的关系。张仲景是东汉末年的太守,他所写的《伤寒论》,到清朝就有一千多年。这一千多年来,中医就是在张仲景《伤寒论》的总结基础上展开研究,各抒己见。中医的学派也就是在东汉以后到唐开始产生的,唐以后各种学派纷纷出现,推动了中医的发展,但是也有弊端。有的是主流,有的就走偏了,很纷乱,特别表现在阴阳辨证上以及如何继承《内经》《伤寒论》的问题上。于是,在《内经》《伤寒论》的正的主流基础上产生了各种学派。直到清朝道光年间出生的郑钦安,他认认真真地把一千多年的医学历史做了研究,发现存在阴阳混乱,没有真正抓住《伤寒论》的主旨来研究、承传的问题。所以，郑钦安总结之后，在同治八年（1869年）写了第一部书《医理真传》，到同治十三年（1874年）写了《医法圆通》，到光绪二十年（1894年），那时他已经70岁，写了《伤寒恒论》，这三部书的重点就是把千年来的阴阳混乱，各家学说的有正有误，进行了总结和概括，最后的结论就是要正确辨别阴阳。简单说来就是这样的。

郑钦安这三部书，继承了中华民族优秀传统文化的精髓，也就是《易经》《内经》的精髓。《易经》是中华民族第一部文化经典，是中华民族文化精髓的代表。《内经》继承了《易经》的思想，研究人体。大家说，是假托黄帝之名而述，按现在的考证，实际上我们的祖先黄帝非常关心人民的健康，确实历史上也有文中的那些人，鬼臾区等医学家，确实有问答，只是当时没有成文，以后才成文。所以，《内经》也是中华民族文化的精华，是讲人的健康的生命科学，是非常了不起的。中国从历史上总括地讲，有五大文明成就传下来，一是研究人的健康，就是《内经》；二是研究人，以及人与人的关系，就是孔孟之道，包括了老子哲学思想；三是生产和技艺，包括农业、手工业等；四是文化艺术，如诗词歌赋及书画艺术；五是军事思想。此外还有历史经典著作、天文、历法。这些都是中华文化的精髓。我们讲课引用了《内经》的东西，其他的引得很少，但都很关键。

郑钦安对上千年的医学经验总结之后，就讲了"阴阳二字，万变万化……无奈仲景而后，自唐宋元明以逮至本朝，识此者固有，不识此者最多"。这"无奈"两个字很是意味深长。注意这个"最多"，识阴阳者不是一般的少。"其在不识者，徒记几个汤头，几味药品，不求至理，不探玄奥，自谓知医。一遇危症，大海茫茫，阴阳莫晓，虚实莫辨，吉凶莫分。一味见头治头，见脚治脚。"他写《医法圆通》的目的就是要"阴阳务求实据，不可一味见头治头，见咳治咳，总要探求阴阳盈缩机关，与夫用药之从阴从阳变化法窍"。这两句话很重要。探求阴阳盈缩机关，用药从阴从阳变化法窍，该不该用阴药，该不该用附片，变化怎么样，用药的诀窍在哪里，这都是一个医者要明了的。

我已经察觉到了，好像有些人认为，不用讲《易经》《内经》这些，就讲些应用嘛，肾病该用哪些方子，讲那么多东西干什么啊？我讲这一段就是让大家明确，为什么我要反复从《易经》《内经》《伤寒论》来讲，就是要求得至理，不是背几个汤头，要认真探求阴阳实据，必须把这些理论弄通。郑钦安、卢铸之于《伤寒论》问世后，对千年来各家学派的优点进行了总结，厘正谬弊，在这个基础上，我们最好离开"不知阴阳者最多"的行列，能够加入"识阴阳"的行列。现在，中医不识阴阳者还是很多。我是亲身看到了的。伊老师去治眼睛，她身体那么弱了，给的结论是两个字"阴虚"。开了一堆治阴虚的药，拿回来。我说，这个药你不能吃。她说，为什么呢？我说，是滋阴药，一吃身体就不好了。她还算好，赶快不吃了。毕竟接触姜、桂、附这么久嘛，她懂这个道理。所以，郑钦安总结的情况，现在还是如此——"识阴阳者固有，不识阴阳者最多"。我希望大家能够识阴阳，通过对郑钦安卢铸之理论的学习，能够真正掌握郑钦安卢铸之医学，逐步逐步把队伍扩大，让更多的人可以按郑钦安卢铸之医学理论来治病，起码自己按这个理论来防身，不乱吃药。所以，认识阴阳的盈缩关系，从阴从阳的法窍是我们学习要下功夫的地方。

2. 郑钦安论坎卦（☵）

我们在看郑钦安的《医理真传》时，前面八篇文章，包括了总括图都有《易经》理论。我们就把郑钦安讲坎卦部分，展开讲三点。

（1）《易经》的乾（☰）、坤（☷）、坎（☵）、离（☲）太极哲理应用

在《易经》里面，后天八卦着重在应用，是一个方位的图，坎在北，离在南，乾和坤，一个在西北，一个在西南。这与先天八卦的方位有些区别。西北方向是帝王之尊，这跟中国传统有关系。《易经》这四个卦和太极的哲理思想始终都贯穿在郑钦安的著作之中，郑钦安思想的本源就是从这里开始的。所以，在他的文章中都阐述了《易经》的思想，特别是坎卦和离卦。他阐述了如何看待水火的关系，水火就是坎离。在郑钦安的理论中，坎离之气合起来是一气，这一气是什么？实际上就是太极之气。水火的关系，用郑钦安理论来说，就是正气自然之道。水火是怎么来的呢？是从乾坤来的。乾坤在自然界为天地，在人身来说是父母。有乾坤父母，才产生了人的初始太极，也在人身产生了坎离，肾和心。这些理论与现代科学非常吻合。现代对胎儿的研究表明，人的胚胎发育首先生出来的是脑袋，脑就是离，之后生出来的是生殖器官，就是坎，然后才是四肢。所以，人生乾坤之后，就是坎离的产生。有了初始太极，才能生育、才能发育成胎儿。父母所给的就是正气、太和之气，这是正气的自然之道，是正常的规律产生的，谁也违抗不了。这是郑钦安在论述乾坤坎离中的一个要点，水火关系是正气的自然之道。

郑钦安又在《医法圆通·分脾肾为先后二天解》中讲到，把脾胃分为先后二天是不正确的，父母所赋予的正气是先天，先天之气所寄寓的肉体是后

天，不单是指脾胃，这篇文章专门讲了这个问题。那么，这个先天和后天两者的结合就是人的生命。一般医生讲所谓的先天是肾，后天是脾，是不正确的。郑钦安根据坎离卦的关系、乾坤卦的关系，提出这样的观点，对指导我们的医学实践非常重要。我们现在治病，就强调维护先天正气，那么病又是反映在哪里呢？病是反映在后天的整个肉体。先天、后天二者是结合的，我们肉体上的病，实际上跟正气密切相关。把正气维护好，先后二天就结合得很紧密，人就健康，如果结合得不紧密，就生病，乃至先后二天分离，人就死亡。所以，治病把先后二天结合起来讲，就是根据这个卦来的。

郑钦安怎么讲的呢？"人自乾坤颠倒化育以来，先天纯粹之精升于人身，浑然一气，流行六合，包罗三界，发育万物，根于呼吸，号曰宥密，先天也，先天一气，造成五官百骸，后天也，先天一气，即寓于中，先天为体，后天为用。先天立命，后天成形，形合乎命，命合乎形，神宰乎中，性命乃成。合之则生，散之则亡。"郑钦安是这样论先后天的，这段话很合乎生命科学，合乎《内经》的思想。我们人的生成就是先天后天的结合。道家有个说法，把人的肉体叫作臭皮囊，生命就寄托其中。我的老师也经常说，你们要把正气、肾气固护好，就不生病，治病不是治那个臭皮囊，不是治肉体，肉体只是表现而已，根本问题还要治正气、肾气。你看，我们讲来讲去就是正气、肾气，就是先天之气和肾气。在医学上，这个理论很重要。

就《易经》太极的理论来说，郑钦安称婴儿为原始太极，我们成人后，就是人身太极。太极阴阳的变化就是人生命的活动。所以，《易经》在郑钦安的医学里，是很重要的，它是本源。

（2）乾（☰）、坤（☷）、坎（☵）、离（☲）的燮理是郑卢医学之本源

这点和第一点在前面已合在一起讲了。

（3）中医正纯之道，必须深悟坎（☵）及坎（☵）离（☲）之真谛

坎是一个概念，坎离结合起来是一个概念，这个要正确理解。我们要掌握阴阳的根本，就是要明确坎和坎离的变化对我们人身的重要性。这是郑卢医学一个很重要的思想。郑钦安说了一段话："余沉潜于斯二十载。始知人身阴阳合一之道，仲景立法垂方之美。""斯"就指《易经》《内经》《伤寒论》所讲的阴阳变化。阴阳之道和仲景立法垂方之美是什么呢？实际上都是讲的阴阳变化。张仲景的理论都是讲三阴三阳的变化，他的法和方也都是由三阴三阳的变化来辨识疾病，治愈疾病的。这里说，郑钦安都花了二十多年，这二十多年是

离开刘止唐后又用了二十多年，那时候他已经四十多岁了，他才理解了这个阴阳的问题。我们现在讲阴阳，很多人一会儿阳为主了，一会儿阴为主了，很多的提法，我觉得，我们能把"阴阳合一之道"理解了，就正确理解了郑钦安的医学思想和卢铸之的医道。

《易经》最后合起来是什么？是太极，太极就是阴阳合一之道。所谓的三阴三阳，六气传变都是以太极为本。六气是哪里产生的？是乾坤天地自然之道。天地自然之道合起来才有六气的变化，才有三阴三阳。乾坤相合才有坎卦离卦，这是什么？还是阴阳合一之道。要把这个道理理通。如果把"阴阳合一之道"理解错了，很可能产生很多理论上的错误观点，那就会导致立法用药的错误。

这个"阴阳合一之道"在《坎卦诗》《坎卦解》《离卦诗》《离卦解》中进行了集中论述。郑钦安从坎卦符号说，坎卦的中爻就是乾天之中爻落于坤宫，天一生水，在人身为肾，一点真阳含于二阴之中，这说明了卦的形象。此"乃人立命之根"，这几个字最重要。人的生命立于哪里？立于坎卦，坎卦之中爻。他又接着说"桂附二物，力能补坎离中之阳，其性刚烈至极"，我们用姜、桂、附就是为了补这个坎阳。

郑钦安还接着说："桂附二物，力能补坎离中之阳，其性刚烈至极，足以消尽僭上之阴气。"这个阴气，一般医生给取了很好的名字，叫虚火上冲，需清热解毒。这里郑钦安很明确指出，用姜、桂、附去消除阴气。你看，理论上的看法不同，实践相差多少？！如果大家不学这些理，怎么能坚信我们用姜、桂、附是正确的呢？"阴气消尽，太空为之廓朗，自然上下奠安，无偏盛也，岂真引火归原哉！"如果认为是所谓的虚火，用清热解毒之法，肯定要把身体搞垮。用姜、桂、附把阴气消了，太空就清凉廓朗了。太空是指人的心、肺，心肺一清凉，人上下都安定了，就不会有疾病。这就是郑钦安从坎卦开始论述我们的人身立命，论述我们的用药。这篇文章请大家认真去读一读。

所以，郑卢医学是用心肾相交、坎离之理指导医学实践。经过了长期的实践，大量正确运用姜、桂、附的法已经得到临床验证。你们现在的医学实践也是在证实这个理论。

这就是从郑钦安的文章来说明为什么要学习《易经》。

二、《内经》论述的肾之理

这个内容不准备讲很多，我把资料抄录了。

北方生（主）寒，寒生水，水生咸，咸生肾，肾生骨髓，髓生肝。其在天为寒，在地为水，在体为骨，在气为坚，在脏为肾。其性为凛，其德为寒，其用为藏，其色为黑，其化为肃，其虫鳞，其政为静，其令霰雪，其变凝冽，其眚冰雹，其味为咸，其志为恐。恐伤肾，思胜恐；寒伤血，燥胜寒；咸伤血，甘胜咸。

——《素问·五运行大论》

……心者，君主之官也，神明出焉。……肾者，作强之官，伎巧出焉。……膀胱者，州都之官，津液藏焉，气化则能出矣。凡此十二官者，不得相失也。故主明则下安，以此养生则寿，殁世不殆，以为天下则大昌。主不明则十二官危，使道闭塞而不通，形乃大伤，以此养生则殃，以为天下者，其宗大危，戒之戒之！

——《素问·灵兰秘典论》

北方黑色，入通于肾，开窍于二阴，藏精于肾，故病在溪，其味咸，其类水，其畜彘，其谷豆。其应四时，上为辰星，是以知病之在骨也。其音羽，其数六，其臭腐。

——《素问·金匮真言论》

这三篇文章所讲的，以及《素问·六微旨大论》所讲的（上次已经摘录）少阴、太阳的本气、中气、标气的关系，也就是《伤寒论》少阴证、太阳证的一些变化的本源。

从《内经》的这几篇文章中，我们要掌握两点。

1.医易相通，医易同源

《素问·五运行大论》所说的"北方生寒，寒生水……"实际上就是河图和《易经》所说的"天一生水，地六成之"，以及八卦的坎卦在北方，是冬，是寒水之地。《内经》所说"北方主寒，寒生水，水生咸，咸生肾，肾生骨髓，髓生肝"，这一串理论就是《易经》八卦的理论。这个"生"，除了"北方生寒，寒生水"是讲自然界的变化外，以后讲的"生"字都当"滋养"的意思讲。水生咸就滋养了肾，肾的肾气就滋养了骨髓，骨髓就滋养了肝。这些《内经》上的叙述就是讲医易相通。

"其在天为寒，在地为水，在体为骨，在气为坚，在脏为肾"——"天一生水"，所以在天为寒，在地为水，这也是《易经》所言。后面接着讲肾与哪些有关系，"在体为骨，在气为坚，在脏为肾"。骨，坚，肾，这实际上指的是肾的一些特点。我们讲肾统帅全身，肾主骨，就是从这里来说的。坚，骨头是坚的，这个坚从哪儿来的呢？从北方寒冷来的。那么所谓肾呢？肾也是坚之实，肾的性质就是坚。一个人是否坚强，肾气所主，肾气弱的人，下很大决心也坚强不起来，意志很坚强的人，肾气足。所以，这个"坚"与肾有关系。"肾者，作强之官，伎巧出焉"，凡是技术巧妙、聪明的都是肾气主之，都在这个"坚"字上表达。如果正气不够，你让他学什么都不想学，没有这个精力，他也学不会。这些都是论肾的特点。那么，肾跟天的联系就是寒，跟地的联系就是水。水，五行之一。在地为水后，就产生了五行，木火土金水。五行五脏相生相克，其正常运行就是生命运动的体现。

"其性为凛，其德为寒，其用为藏，其色为黑，其化为肃"——凛就是很严肃，包括后面讲的"其色为黑，其化为肃"，都有很严肃的感觉。不管男女，肾精是不能随意损耗的，否则导致肾气、正气不够，这是这几个字连用的意思。其色为黑，黑代表水。在《素问·金匮真言论》里讲到"北方黑色，入通于肾"，所以黑色指北方，因为北方阴暗，是黑色的，与肾气相同。黑色也有严肃认真的含义。这几个字都表示了肾的性质。"其畜豕"，这也是与《易经》相通的。《易经》把坎卦比作泥坑里的猪，猪就是豕。从这些内容可见，《内经》上很多理论都是从《易经》引来的。这些理论有些是为了说明它的特性，有些是对我们医学有用的，就要充分应用它。

2.《内经》论述了肾的人体生命学之理

"咸生肾，肾生骨髓，髓生肝"，咸滋养了肾，肾气滋养了骨髓，骨髓的精气又滋养了肝脏，这是讲肾的生理功能。一般的庸医认为，肾就是一个生殖系统或者泌尿系统。而西医只讲其为泌尿系统，连生殖系统都没联系。现实是不是这样呢？我们来看骨髓，骨髓与脑相通，骨髓又滋养了肝，肝可以藏血。现在人们已经认识到骨髓是有造血功能的。肾、命门都联系着骨髓，骨髓一直通到脑，这个就是讲人的生理功能。过去有人讲《内经》是猜测的、主观臆断的，现在看来不是猜测的，已经证实《内经》所讲是正确的。所以，肾是实实在在的物质基础，这个物质基础生了肝，肝又有藏血的功能，又生骨髓。我们强调心肾相交，心肾相交是什么含义？就是要靠肾气使心、肾能正常运动。心肾相交在卦上是坎离既济，从医学上看来，心肾不交确实会带来很多疾病。反过来说，治疗很多疾病都必须使心肾相交，比如高血压，失眠等，甚至癌症这样的重病。

先说"咸"这个概念。咸味可以滋养肾。在实践中，"咸生肾"这个概念指导了我们的用药，调肾气要靠味咸的药。比如，益智仁入肾，就要用盐炒；普通附片走全身，如果要专门治肾，就要用盐附片。所以，"咸生肾"这个概念指导了我们的中医医理和用药。

第二个概念是"寒"和"水"，这个概念是我们理解肾的第二个重点。《伤寒论》说，外邪首入膀胱，为寒。不管外界的风、寒、暑、湿、燥、热哪一种邪气侵入人体，首先从膀胱进入，就是寒。所以，《伤寒论》的这个"寒"字，就是因为邪从膀胱进入，为寒。膀胱与肾互为表里，跟肾有密切关系。肾为水，膀胱气化就是解决水的问题。那么如何认识肾水，就产生了不同的观点。如果认为膀胱和肾是水脏，可以这样说，但如果认为是水就当滋阴，那就错了。我们认为这个水是一阳在二阴之中，是人身的丽水，不是一般的滋阴的水。如果把肾水认成阴水，就误事误人上千年，这是郑钦安说的话。对水的不同认识就形成了不同的用药观点。所以，这个概念要弄清楚。实际上在《伤寒论》中，整个篇幅都是在论这个"寒"，邪气首入就是寒气。我们摸脉首先考察脉紧不紧，就是判断是否有寒。这就是概念联系实际。

第三个概念"其志为恐"，在医学上，对我们如何诊断和治疗也有很重要的意义。什么叫"其志为恐"？就是在人的情志上有恐惧的心。有恐惧心，凡是一说吓一跳的，就是肾阳弱了。容易受惊吓的人，也容易伤肾阳，突然一件事情，吓了一跳，惊了，也就伤了肾阳。所以这个"恐"有两个含义：一是肾阳弱的人容易恐惧，二是遇到惊恐之事容易伤肾阳。那么治病从哪里入手呢？就从肾入手。下面还说了"惊胜恐"，就是说这种病除了从肾入手，补肾气，还要从思想认识上解决，他为什么会恐惧？把他的根源找到了，疙瘩解开了，思想上正常了，惊恐之症也就能治。

第四个概念"寒伤血，燥胜寒，咸伤血，甘胜咸"。前面强调了寒与肾的关系，也说了咸与肾的关系，但是反过来，寒和咸都可能要伤血，为什么？适度的咸是生肾、滋养肾的，但是超过了一定程度，咸就伤了脾胃，脾胃缺乏滋养，宗气不能运行，就不能供给肾的需要。所以，"咸伤血"是从脾胃讲的。

"甘胜咸"，就是因为脾胃喜甘甜，甘为脾所需，那么甘就能胜咸，把太过的咸纠正过来。我们用甘草就是入脾奠中的。"寒伤血"，寒适当的时候是生肾、滋养肾的，但是反过来，寒过重了，血就不流畅，就要用燥（热），才能胜寒。这些观点都可以指导我们的用药，指导我们的实践运用。我们现在的用药，几乎每剂都有一味药，甘草，并且是炙甘草。为什么是炙甘草？一是，甘草炙后，甘味更浓一些；二是，甘草属于半阴半阳之物，炙过之后就是阳药，与阳药配合起作用，生甘草就跟凉寒药配合起作用。凡是发烧或者皮肤病、燥气很重的，我们都用生甘草。甘草这味药我们用得很多，老师曾经说过一句话："不会用姜和甘草的人，不是好医生。"现在很多人的方子中间没有甘草，更没有姜，为什么要用姜？因为姜才能保证中宫奠安，才能保证肾气，保证全身的宗气运行。姜，温暖脾胃，通神明，走全身，才能把寒祛掉。所以，这里所谓的"寒伤血"，"咸伤血"，我们就用姜来解决，用炙甘草来解决。

我们讲《易经》，讲肾，与一般的医生迥然不同。我们学习了郑钦安的文章就知道了，肾虚究竟是怎么样虚的，要把道理弄清楚，不是简单地把它当成生殖系统的问题去解决。所以，我们是结合"天人合一"的思想来讲肾。《内经》中是把这些道理跟人的生命根本结合起来的，郑钦安卢铸之医学也是遵从《内经》的道理来讲的。

三、《伤寒论》对肾少阴的认识

肾是《伤寒论》里的少阴。《伤寒论》论少阴经，还是以足少阴经为主，也就是以肾为主，但也与手少阴心经联系起来讲了一些。另外，《伤寒论》中，少阴经与膀胱经是分开讲的。我们这里讲肾，强调以五脏为统帅，所以还是把肾和膀胱联系起来讲。

1. 对肾少阴有关理论的论述

"少阴一经，以热为本，太阳为中气，少阴为标"——这是《内经》上的，也是《伤寒论》上的。少阴经为什么以热为本？这就与风、寒、暑、湿、热，天的气有关系。在人体来说，就跟手少阴有关，手少阴就是心，心就是火，所以又称足少阴是相火，它是以热为本。热为本，是指的与自然界的关系，少阴是以热为本，不是少阴经。"少阴以热为本"这个论述出自《内经》，少阴之气就是属热。"太阳为中气"，是讲少阴与太阳膀胱经互为表里，所以，它的本气是热，中气是太阳，就是寒。标，就是少阴本身。所以，本中标这三气就表明了肾，就"伤寒"来说，少阴受了邪之后，就可能是热，可能是太阳中气，也可能是少阴本身的病。这个理论来源于《素问·六微旨大论》"少阴之上，热气治之，中见太阳"，把这句话变成"少阴一经，以热为本，太阳为中气，少阴为标"，就是郑钦安关于少阴证的论述。

在《素问·标本病传论》中还说了一句非常重要的话："知标本者，万举万当；不知标本，是谓妄行。"妄，就是乱来。如果不懂得标本，可能医病用药就是乱来的。所以，郑钦安在讲六经辨证的时候，就把这个本、中、标三气首先列出来，标明。实际上，《伤寒论》就是把本、中、标这三气如何产生病的道理讲了，方列出来。《伤寒论》真正来说就是按标本来论述的，所以它是万举万当。为什么郑钦安强调要学《伤寒论》，就是希望大家知道三阴三阳"本、中、标"三气的变化，知道了这个，治病就万举万当，否则，就是妄行，是乱来的，用现在的话就是乱搞、胡搞。怎么胡搞法？头痛医头、脚痛医脚，根本不辨阴阳，套个方就是了。现在，背几个方子治好病了就喜气洋洋的人多得很，我们千万不要这样子，一定要把这个"本、中、标"之理弄懂。如何懂得？就是学习《伤寒论》，学习郑钦安所写的六经传变的最扼要的内容。这个最扼要的看懂，就简单了。《伤寒论》一条条的去看比较困难，那就仔细去读郑钦安《医理真传》上的六经贯解，就会懂得什么叫标本，怎么样才万举万当。

《素问·标本病传论》上接着说了两句话："夫阴阳逆从，标本之为道也，小而大，浅而博，可以言一而知百病之害也。以浅而知深，察近而知远，言标与本，易而勿及。"若不是顺着阴阳运行，就是标本之逆，标和本没有按照它的规律运行，没有按照规律运行就会得病。所以，标本之道，就是要懂得标本、懂得阴阳的顺从。"小而大"，从小的疾病到大的疾病，或者说，看起来理论很简单，但蕴藏着大的道理。"言一而知百病之害"，懂得了标本，就知道百病是怎么生的。"浅而博"，话说得简单而明确。"以热为本，太阳为中气，少阴为标"，这句话谁都懂，很简单，但是讲的是"可以一言而知百"。这是《伤寒论》指出的，懂得了这几句话，懂得了看似简单的标本之道，那么百病的变化就都知道了。《伤寒论》整本书，实际上就是在论本、中、标之气。郑钦安把它归纳得很短，六经传变、六经贯解，篇幅不多，恐怕只有《伤寒论》的十分之一都不到。你们应当认真去学一学，把这个弄懂了，才能"言一而知百"，才可以找到许多疾病的要害，才可能从最简单的、很通俗的道理中，学到很深的东西，应用起来价值就很大。所以，我们要善于从经典中以及老前辈总结的道理中，来学习要诀、纲领。这就是纲领。

以下列出《伤寒论》少阴证的有关论述（均以郑钦安《伤寒恒论》为准）。

少阴之为病，脉微细，但欲寐。——《伤寒恒论·少阴前篇》之一，《伤寒论》原文第281条

郑论：此乃少阴提纲也。脉微细者，阳不足而阴有余也。阳主开，故寤；阴主阖，故寐。寤则从阳，寐则从阴，故知邪入少阴也。

重善释注：《伤寒论》此条论述，郑钦安在《医理真传·伤寒六经提纲病情》中，列为"五日少阴，以脉微细，但欲寐，六字为提纲，但欲寐，三字为病情"。两者文字表达皆同，但郑钦安明确指出的是，认识辨证"少阴证"的提纲是"脉微细，但欲寐"。脉微细，在《伤寒论》"少阴证"中反复提到。后世医家皆遵循之。所以，从古至今，"脉微细"已成诊断"少阴证"的脉象根据（我们现在也这样，如果脉很微细，少阴证，马上四逆汤、白通汤。所以，脉微细很重要）。另，《伤寒论》第300条（第300条就是讲怎么治疗"脉微细"，不是凡脉微细就都用四逆汤、白通汤）："少阴病脉微、细、沉，但欲卧，汗出不烦，自欲吐，至五、六日，自利，复烦躁不得卧寐者，死。"此条，讲脉象，认定少阴证，但由欲卧而转至不得卧寐，已阴阳不交甚，且烦躁自利，故断为死症。若又有他症，是凶是吉，则又应确断（少阴证除了脉象，其他症状也要联系起来思考，是吉是凶，特别是如何判断死症，一定要知道）。又如《伤寒论》第285条："少阴病，脉细、沉、数，病为在里，不可发汗。"脉细沉为少阴证，但沉而数，则脉不同，其脉有助火而动之象（燥气起来，火气起来），若汗则亡阳，故审脉除"提纲"之脉外，还应细审脉的变化为要。病情之"欲寐"，寐，为睡。郑钦安论："阳主开故寤，阴主阖故寐。寤则从阳，寐则从阴，故知邪入少阴。"郑钦安此论，寐从阴，病在阴（少阴），此乃断定少阴证的病情，是阴阳辨证的理论根据。"寐从阴"，病在阴，阳气则衰；"寤"从阳，阳主之，故觉醒也，非病也。若寤后，神差，又当别论。

这里我引了两条来辨明"脉微细""但欲寐"这六个字在具体诊断上要注意的事项。

少阴病，始得之，反发热，脉沉者，麻黄附子细辛汤主之。——《伤寒恒论·少阴前篇》之二，《伤寒论》原文第301条

麻黄附子细辛汤是少阴病的一个主方。少阴病所需要的四逆汤不在少阴证中，而是在太阳证的中篇。

郑论：既云少阴病，而脉当沉，虽有发热，焉知非真阳外越乎？然麻黄附子细辛，固属少阴之法，学者总要审其发热之原委，或有头痛、身疼，或无头痛、身疼，畏寒甚否，又审其色之青白，舌之黑干润黄，口渴之饮冷饮热，小便之清长短赤，便得用药之道，庶不致误。原文反发热三字，不可忽略，此脏系根蒂之所，不得草草读去，务宜细心。

由此段文字可以看出，郑钦安对《伤寒论》的研究非常深入，他没有说《伤寒论》的用药不对，而是说如何用药，要慎重去思考哪些问题，说得明明白白。

重善释意：郑老所论"此脏系根蒂之所，不得草草读去，务宜细心"，此乃对后学者之忠告，少阴肾为人生命的根蒂，生命的本源，故不能草率，"务宜细心"。如何细心？不仅要认真对待"反发热"三字，还应认真确切辨证。少阴脉当沉，而倘浮者，"焉知真阳外越乎？"若真阳外越，应用四逆白通汤。若色青白，身无所依，此少阴之真气发于上，真阳不能归根，法宜潜阳，荡尽群阴，坎刚复振。潜阳丹乃郑钦安之方，其方为西砂仁 30g，附子 24g，龟板 6g，甘草 15g（详见《医理真传》）。我们用桂枝法加附片也可以潜阳。"反发热""脉沉者"，表里同病，表为太阳，里为少阴，若饮热，舌润黄，则用麻黄附子细辛汤。其方用麻黄先汗解表，附子温经扶阳，增阳解表汗出而不损心阳，细辛助麻黄辛温发散，并专走少阴。三者并用，补散兼施微发汗，无损阳气，为温经散寒之妙方。我们则用桂枝汤加附子，如果脉浮，可以加天麻，微发汗，可以加陈皮。我们用法不一样，这样既可以固肾，又可发汗。我们为什么不用麻黄附子细辛汤，因为麻黄细辛汤是否过汗掌握不好，容易亡阳。不是不能用，原方可以用，但要掌握好。

郑钦安在《医法圆通·少阴经用药图》中说："少阴乃水火交会之地，元气之根，人身立命之主也。病至此际，是元气衰极，剥至于根。仲景立四逆，究竟是专为救这点元气说法。主方又云：治三阴厥逆。可知这一点元气彻上彻下，包罗天（肺心）地（脾胃到下肢）（这一点阳气是走到全身的）。此方不独专为少阴立法，而上中下三部之法俱备，知得此理，便知得姜附之功用也"（我们现在治上中下的病都用姜、桂、附）。对麻黄附子细辛汤、四逆汤的应用郑钦安提出二十三条"圆通应用法"（见《医法圆通·少阴经用药图》），从治头脑冷，治喉痛、畏寒、脚冷，到治发热、谵语、无神、不渴等真阳衰之病，广泛应用。郑钦安结语说："此方（指四逆汤）功用颇多，得其要者，一方可治数百种病，因病加减，其功用更为无穷。余每用此方，救好多人，人咸目余为姜附先生，不知余非专用姜附者也，只因病当服此。余非爱姜附，恶归地，功夫全在阴阳上打算耳。"我们学来学去，就是要学会在阴阳上打算，不把阴阳辨别清楚，学了白学，把阴阳辨别清楚，就高明了。

少阴肾，是元气之根，人身立命的根基，坎（☵）之意，深表此理，故我们学少阴证一篇所论，应本着郑钦安所示，"一点元气，彻上彻下，包罗天地"，四逆汤之法，不独为少阴立法，而上中下三部之法俱备。知此理，便知姜附之功用也。我们学习少阴证之篇实则在学《伤寒论》通篇之理。纲举目张，乃正纯医学之要诀也。

2. 对太阳膀胱有关理论的论述

我们应用科学分证讲，是以五脏为主分讲，不是按《伤寒论》六经传变的顺序讲，所以有的腑未讲，如小肠为心之表，大肠为肺之表，皆未讲。胆为肝之表，也只顺肝而讲。但太阳证其腑证在膀胱，是《伤寒论》最主要、最关键的内容。《伤寒论》三百九十七法（条），太阳篇就占了一百三十五法（条），约三分之一的分量。《伤寒论》共一百一十三方，太阳篇共有六十三方，占了二分之一强。因此，太阳证和理法是应用时常遇的证和常用的理法。且太阳膀胱与少阴肾相互关联，四逆汤法在太阳篇出现，又是少阴证的主法、主方。肾与膀胱是脏腑里外关系，病证相连，理法相关。下面选讲几条太阳膀胱的有关论述，供学习启示。

太阳为之病，脉浮，头项强痛而恶寒。——《伤寒论》第398条，《伤寒恒论·太阳上篇》之一

郑论：太阳本气主寒水，太阳统周身皮肤、毛窍、营卫、百脉、经络，为一身纲领。毛窍乃太阳寒水气化出路，一切外邪之来，必由毛窍而始入内，出入两字，乃邪正机关，万病绳墨。脉浮者，指邪初入也；头项强痛者，指邪犯太阳地面经络也；恶寒者，指太阳本气受病也。恶寒二字，乃太阳提纲，认证眼目，知得恶寒二字，无论一年四季为病，只要见得病人现有头、项、腰、背强痛，恶寒、发热，即按太阳法治之，毋得拘于时令，而有失经旨也。

重善释注：在郑钦安《医理真传》"伤寒六经病提纲病情"中，论述"一日太阳"，将"脉浮、头痛、项强、恶寒"八字作提纲，将"恶寒"二字作为

病情，证病明确、精要。在"郑论"中，特别强调"恶寒"二字乃太阳提纲，认证眼目，并告诉后世医者："知得恶寒二字，无论一年四季为病，只要见得人现有头、项、腰、背强痛，恶寒，发热，即按太阳法治之。"如此中肯之论述，诸书何有？郑卢医学之理法，一年四季皆能确认伤寒之证，皆敢于运用姜、桂、附之法，更可由此得知。理正言顺，正纯之道，明明朗朗。简言之，一年四季皆有伤寒，皆按太阳证治；由于六经传变，故皆应按"伤寒"之理法治之；附、桂、姜一年四季亦应按此理而用。

此条郑论中指出："太阳统周身皮肤，毛窍、营卫、百脉、经络为一身纲领。"在"六经定法贯解"中论述了太阳"为一身之纲领"的道理："太阳居坎宫子位，人身之气机，日日俱从子时发起，子为一阳，故曰太阳。太阳如天之日，无微不照，阳光自内而发外，一身上下四旁，莫不毕照。所以，主皮肤，统营卫，为一身之纲领。"对于"太阳为一身之纲领"的理论思想，在我们辨证、立法、用药的应用时，明确了总体方向。即凡系太阳地面之疾病，系太阳证相关的疾病，如寒冷、身痛、恶寒、喜热饮等，均应考虑与太阳之气机未照（即未达），营（统血）卫（卫外）不固有关，宜立法助太阳之气机，如用桂枝法，或附子加桂枝法等。太阳为一身之纲领，少阴为生命之根本，二者互为表里，此防病治病、健身益寿之关键和重点。

太阳证，发汗，遂漏不止，其人恶风，小便难，四肢微急，难以屈伸者，桂枝加附子汤主之。——《伤寒论》第 20 条，《伤寒恒论·太阳上篇》之二十二

郑论：发汗而至漏不止，其伤及肾阳也明甚。太阳底面即是少阴，其人恶风者，外体疏也，小便难者，汗为水液，气化行于外，而不行于内也。四肢微急，难以屈伸者，血液外亡，而筋脉失养也。此际理应以扶阳为是，原文取桂枝加附子汤，意在用附子，取内以固其根蒂，得桂枝，外以祛其未尽之邪，内外兼备，其无大害，庶不失立方之妙也。

重善释注：过汗伤阳，伤及肾阳，此为切忌过汗之要点，肾阳乃人生命之根蒂；过汗还伤气化，气化行于内则人安；过汗还伤血，汗乃血之液，血伤则筋脉失养，四肢微急，屈伸不利。过汗已成漏不止，桂枝加附子汤主之。郑钦安称"立方之妙"，妙在何处？内固肾阳根蒂，外祛太阳未尽之邪。若此方加用饴糖，称建中汤。郑钦安称："此方乃仲景治阳虚之总方也。"由此可知桂枝加附子汤，若再有建中之法，其意更为重要。"固肾阳，健脾胃之阳，桂枝辛

温扶心阳",故称扶阳之总方。此法,为我们常用之法,药之组成不同(附子、贡术、桂枝、楂肉、大麦芽炒、炙甘草、淫羊藿、生姜),但其理同源。

关于桂枝汤的深意和变化,应进一步理解。桂枝汤原方,在《伤寒论》第12条,是《伤寒论》的首方,被称为"仲景群方之冠",是调和阴阳第一法,太阳卫分(卫外之气)主方,郑钦安称此方为"调和阴阳,彻上彻下,能内能外之方","不仅治一伤风证,凡属太阳经地面之病,皆可用得"。钦安师在他的《医法圆通·桂枝汤圆通应用法》中,列了十种病皆可用桂枝汤治疗,其应用之广可知。在郑钦安《医理真传·阳虚证门问答》第二问中,专论了桂枝汤,方中桂枝、生姜、炙甘草同用则"辛甘化阳",调周身之阳气;芍药与大枣合,"苦甘化阴"调整周身之阴液;全方"阴阳合化",二气流通,营卫协和,故称"协和营卫之剂"。

我们讲卢铸之桂枝法体系,其思想和理论本源,则来自《伤寒论》桂枝汤及其有关的论述。比如伤寒无汗,寒更深入,则用麻黄汤(见《伤寒论》第35条:太阳病,头痛,发热,身痛,腰痛,骨节疼痛,恶风,无汗而喘者,麻黄汤主之)。桂枝汤与麻黄汤,皆太阳证之要方,并皆有桂枝。前者有汗,寒在卫分,较浅而用;后者无汗,寒在营分,较深而用。我们应用桂枝汤、麻黄汤的医理、医法时,则据其思想,形成桂枝法体系。其中治"太阳伤寒之法",用麻黄汤法,即桂枝、苍术、楂肉、陈皮、炙甘草、生姜;治"太阳伤风之法",则用"桂枝汤法",即桂枝、贡术、楂肉、炙甘草、淫羊藿、生姜。以此两个法为基础,综合为桂枝总法(即桂枝、术、楂肉、炙甘草、淫羊藿、生姜),并据《伤寒论》对桂枝方的变化运用,将我们所遇的多种疾病,凡与全身皮肤、经络、百脉、营卫相关之病,皆列入桂枝法体系。此体系中,如太阳伤寒证则其法中用苍术、陈皮;若伤风则用贡术、淫羊藿。简易、明确,效果亦佳,可临证应用。若加附子,则为附子桂枝法,即附子、贡术、桂枝、楂肉、炙甘草、淫羊藿、生姜,或加用炒大麦芽,即建中之法。

我们以上对《伤寒论》桂枝汤、麻黄汤、建中汤应用的讲述,未能详述,但其意已明。《伤寒论》之理法是郑卢医学之源,是卢铸之医学立法体系的依据。我们学习郑卢医学,一定要精学、细学《伤寒论》,并重点要学《伤寒恒论》,再简单一点,就读《医理真传·六经定法贯解》。善于学,善于活学,善于联系实际,有发挥,有发展,有创见,这是郑钦安给我们做的示范。若死学死用,则不符合历史和科学的发展。此述,共勉。

第四节
郑钦安对肾系疾病的论述

《医法圆通》关于肾病治疗的篇章很多，"肾病腰痛""耳病肿痛""遗精""健忘""不卧"等，还有"益火之源以消阴翳辨解""壮水主以制阳光辨解""申明'阴盛扶阳，阳盛扶阴'的确宗旨""邪正论"，以及"桂枝汤圆通应用法""麻黄汤圆通应用法"，这些都跟肾病有关系。我们今天着重讲"肾病腰痛"，摘文如下。

肾病腰痛

腰痛一证，有阳虚者，有阴虚者，有外邪闭束者，有湿气闭滞者。

因阳虚而致者，或由其用心过度，亏损心阳；或由饮食伤中，损及脾阳；或由房劳过度，亏损肾阳。阳衰阴盛，百病丛生，不独腰疾，但腰之痛属在下部，究竟总是一个阳虚，然下焦之阳虚，下焦之阴寒自盛，阳微而运转力衰，腰痛立作。其人定见身重、畏寒、精神困倦。法宜峻补坎阳，阳旺阴消，腰痛自已。如阳旦汤、术附汤、羌活附子汤之类。

阴虚而致者，由肾阳素旺也。旺甚即为客邪，火盛血伤，元阴日竭，则真阳无依，腰痛立作，其人必小便赤而咽干，多暴躁，阳物易挺，喜清凉。法宜养阴，阴长阳消，肾气自摄，腰痛自已。如滋肾丸、地黄汤、封髓丹倍黄柏加全皮之类。

因寒而致者，由外感寒邪，从太阳而入少阴（太阳与少阴为表里）。少阴为阴脏，外寒亦阴，入而附之，阴主收束，闭其肾中真阳运行之气机，故腰痛作。其人定见发热恶寒，或兼身痛、咽干不渴、时时欲寐。法宜温经散寒，寒散而腰痛自已。如麻黄附子细辛汤、附羌汤之类。

因湿滞而致者，由其人素禀劳苦，久居湿地、深坑，中气每多不足，易感外来之客邪。太阴与肾相连，湿邪不消，流入肾界，阻其运行之机，故腰痛。定见四肢沉重，常觉内冷，天阴雨更甚，腰重如有所系。法宜温经除湿，湿去而腰痛自已。如肾着汤、桂苓术甘汤加附子、细辛之类。

近来市习，一见腰痛，不究阴阳，不探虚实，便谓"房劳过度，伤及肾阴"，故所用药品，多以熟地、枣皮、杜仲、枸杞、巴戟、首乌、苁蓉、补骨脂、菟丝、龟胶一派，功专滋阴补水，人人所共信。殊不知肾为至阴之脏，先天之真阳寄焉。阴居其二，阳居其一，夫妇交媾，生男育女，《易》云：乾道成男（禀父之阳精也），坤道成女（禀母之阴精也）。由此观之，男子所亏者，肾中之阳，而非肾中之阴也。所谓阴虚者，指肾为阴脏而说，非专指肾中之水虚，实指肾中之阳虚也。若不辨明这点机关，但称阴虚，但知滋水，势必阴愈盛而阳愈微，湿愈增而寒愈闭，腰痛终无时已。治人实以害人，救世实以害世。此皆通套之弊，岂忍附和不言，实不得已耳。惟愿同道抛去此项药品，按定阴阳、虚实、外感、内伤治之，庶不致遗害焉耳。更有可怪者，今之医家，专以首乌、熟地一派甘寒之品为补水必用之药，何不将"天一生水"这句道理细心推究？试问：天一生水，专赖此一派甘寒之品乎！总之，宗旨不明，源头莫澈，仲景而下，罕有了了。

关于这篇文章，主要研讨三个要点。

1. 肾虚，实际上指的是肾中的阳虚

文中有段话："近来市习，一见腰痛，不究阴阳，不探虚实，便谓'房劳过度，伤及肾阴'，故所用药品，多以熟地、枣皮、杜仲、枸杞、巴戟、首乌、苁蓉、补骨脂、菟丝、龟胶一派，功专滋阴补水，人人所共信。"这里重要的一点，就是"一见腰痛，不究阴阳，不探虚实"，就认为是"房劳过度，伤及肾阴"，就用滋阴药。针对这样的立法用药，郑钦安很明确地说了："殊不知肾为至阴之脏，先天之真阳寄焉。阴居其二，阳居其一，夫妇交媾，生男育女，《易》云：乾道成男，坤道成女。由此观之，男子所亏者，肾中之阳，而非肾中之阴也。"所以，把肾虚作为阴虚治就不对，郑钦安驳斥了流行的错误理论。他强调所亏的是阳，而不是阴。关键的就是把阴阳弄错了，所以就只认为腰痛是同房所致。

肾虚是肾中之阳虚，这是个很重要的观点。以上所述，首先指出了错误；然后指出，肾虚实际上不是伤阴而是伤阳；最后说明"所谓阴虚者，指肾为阴脏而说，非专指肾中之水虚"。为什么这样说？肾是阴脏，但整个肾不是水，假如只是水，那么肾阴虚就会误称为肾水虚，肾水虚，就要滋阴降火，这些谬论就产生了。那么阳虚是指什么？阳虚，实质上指的是肾（坎 ☵）中的阳，这才是正确的理论。可见对于这个问题，郑钦安费的力气很大，反复讲这个道理。假如不讲明这点机关（机关就是关键），笼笼统统称为阴虚，只知道滋阴，

就"势必阴愈盛而阳愈微，湿愈增而寒愈闭，腰痛终无时已"。用滋阴药的结果就是这样。这里就指明了，有的人从辨证认病到立法用药上的连续错误，这种把肾阳虚当成阴虚的错误结果，就是文中所说的，不仅"腰痛终无时已"，而且"治人实以害人，救世实以害世"。所以，阴阳的辨证一定要准确。肾虚，实质上是指肾阳虚，不是指肾水虚。肾水虚是很多人用滋阴药的根据，而肾阳虚是郑卢医学用姜、桂、附的依据。肾为立命之本，这也是用姜、桂、附的依据。立命，《伤寒论》说的就要用四逆汤，就要用姜、桂、附，这就是根本，即"治人""救世"的根本。

2. 要从实际出发来认识病因

这篇文章都是从实际出发，不是简简单单地说什么"同房伤肾"就会"肾虚腰痛"。不是这样的。所以，郑钦安除了批驳只认为是"房劳过度伤及肾阴的错误"外，还指出了认病的要领，"按定阴阳、虚实、外感、内伤治之，庶不致遗害焉耳"。那么，如何来辨证呢？他指出了腰痛一证有四种原因："有阳虚者，有阴虚者，有外邪闭束者，有湿气闭滞者。"有这四种的分别，我们治疗腰痛要辨别阴阳，辨别寒湿，辨别阴虚阳虚，辨别是寒气闭束还是湿气闭滞。

3. 细致辨证，解病立法

怎么样运用理法？就要细致辨证，解病立法。郑钦安把"肾虚腰痛"的原因分为四大类之后，还继续分，阳虚的原因又分了三种，三种原因引起的腰痛治法也不同，这就是具体的辨证、病解、立法。这就不像一般医生那么简单笼统。

阳虚原因之一，病者用心过度，亏损心阳；原因之二，饮食伤中，损及胃阳；原因之三，就是房劳过度，亏损肾阳。不管哪一种，总的来说都是阳虚，阳虚阴必盛，百病丛生，不仅仅是腰痛。腰只是在下焦，下焦的阴寒盛了，阳气微弱了，运转力就减弱，所以腰痛。那么，病人阳虚阴盛的症状还有哪些呢？一是身重，转动困难；二是畏寒，阴盛就必然生寒；三是精神困倦。用法宜峻补坎阳，阳旺了，阴消了，腰痛也就治好了。总的来说，都是阳虚的症状，总的法就是峻补坎阳，阳盛阴消。

这里举了三个方，针对阳虚的三种不同情况。第一个是阳旦汤，即桂枝、芍药、大枣、生姜，这不是《伤寒论》里的方，这是治疗用心过度，心阳亏损的。我们则用四逆白通汤，之后用加茯苓、柏子仁、淫羊藿，加强心阳。第二个是术附汤，也是《类证活人书》上的成方，就两味药：附子、白术。可见郑钦安善于用成方，此方用于伤了脾胃之阳，伤了中宫，伤中后损及脾阳。这种情况我们用附子理中汤，如果还伤及肾阳，我们加用安桂，安桂走肾。中宫伤了，宗气不能运送到肾，也会影响肾阳。所以，不要单纯认为补肾阳与中宫无关。有时候我们理中法里用安桂，还加杭巴戟，目的就是既要扶中宫之阳，还要能够把阳气输送到肾。第三个是羌活附子汤，这个也是成方，来自《卫生宝鉴》，方为：羌活、附子、干姜、木香、茴香。此方针对肾阳亏损。我们针对肾阳亏损实际上是用两个法，一个是，确实肾阳很弱，又没有其他症状，就用四逆汤；一个是用扶肾扶阳的系列法，用附片、菟丝子、杭巴戟、胡芦巴等。这就是郑钦安对阳虚的处理。

接下来，怎么对待阴虚的问题？书上说："阴虚而致者，由肾阳素旺也。旺甚即为客邪，火盛血伤，元阴日竭，则真阳无依，腰痛立作。"我们怎么样理解这句话？首先要理解的是，郑钦安所谓的阴虚是从阴阳对立的关系来讲的。阴虚，必然阳就旺，而并不把肾当成水脏、当成阴脏来看待，这一点必须明确。如果把肾当成至阴之脏，整个都阴，都是水脏，必然会滋阴，这是错误的。

那么，怎样理解郑钦安的辨别阴虚呢？首先要看先天真阳寄寓其中。肾水里面有先天的真阳，郑钦安把这一点揭示出来了，就澄清了千古以来的错误。一定要认识到肾中藏的真阳，它不是单纯的阴。这个哲学之理、医学之理一定要看到。其次，郑钦安所说的"肾阳素旺也。旺甚即为客邪"，这两句话要联系起来理解，这是从肾的根蒂来说的。肾阳素旺，即肾阳一直都很旺。这种人有没有？太少，确实太少了。用老师的观点来说，只有一个人，吕洞宾。那么肾阳好的人有没有？有，但是要注意，旺甚即为客邪。就是说，肾阳旺的不是肾阳本身而是客邪。就是当先天的真阳已经衰了，正气已经衰了，邪也就起来了，这个时候旺的是客邪，是阳的客邪旺。所以，不是肾本身的真阳一直都很旺，不是这个意思，是客邪的阳旺。火旺就伤血、伤阴，一伤了阴，反过来，真阳寄寓人体，也寄寓血中，寄寓全身，肾阳无依，所以就会腰痛。要把这段话弄清楚，不是肾中的坎阳旺，而是客邪。

明白了"肾阳素旺也。旺甚即为客邪"之后，辨证又怎么辨呢？郑钦安说了五个要点："其人必小便赤而咽干，多暴躁，阳物易挺，喜清凉。"喜清凉是最关键的。这时就需要滋阴，"法宜养阴，阴长阳消，肾气自摄，腰痛自已。

如滋肾丸、地黄汤、封髓丹倍黄柏加全皮之类"。滋肾丸方为：黄柏、知母、安桂；地黄丸方为：地黄、茯苓、山茱萸、山药、丹皮、泽泻；封髓丹方为：黄柏、砂仁、炙甘草。郑钦安推举了三个方。我们这里要掌握的，凡是阴虚的都可以用我们所讲的郑钦安卢铸之医学滋阴十七法，在那里面选用就可以了。

至于寒致腰痛、湿致腰痛的，文章中也讲得很明确。寒致腰痛的，就是太阳受寒，接着少阴脉紧，这个可能发热、恶寒，这种情况我们就是用附片加桂枝法，可以加陈皮，暂时不用淫羊藿。湿致腰痛的，就是湿侵入了太阴脾，脾不畅，还有寒，太阴脾与少阴肾相连，湿就可能留滞肾中，就会腰痛。这时我们用桂苓术甘汤加附片，还可以用肾着汤。

第五节
卢铸之对肾系疾病的论述

一、两则医案

这里有卢铸之的两个医案，一个是肾结核，一个是少阴证。

1. 病例一：肾结核

秦某，女，31岁，住五通桥市金富乡建设街二组，1956年6月27日。

病状： 西医检查为肾结核，此病由正月起，小便淋沥，晚上从12点钟至天亮要小解十五六次，白天每隔20分钟要解一次，尿道刺痛，有时发胀，睡不得，尾椎骨发冷痛。

诊断： 此病胞宫与膀胱气化不宣，是由水湿夹气侵出下元，相火受困，火不能位，熏蒸不起。应益火源，壮水主，使微阳易起，相火沸腾，上接君火为要。治宜肃清胞室，温脾暖肾，先后得其温暖，精血必然沸腾不息，经期有常，生育无碍，如此助膀胱之气化迎相火以归位，能位能化，气机交于中土，土能伏火制水，中宫得沸，上焦得雾，清虚之府必然清朗，化源必然润下，丽水必然无止，是引天地交通，坎离交济。膀胱之渗泌，二火之相照必能有用，生机化机刻刻无停矣。

初方： 天雄片75g，细辛9g，桂枝尖24g，砂仁12g，升麻18g，炙甘草

9g，生姜 60g，葱白 6 根。

方解：用附子益火源，细辛启肾窍之微阳与相火相通，水土得暖。桂枝开太阳助少阴，太阳得火之气。升麻转枢纽。砂仁纳正气。炙甘草助运化。生姜通神明，使两火相照，上下鲜明，中宫得暖。葱白引火气交于百脉，任督冲自然会合，膀胱之气化可宣，胞室之凝滞可消。

二方：制附片 75g，桂枝 30g，朱茯神 15g，砂仁 15g，升麻 15g，安桂 9g，益智仁 18g，麒麟竭 12g，炙甘草 9g，葱 7 根。

方解：用附子之大辛，大温肾水，膀胱之气化可行，朱茯神导心包之蕴水，循胃囊而降至于中焦。益智仁温脾暖肾，使脾土之湿与火相接，因火为土之母，母子得以相依。安桂温血，使血温而浊中之阴得温而化，阳生精也，肾精得温为气，气化大行，输于上焦，肺肾相连，亦母子相依。麒麟竭产于南方，得离火之性，生于树木，叶红木直，树身高大，上接天空，得日月之精华，与离火相照耀，树身结有脂膏，取而炼之，其质轻味淡色红，是得日月离心之精华而成，有化瘀之功效，且能生新，今与桂附同用，是用阳化阴，阴浊生清之导药也。

三方：制附片 75g，安桂 9g，菖蒲 15g，远志 12g，细辛 9g，炙甘草 9g，生姜 45g，葱白 7 根。

方解：用菖蒲水中之精与离火相接，远志拨开心窍，迎微阳与心肾相接，成水火交济，升降不能有阻，清气升于上，浊阴出于下，膀胱与小肠均得其力，何患尿窍与精窍不能分明，是揭上而下必然顺从，水道胞宫无不肃清。

反应：小解稀疏了，尿道刺痛减轻，吃饭也好些。

四方：制附片 75g，菖蒲 15g，远志 12g，砂仁 12g，茅术 15g，桂枝 21g，朱茯神 15g，炙甘草 9g，生姜 45g，葱白 5 根。

方解：用茅术抑水燥土，助脾之运化，更能伏火制水，上与心肺相济，下与肝肾相从，五行之运化绝无悖谬。

据云因经济关系迫不得已离蓉回乡，来信求方，今将病情陈述于后：饮食、精神正常，口有时渴，体温正常，腹有时作响而疼，解稀粪，小便仍胀，病比前减轻，小便仍少，白天次数约半小时解一次，晚上比前稀，睡眠亦比以前充足，安静，尿道口痛，好似有东西挡着，小便不大畅，必用手揉，使它散开才能解出，有时如米大的血粒出来，但不多。

五方：制附片 90g，茅术 15g，益智仁 18g，安桂 9g，砂仁 12g，麒麟竭

12g，制升麻 18g，秦归 15g，炙甘草 9g，生姜 75g。

方解：用秦归清风润木，肝调而脾肺有用，气血更能互相依傍，化源运化自然不能停息，精窍尿窍自然豁朗，是迎接辛温之品归于气血，阴阳生化之中，璇玑左右逢源，亦为生化不停之用。

六方：制附片 90g，贡术 12g，北黄芪 30g，秦归 15g，砂仁 12g，潞党参 18g，益智仁 18g，西茴香 18g，炙甘草 9g，煨姜 90g。

方解：用北黄芪引泉水达于颠顶，生髓生脑，脑髓充分，神明之变化都成玄妙之态。用潞党参滋润化源下达于运化，使脾肺相合天地相通，转否为泰，一切滞塞皆化为乌有。西茴香香甜之味，醒脾疏肝，使木生火，火生土，土生金，金生水，如此皆成璇玑玉衡，是为法中之法，阴阳术数都在其中矣。

反应：来信云，病已痊愈，已上班工作了。

总结：此病属奇病也，奇者何？奇经八脉所生病也。女子胞室膀胱紧紧相连，胞室为生人之器，膀胱为化气之用，今小便口、女子阴户（又为牝门），精门、尿门相并。今水道零数是冲脉、督脉、任脉受制，膀胱上不能通于太阳，下不能导于太阴。太阳者由坎中而来，太阴者由坤中而生，坤土也，化生金也，金即肺也，肺生肾也，丽水成焉。火居于脾、肺、肾三者变换之中，由温水化气之能，气行于上，太阴肺得其清朗，太阴脾得其转运，助成水火土源源不息，生生化化自然无休无停，凡人身上下无不赖焉。

2.病例二：少阴证

李某，男，25 岁。

病状：发热、恶寒、头痛、身痛，吃不得，胃反胀，眼花黑，小便少，二便坠胀而痛。

诊断：此人原因肺胃之机不足，今又感寒，伤及少阴，少阴本蛰藏之腑，协水之症，且少阴又为太阳之底，因此底面寒凝过紧，太阳之气机何得宣通，上之胃脾亦更难开，土水更郁，是为少阴经腑受制，应宜拨动气机，水火相通，脏腑两协，为附子细辛通脉之证，因内郁外束，经腑不交，恐难达到，乃暂用缓通内外交达之机，使升降有路，内外咸可活泼，否则难治。

初方：桂枝尖 30g，明天麻 15g，南藿香 15g，茅术 12g，法半夏 15g，升麻 12g，朱茯神 15g，炙甘草 6g，生姜 45g。

方解：用明天麻镇定外风，无客再入。升麻拨转阴阳交达之路。藿香疏理肌腠、鬼门道路，使外开而内动，加桂枝开太阳，茅术泄土湿，使土与水和，水无泛滥，土得运化。用朱茯神再镇手少阴心宫，火畅而水湿可理。法半夏降胃逆。生姜通神明。甘草镇脾土，使寒湿随脾温流入于膀胱，太阳之腑可能输转，使先后之机两相运动，水火两相协和，为权宜之计，轻取之法。只要微汗可治。凡少阴病本不以开发之品而发汗，汗之必然亡阳。今用此巧妙之法，活泼脾肾之机，从内从外交达于元阴元阳过程之中，鬼门窍道微通此汗，是寒凝所化，非开发鼓荡之汗也，余见此证有危，不敢孟浪，注意抓紧阴阳与心肾交通为要。

反应：服初方后，寒热去，出冷汗，头顶及两额痛，胃之上也痛，脊椎骨发痛，发冷，发呕，吐不出，大小便不利，手足冷。

二方：淫羊藿 24g，南藿香 15g，砂仁 12g，桂枝尖 30g，法半夏 15g，公丁香 12g，朱茯神 15g，炙甘草 6g，生姜 60g。

方解：寒热虽解，而营卫尚欠协和，阴阳亦欠抱负。用淫羊藿使阴阳互相交互，脾胃、肾阳逐渐通调。砂仁纳五脏内外之气交于元阴元阳之中，脏腑得理，微阳得起，蛰藏得封，虽汗无妨。公丁香拨胃囊化胃凝，胃降与脾相合，使脾胃谐和，后天运转，乾金下降，坤得成坎，乾得成离，水火自然各明各位，气血阴阳都交于营卫之中，内外则得其协和矣。

反应：头痛减，呕止，二便较顺畅，吃不得，心烦，胃还痛。

三方：天雄片 75g，淫羊藿 30g，贡术 15g，砂仁 12g，桂枝尖 60g，藿香 15g，泡参 24g，炙甘草 9g，生姜 60g。

方解：此时阴阳交通，水火交达，脾胃交养，用附子益火源，壮水主。贡术崇坤土，使乾坤坎离互相维系。藿香醒脾运土而归木，木得其养，生化成生生泼泼之机。神明水主上下相接成为天地交泰之意。泡参通五液归于肺，化源丰富，清虚清朗，神明照耀，天气与地气更自然交泰，万物生机不息，精神魂魄互相依附，各守各舍，昼夜有藏有用，神气则安然吻合。

反应：心烦解，胃还痛，吃不得。

四方：天雄片 75g，淫羊藿 30g，茅术 15g，砂仁 15g，益智仁 18g，安桂 12g，朱茯神 15g，炙甘草 9g，生姜 60g。

方解：用益智仁通心神，启肾志，交纳于元阴元阳会合之地；安桂热血强气，交纳于乾坎之间，天地水火无不照明，精神气机大之化之，百脉筋络肌肉骨节，都成泰和之景。

总结：此病之治，本属先后交病，生机化机两相凝滞，是阴中为寒所凝，水不得温暖，使火源水主隔绝。因原有肾胃虚冷之病，今神思二志放散，是火土不协，水安得暖？冰安得解？气何能升？阴阳通达无路。须用此轻轻拨转，使阴窍开阳得其入，阳机动而阴得其流，是助生化归于元阴元阳，互相微动，水火能相亲，运化化源乃能交行，如阴窍阳路再加阻塞，神明气机隔断，红尘危殆极矣。余虽拙，用水火运化之法，使气血得温得热，自然运动，阴阳亦随之而转，天地亦随之而运，人身精神魂魄亦得光照一线，先后之机随微阳从蛰藏之门而蠕，太阳从微窍而放，太阴得此微明来往交通无阻，阴阳得此燮理，气血得此流露，冀期内能从外，外能入内，下能启上，上能俯下，诚为千手千眼拨开生死两条道路。为轻导之法也，希高明正之。

二、如何定法随方

这两个医案，希望大家认真去读。我也从我们怎样学习卢铸之医学的角度出发，讲讲法的问题。前面讲过，我们学习是以理法为先，理，在前面讲了，今天着重讲怎样认定法。

1. 法定方随，法方扣症

法定了过后，方不是现成方，而是跟着法走的。而且方一定要跟症状，与实际情况紧紧相扣，就像扣衣服扣子一样，衣服扣子扣乱了就不对了。换句话说，就是要在理论的统帅下，从实际出发辨证立法，并与之结合来出方。卢铸之曾经说过：病解灵法，法解灵方。我们学习卢铸之的病例，就是要学习他是怎样定法，法定了方是怎么随的。

就先以少阴证的病例来说。卢铸之在诊断的时候说："此人原因肺胃之机不足，今又感寒，伤及少阴"，所以就成了少阴证。治法"宜拨动气机，水火相通，脏腑两协，为附子细辛通脉之证"，因为少阴证的治法用的就是麻黄附子细辛汤。但是根据这个患者的情况，"内郁外束，经腑不交"，内部即脾胃，忧郁，瘀积不通，外面又感风寒，经络和腑都不交，如果用麻黄附子细辛汤，恐难达到。所以，要解内郁和外束之证，要使经络与脾胃相通，就要缓用麻黄附子细辛汤而使用内外交达之法，使内外都能沟通，使其有升有降。有这样的观点，就不会死套麻黄附子细辛汤原方，而是如其初方所立：桂枝、天麻、南藿香、茅术、法半夏、升麻、朱茯神、炙甘草、生姜。卢铸之用的法就是缓通内外交达之机，内外互相通达了，把寒祛掉，再去内之忧郁。那么，这个法定了之后，其方也就跟随着法走，而不是再套麻黄附子细辛汤。

为什么用这些药来缓通内外交达之机（机即气机、机能）？他从五点来说：第一点，为镇定外风，不使风再进入内里，方中用了天麻。这就告诉我们，如果有风邪约束，用明天麻就可以把外风镇定下来，使风邪不再入里，这点就非常重要。第二点，用了桂枝、茅术运化水，使土水相合，水不泛滥，土得运化，胃就可以安。第三点，用了使阴阳交达的升麻和藿香，内外都能够互动。第四点，用了朱茯神安定心宫，朱茯神和桂枝相调，水湿可理。第五点，寒湿能随脾的运化而进入膀胱，就是桂枝法里的姜、甘草的作用。这五点用药，达到了使先后气机相互运动，水火相互协和，从而来解决诊断中说的内郁外束、经腑不交之证。从这里就看到，卢铸之是立法定了之后，方中的用药紧紧跟随，法和方都紧扣其症状。他所讲的药都与症状是相扣的。

2. 方中有法，法中有法

卢铸之医案里的每一个方，都是法。方中有法，这个法是根据诊断辨证、结合实际所定的。每个医案有个总法，而每一个方、每一个法又都是为诊断之后所立的总法服务的。也就是说，从初方一直到末方，每个方的法都是为治病的总的要求服务的，是为了总的目的来服务的。

比如肾结核的医案，一共是六个方，每个方是一个法，就是六个法，每个法都是相连的。卢铸之所立的治疗总法是"宜肃清宫胞，温脾暖肾，先后得其温暖"，那么这六个方、六个法都是为这个总法服务的，也是最后所要达到的目的。比如初方用了天麻、葱白、姜等，这个法就是益火源、开肾窍，使其水土相温；第二个方，继续用附片，继续大温肾水，温脾，使脾土和相火相接；第三个法，拨通心窍，目的也是使肾阳和心相交，水道和宫胞得到肃清。这就是"方中有法"，每一个法都是围绕总的中心来立法的，都有各自的法。

下面讲"法中有法"。为了说明这个问题，我准备了专门的资料。

所谓"法中有法"，是说每一个方是一个法，而这每个法又是由若干"小的法"组成的。二味或二味以上的药的配伍就形成"小的法"。"小的法"充实方中之法，完善整体法的功能。无正确的"小的法"，则不能形成正确的整体之法。

为了明确对"法中法"的认识，我们讲讲常用的附子法系列中的君药附子和桂枝法系列中的君药桂枝，与其他药的配合，所形成的"法中法"。

（1）附子

附子与姜、炙甘草相合，其理法是：使火（心）土（脾）有用，阴阳得理，气血得调，健强脾胃，脏腑、经络、肌腠、皮毛的气血往来正常无阻。若再得葱白，下入肾中之阳（即坎☵中之阳），上达肺，内行冲脉，使百脉通达，上安下泰，外清内和，全身自如。

附子与桂枝同用，桂枝有破阴之能，领阳行循，由坎（肾）由中（脾胃）而外，使阴阳布满全身。

附子得贡术佐之，先后并茂，水土同德，水制而不泛滥。再得砂仁，木火土，皆归于水，使水中之阳，随辛润之。再得淫羊藿，入坤土之性，与水相合，入肾窍，上通天（心肺），中达地（脾胃），水火互助，乾坤返本（水☵，火☲，相合则得乾☰坤☷返本），脾肾交固，先后安定。（贡术、砂仁与淫羊藿的配合也是法。）

附子得胡芦巴，由肾水入泉底（坎☵之中也），出微阳转上，而达两肾之间（即腰之命门），出膀胱而达精窍尿窍之地，与命门相合，循督脉达心肺，化痰涎气喘可平。

附子与益智仁、姜、桂同用，启肾宣心，心君泰然，再合术草，使脾土温和，运化交流，五脏之气机皆得畅达。

附子与益智仁、补骨脂、胡芦巴同用，温暖下元（肾、膀胱），精能化气，气化流通，下元（肾、腰、子脏）虚冷可医。

附子、益智仁与菟丝子、沙苑子、桑螵蛸相配合，男子遗精，不种，女子带下不孕，皆能调治。

附子、益智仁、吴茱萸（也可用公丁香）同用，使肝肾温暖，木畅而气升，化源有归，痛证乃消。

附子得茯神、姜，使中下温暖，上下清澈，脏腑调和，内通外达。得淫羊藿、炙甘草，使先后并茂，五脏丰盈，治年老精力不衰。

（2）桂枝

桂枝与附子相合，出水泉，引微阳而布满内外、上下，助气血流通。

桂枝与甘草、生姜合用，化阴为阳（炙甘草之功），引阴阳相合（生姜之力），得术（包括行内的贡术，行外的苍术，行中的茅术），引土（坤）气而金（肺、乾）而水（肾）而木（肝）而火（心），使五行之运化正常。若得淫羊藿，一出一入，一开一阖，以引阳入阴，以宣阳而化阴，使内外阴阳协和，营能守内，卫能护外，百脉畅调，周身舒达。

桂枝得生楂肉，肌腠中之寒热得解，再得大麦芽，脾土乃能运化，得紫菀，金（肺）木（肝）协和，不相侵，气血流通无阻，肝调而肺畅。

桂枝得小茴香、青皮，肌腠得理，秽邪可分，脾肺双调，在坤更能有用，疏肝醒脾。

桂枝得杜仲、松节，达关节而柔经络，使阴维阳维，回护于督任八脉（任脉、督脉、冲脉、带脉、阴跷、阳跷、阴维、阳维），交通三焦。

桂枝得香白芷、羌活，开筋膜，复肌腠，阳脏之秽邪可去，薄膜膏油中之瘀凝可解。

桂枝得茯神、术，宣化膀胱，促胃口，沤渎壅塞可行，内通外达。

以上论述了附子法、桂枝法中配伍药物的理和功效，都是关于"法中法"的讲解。在卢铸之医案中有针对该病总治法的讲解，也有对每法每方中的"法中法"的讲解，请大家在学习医案方解时细读，并可对照参阅以上的讲述。但是，不要死对、死记。我们学习的目的在于了解附子、桂枝和其他药配合后的理法，学习领悟其理法，理法一通则百通，运用就会得心应手。

第六节
卢永定对肾系疾病的传授

1. 肾脉短，则肾气不升。晨肾气升，而应百会。

2. 左肾痛，为久站伤肾。伸腰时痛，系弯腰久，气不畅。

3. 肾有坠感，为肾下垂之疾。应加强带脉。用生杜仲加强带脉。

4. 膀胱气化不开，若妇女，则少腹寒，子宫寒。

5. 肾为太阳底面，附片能化太阳之气。凡肾病，应化太阳之气为本。

6. 流涕、喷嚏、发烧、寒冷、头痛、咳痰为外感，外感风寒。应祛外寒外邪，用桂枝法；若外邪未祛，服非外感的法和药，则引邪深入。

7. 口苦，苔厚腻，舌木，若有外邪，先祛外邪，若无外感，则为伤生冷。若舌痛为有燥气。

8. 砂仁，纳气归五脏，又引五脏之气归肾，故能上能下。

9. 葱白，引肾气营五脏。引通脉道，周身气机更畅，经络自然，三焦滞气皆通。

10. 小儿手指冷为着凉，寒伤冷。手心烧为伤食。

11. 出气热，口鼻热，喉干，为伤风。伤寒，吃了燥性，也有这些反应。

12. 肤热，为受外邪。无汗为寒邪，有汗为受风邪。

13. 若遇外邪，一身寒冷，咳嗽，不能用紫菀，用则引贼（邪气）入室（入内）。若用了，咳虽然好点，反而咳不出来，邪已深入。可用制南星片，或桂枝加石菖蒲、法半夏。

14. 若误用广紫菀，解法，可用南藿香、白芥子。法如：桂枝尖，苍术，南藿香，白芥子，楂肉，法半夏，石菖蒲，炙甘草，陈皮，生姜。

有时候，一感冒、一咳嗽就用广紫菀，这样反而咳不出来，这就是解法。所以我反复强调外邪没有祛掉时，不要用广紫菀。用白芥子的时候，要忌一切油。

15. 白通汤法：附子 60~90g，炙甘草 15~20g，生姜 60~90g，葱白 3~5 根。其功用：一是暖肾水，水暖则阳固，阳固则能升至五脏；二是肾水暖，肾阳起则中宫暖，中宫阳益；三是水生木，肾水暖，肾阳起，肝木生机气旺；四是如此则利于心肾相交。

脾胃差的，用了白通汤，肾阳起来，也可以温暖中宫。白通汤法讲了四点，我抄给你们的目的，就是正确地理解白通汤法的广泛用途。

16. 肝病、肝癌，其病在肝木，左尺肾也弱，水生木，关键在肾阳，肾阳不弱，肝病、肝癌才能得治。重点在肝，关键在肾。用白通汤法，则为要重。

17. 肾盂肾炎，尿有血，或无血，发病时可用桂枝法，法如：桂枝 60g，茅术 18g，小茴香 18g，吴茱萸 15g，朱茯神 15g，法半夏 18g，石菖蒲 18g，青皮 15g，炙甘草 6g，生姜 75g。此法一般用于初方，或二方。

18. 肾炎，即肾本身有病，初方用法，宜化气行水，安神调和阴阳。法如：桂枝尖 60g，茅术 15g，朱茯神 15g，菖蒲 18g，京半夏 18g，淫羊藿 18g，炙甘草 6g，生姜 60g。

这里特别要指出的是，此方没有用什么奇特的药，就是我们常用的普通药，就是加了吴茱萸，温暖下身，就可以治肾盂肾炎。治肾炎也可以用桂枝法，也没有更多特别的药。为什么看起来很普通的法能够治肾炎？你们去思考一下。为什么这个法能治肾盂肾炎、肾炎？就在于化气行水、安神、调和阴阳，这是从总的角度来用这个法。如果死背这个法，那你就看不出来，为什么我们用的感冒方可以治肾的病。

以上共十八条，皆卢永定直接传授，原论原述再传给大家，便于直接学习，研讨，领悟真谛。

第七节
肾系病治疗应用理法

一、肾与膀胱，"易"理均属坎（☵）卦（卢铸之讲述）

坎为水，一言而尽之，坎（☵）为阴包乎阳，言水，火在水中。若只言水，言肾为至阴之脏，则误。理误，医道也误入歧途。正确之理是先天一点真阳之火，潜于水中。从脉而言，肾坎（☵）之气，寄居两尺；在右，火用事，水为之涵，火生土，是生脾土，居右关，土生金，是为肺金，居右寸；在左，水用事，火为之温，水生木，是为肝木，居左关，木生火，是为心火，居左寸。自无而生有，两尺之前，无也，由下而生上，各有其位。脉脏应气，气之所至，脉则应之。明得此理，治肾之疾，则能理明法正。

二、少阴证的理法综述（卢铸之讲述）

经云："五日少阴受之。"少阴，少阴经也，肾脏也。其经脉系舌本（足少阴，起于小趾之下，趋足心，循内踝，上股，贯脊，属肾，络膀胱，循咽喉，夹舌本。其支者，出络心），人生之命蒂，安危系于少阴。病则脉细，欲寐，自利，发厥，手足同厥，口干舌燥，渴欲饮水自救。无奈水火同宫，辨最宜分晓。夹水而动，则为阴邪，夹火而动，则为阳邪；阴邪脉细而迟，阳邪脉沉细而数；阴邪但欲寐，身无热，阳邪虽欲寤，必多大便；阴邪下利清谷，阳邪下利清水；阴邪面赤而里寒，小便白，阳邪手足厥，而小便赤；阴邪口干舌燥而带和，阳邪口干舌燥而至裂；阴邪渴欲喝热水自救，阳邪渴欲饮冷水以自救。临证审视，细定勿误。（饮冷饮热是辨别阴邪阳邪最主要的一条，其他辨不清楚，最起码要把这一条弄清楚。）

受阴邪，则阳虚，肾之阳虚，脉细而迟，其因邪入肾、少阴后，"夹水而动"，水为阴，阴盛阳则虚。以脉细、弱、迟而辨之，法宜"四逆汤"（附片60~90g，炙甘草15~20g，生姜60~90g）。若少阴证下利清谷，则服四逆汤后，应即服附子理中汤（附子、贡术、上安桂、补骨脂、炙甘草、淫羊藿、生姜）。若下利甚则法可用上法，加人参（潞党参）、炮姜，方为：附子75~90g，贡术15~20g，人参15~20g，上安桂20~25g，补骨脂20~25g，炮姜25~30g，炙甘草15~20g，淫羊藿20g，生姜75~90g。若小便赤，膀胱脉紧，则系膀胱寒兼少阴阳虚之证，法宜先救本正元，先定命根，后祛寒邪，即先服四逆汤或四逆白通法（附子、炙甘草、生姜、葱白），再服扶阳祛邪的附子桂枝法，方为：附子60~75g，贡术15g，茯神15g，法半夏20g，桂枝尖30g，楂肉20g，炙甘草15g，生姜60~75g。若汗多增加淫羊藿20g。

若阳邪，则邪入少阴后，"夹火而动"，阳邪盛则阴弱，其脉沉细而数，沉细为少阴病，数为阳邪盛。法当令阴阳交水火合，主以麻黄附子细辛汤。若血液已亏，心烦不眠，肌肤燥煤，喉干，小便涩短，法宜养阴以配阳，主以黄连阿胶汤。

应明确的是，现实之人，亚健康居多，即人之真阳素弱，客邪侵入后，即从阴化（阳弱阴盛，客邪随阴而化），阴气太盛，阳欲绝，故病见目瞑倦卧，声低短气，懒言，身重恶寒，四肢逆冷。故少阴病见此症，法宜回阳，阳旺阴自消，病则愈。

三、太阳证的治法综述

太阳与少阴，膀胱与肾，互为表里，均以坎（☵）表达。论少阴肾之病，必然涉及太阳膀胱。

太阳伤寒其症状为"头痛，项强，恶寒，发热"，此八字为提纲，"恶寒"为病情。其法太阳伤风用桂枝汤，太阳伤寒则用麻黄汤。

卢永定所传授的卢铸之的桂枝法，其基本法是：桂枝，术，炙甘草，淫羊藿，生姜，楂肉（或小茴香）。若是太阳伤寒证，其法为：桂枝30g，苍术15g，生楂肉20g，炙甘草15g，生陈皮15g，生姜60g；若太阳证伤风有汗，其法为：桂枝30g，贡术15g，生楂肉20g，炙甘草15g，淫羊藿20g，生姜60g。简明言之：伤寒无汗用苍术、陈皮；伤风有汗，用贡术、淫羊藿。其变法甚多，举例如下：若诊断系太阳腑证，小便不利、难，则其法用化气行水之法，即桂苓术甘汤法（桂枝30g，苍术15g，茯苓15g，楂肉20g，炙甘草15g，法半夏20g，生姜60g。法半夏降浊升清）。若太阳之寒波及肺（肺主皮毛，太阳伤寒易伤及肺），咳，或肺寒，则用祛寒痰、行水化气之法：桂枝尖30g，贡术15g，茯苓15g，法半夏20g，石菖蒲20g，西砂仁15g，炙甘草15g，淫羊藿20g，生姜60g。法半夏、石菖蒲、西砂仁，祛肺之寒。若太阳证，伤寒，波及中宫，则可用建中之法：桂枝30g，贡术15g，茯神15g，西砂仁15g，楂肉20g，炒大麦芽20g，炙甘草15g，生姜60g。

以上所例桂枝法，一个伤寒，一个伤风，一个利小便，一个治肺咳，加上建中法，就是我们桂枝法最常用、最基本的法，把《伤寒论》里面的都概括其中了。变法种种，不一一再述。

四、肾病的特殊情况的应用之法

肾脏病基本的就是脉沉用四逆汤，这个不用说了。这里举四个特殊病的用法。

1. 肾炎初方

桂枝尖30g，茅术15g，朱茯神15g，菖蒲18g，京半夏18g，炙甘草18g，淫羊藿18g，生姜60g。

法在安神，开窍，降浊，阴阳相合。服初方后，辨证而治，则用附子法。

2. 肾盂肾炎方

桂枝尖30g，茅术18g，小茴香24g，吴茱萸15g，朱茯神15g，菖蒲18g，法半夏18g，青皮12g，炙甘草6g，生姜75g。

发病时及时服用，无论有无血尿均可服。

3. 遗精方

（1）制附片75g，贡术15g，西砂仁15g，龙齿12g，淫羊藿24g，炙甘草6g，生姜75g。

（2）朱茯神15g，贡术15g，淫羊藿24g，益智仁18g，龙齿15g，炙甘草6g，生姜75g。

前方服3剂，后方服4剂。

上面两个法的用法是，如果还不能用附片时，就暂不用附片，用茯神为君药的法。现代人遗精的比较多，如果有梦遗就必须治，自流也必须治。一个月一次算是正常，如果经常有的就必须治。若是小孩，就先用茯神，然后用附片。也可以前方服3剂，后方服4剂。

4.阳痿方（兼治胃气弱，头昏）

分四步走。

（1）调胃气

制附片，贡术，安桂，炙甘草，淫羊藿，煨姜。

（2）调固肾精

制附片，贡术，益智仁，菟丝子，杭巴戟，炙甘草，淫羊藿，生姜。

（3）壮阳

上方，加用西砂仁、上安桂。

（4）若需动阳用桂枝法

桂枝，茅术，麦芽，炙甘草，淫羊藿，生姜。

动阳之后，还要返回去治其阳痿。这个治法实际上是解决现在很多人夫妻性生活不和的法。

以上诸法均系卢永定所传授。应用时，应按实践科学五步进程，诊断、判证、立法而出方，切勿背方套方。

五、肾及膀胱疾病综合治疗的三步法

未讲述肾疾病综合治疗的三步法时，先讲讲三步法的真意。前面已讲述了治疾病的三步法：第一步拨通；第二步纳气归元，大气升举；第三步，壮元阳，先后并茂。这三步不是死板生硬的医学思想和理法，这三步是治疗疾病的布局，全面性的布局。布局之词是卢永定所传的，治疗疾病的医学思想，卢师常说治病一定要布局，布局乱了，治法就乱了。什么叫布局？治病如作战，大至战役，小至具体战斗都应有布局，即全局的部署和安排。全局的考虑在国家，在军事称作战略，具体战略实施称为战术。对医学而言，全局考虑就是布局，具体实施则为医疗技术，这个引喻当否，可究讨。总而言之，我们在治疗疾病时，特别是重病、慢性病、疑难病，都应有治疗的全面思考，即布局。为了交流研究能有序进行，治疗疾病时有明确的全局思想，我们将过去长期实践中已形成，并已有实效的布局之法，归纳成三个步骤共同学习研究。我们承传郑卢医学的应用科学，除了直接对《易经》《内经》《伤寒论》、郑卢医学的理法进行学习外，我们都应尽力学习治疗该疾病的布局之法，或简或详的，懂理明法，立法遣药，为此，我们阐释了布局的"三个部分"提要性的立法和含义。医学布局很深奥，对布局的理法应用不再赘述，有兴趣者请自学自修。

关于肾及膀胱疾病综合治疗的三个步骤，分述如下。

1. 第一步，拨通

肾是坎（☵），共为坎的还有膀胱，肾之坎是足少阴经，其疾病有肾足少阴经之疾，如肾阳，即坎之阳，或弱或上浮，或心肾不交，也有肾实体的脏疾，如肾炎、肾盂肾炎、肾肿大、肾结石等。膀胱是足太阳经，但同为坎。从坎来讨论肾与膀胱之疾，就是从足太阳经、足少阴经来讨论肾与膀胱之疾的治疗理法。用☵表达肾和膀胱就有了共性和密切联系的理论依据。所以我们下列之理法，既是治疗肾病的理法，也是关联到膀胱之疾的理法，如尿急尿频，肾气起肾病则能痊愈。下面研讨拨通之理法。

（1）祛膀胱太阳经外邪之法，增强膀胱气化之力，使肾气的阳能升，气能运行拨通道路。其法包括太阳经伤寒之法，即膀胱太阳经伤寒之法，伤风之法，风寒两感之法。

太阳经伤寒之法（脉紧，无汗）：桂枝尖30g，苍术15g，生陈皮15g，生楂肉20g，炙甘草15g，生姜60g。1~2剂，见黏汗则止，注意防过汗伤阳。

太阳经伤风之法（脉浮，有汗）：桂枝尖30g，贡术15g，生楂肉20g，炙甘草15g，淫羊藿20g，生姜60g。

太阳经风寒两感之法（脉浮紧）：桂枝尖30g，茅术15g，生楂肉20g，炙甘草15g，天麻15g，生姜60g。

太阳经波及阳明之法（脉浮紧而强，口渴饮热饮）：桂枝尖30g，茅术15g，生楂肉20g，油厚朴15g，香白芷20g，炙甘草15g，生姜60g。

（2）若风寒不仅伤太阳膀胱经，还波及肺所用之理法。膀胱统全身表皮，肺主表皮，寒邪风邪侵入膀胱经，往往也波及肺。更要重视膀胱伤风寒，若治之不及时或治疗不当，其寒邪还会波及肾。故治疗膀胱之外邪，一定要步步为营，治疗彻底，以免病变，其法如下。

法一：桂枝尖30g，贡术15g，茯神15g，法半夏20g，生楂肉20g，西砂仁15g，石菖蒲20g，炙甘草15g，生姜60g（淫羊藿20g）。

法二：制附片60g，桂枝尖30g，贡术15g，茯神15g，法半夏20g，生楂肉20g，西砂仁15g，石菖蒲20g，炙甘草15g，生姜60g，淫羊藿20g。

列出的两个理法，作用之一是祛肺寒，肺吸入真气供给肾，肾则藏其气，肺无疾，则供给肾之真气正常。法中的法半夏、石菖蒲、西砂仁，都是祛肺寒的，切脉时肺脉紧，则是肺寒，无论病人讲述咳不咳，不咳，肺脉紧也应祛肺寒。加制附片祛肺寒之力更强，且能助肺气肾气相交，法中制附片、炙甘草、生姜，护肾气；制附片、贡术、炙甘草，助脾运化；肾气脾阳得助，全身之气运行则畅，气畅阳升，则三阴三阳经络可畅，五行生克制化能趋于常态，故拨通之布局功效则达。

（3）若遇不能运用姜、桂、附之法时，可用非桂附法，先进行拨通，然后再运用上述之理法。共选列三个法。

法一：茯神 15g，贡术 15g，草豆蔻 15g，秦归首 25g，西砂仁 15g，石菖蒲 20g，炙甘草 15g，生姜 60g，全葱 3~5 根。

此法中，茯神用朱茯神效果更佳，镇心神，引通三焦之道，三焦通气通水，膀胱之气化得以宣通。石菖蒲以鲜的菖蒲效果更佳，至肾中，导一阳上行，通达离宫少阴（手少阴心经），坎离得交。秦归首，润木清风，引震（☳）巽（☴）之气（即肝左升右降之气）导木精之火（即水生木，肾之阳至肝）交于离（☲）宫（即肾与心交），使离明而全身得照（心为君主，君明全身得安）。草豆蔻拨开胃囊，食管气管均可开放。西砂仁（无壳更佳）辛温之性，引五脏之气交于坎宫即肾，使坎中一阳更易升举。贡术既伏火（火生土，土反之则伏火，此指命门之火，肾之阳不至于浮动，而安于坎宫）又化水（脾主运化，水得其温），肾坎（☵）能得火伏其中，水自然温，水温更易上行，上行至肝至心，心肾则相交。葱白通脉，青通肝，葱须通毛窍，故全葱能引辛温之品，达于四旁内外，诸脉皆通，肺窍开朗，心得其护。炙甘草，奠定中宫，助脾运化，气机通畅，运化大行，冲任之气机通畅，内外之气通达，正气易扶，邪气易消。生姜，导通神明，离明心安，心肾二气，循环无间。此法其拨通之效，理法皆明，用之亦效。

法二：淫羊藿 20g，贡术 15g，秦归首 25g，泡参 30g，西砂仁 15g，杜仲 15g，炙甘草 15g，生姜 60g。

在此法中，淫羊藿与炙甘草合用，少阴肾与太阳膀胱，两相合和，气机乃行，气血乃生。西砂仁，纳五脏之气归于坎宫，又引坎中微阳与脾相和，坤土脾乃能健行，脾阳升而运化正常。贡术与泡参合，交脾肺，肺金脾土生机必能旺。秦归、杜仲，引血液濡润经络，肝得养。贡术、炙甘草、生姜，调理脾之气，脾得养而运化正常。淫羊藿与西砂仁合用，调和阴阳，引阴入阳，引阳入阴，阴阳平衡，六气皆能安然。此法拨通肾、脾、肝、肺之气，全身初调，为用姜桂附法奠定基础。

法三：广龙齿 25~30g，核桃仁 30~50g，茯神 15~20g，柏子仁 15~20g，龙眼肉 15~20g，琥珀 20~25g，枣仁 15~20g，炙甘草 15~20g。

此法为心肾相交用法、用药打下基础，是拨通之前的立法，特别对肾阳亏损严重者，必有效果。

广龙齿、核桃仁乃水石之精、花果之精，滋养肾精，生肾气，精气汇聚，使气正常上升。茯神，隐入土之精气，通达三焦，若加朱砂，即朱茯神，上镇离，下归坎，与木之精气合，水运行至离则无阻。再借助龙眼肉、柏子仁，走心肾之力，使心神肾志（肾藏志），能上下交通。琥珀，纳魂魄，归于肝脾；枣仁，交纳心脾；得甘草崇土，心、肝、脾运化生化皆正常。五液流通自然，神魂安，睡眠自稳，精气不伤，升降自如，坎离既济得助，乃此法能拨通之要意。

拨通之法，一是拨通太阳膀胱经，二是拨开少阴肾经，两者之疾病，都应在治疗时先进行拨通，或在治疗过程中拨通之理法与治疗具体疾病之理法，视诊断之变化而相互结合，交叉引用。如：治疗肾气虚弱，尿频尿急，尿不尽，即膀胱脉紧，肾脉弱也紧，应先用桂枝法祛太阳膀胱经的寒邪，先拨通。

其法：桂枝尖，茅术，生楂肉，炙甘草，茯神，生姜。

太阳膀胱经寒邪去，则肾不再受寒邪之侵入，有利于治疗肾气弱，尿频尿急，尿不尽之疾，此时用下法则更有效。

其法：制附片，茅术，上安桂，炒益智仁，覆盆子，菟丝子，炙甘草，淫羊藿，生姜。

此法治疗尿频尿急，尿不尽，多次应用，其效速现。

2. 第二步，纳气归元，使大气升举

紧接布局的第一步，拨通之后，应立即纳气归元。纳气归元，使正气、肾气能在本位，固其本，使三阴三阳之气，五脏之气能归养正气（即先天太和之气），能归气于肾，肾阳正常，全身之气方能正常运行，气血方能畅旺。其理法，举例如下。

（1）四逆汤系列在治疗肾病中的应用

四逆汤法：制附片 60~90g，炙甘草 15~25g，生姜 60~90g。

四逆白通法：制附片 60~90g，炙甘草 15~25g，生姜 60~90g，葱白 3 根。

四逆汤法得燮变之法：如加用上安桂，加用吴茱萸，加用西砂仁，加用人参。

四逆汤法乃治疗肾病的根本大法，就"四逆汤"治三阴之厥逆而言，可知这一点元气（少阴坎 ☵ 中之阳）彻上彻下，包罗天地。四逆汤不独为少阴立法，而上中下三部之法具备，知得此理，便知得姜附之功用，这是郑钦安论四逆汤的结论。我们将四逆汤法列为治肾之大法，其理在此，是因为我们治疗全身五脏，三阴三阳证，都立足于肾阳，立足于正气（寓于肾中），立足于坎（☵）离（☲）既济之理法。理解此理，纳气归元就有了理法的根据、重点、要点。郑钦安还说，少阴乃水火交汇之地，元气之根，人身立命之主也。气之元何在？少阴也，只有纳气归元，方能大气升举，使太和之气充满全身，治病才能彻底痊愈，人方可健康益寿。如此正确理解四逆汤法，方能知理法的正道，方能在治疾病中，包括治疗肾病以及全身的疾病中，用理、用法、遣药，万举万当，功效显著。随即学习研究四逆汤法的变通应用，立足根本方能变化的理正，法正，理强，法强。四逆汤法的变化不一一讨论，在临床中均已讲述，主要要明确，无论任何燮变之法都在于维护人的"人身立命之主"，"元气之根"，达到水火交会，坎离既济，离开这个根本，则理法皆误。

（2）附子法系列在治疗肾病中的运用

附子法系列均有维护肾阳、维护正气的功效。因此我们在学习研究治疗肾病时，用附子法，不是就附子法整体功效来研讨，而是着重围绕少阴肾经和肾脏病，具体疾病来研讨，此两者男女老少之病皆同理法。略举范例。

法一：制附片 80~90g，贡术 15~20g，上安桂 20~25g，炒益智仁 20~25g，炒小茴香 20g，杭巴戟 30~45g，补骨脂 20~25g，菟丝子 25~30g，胡芦巴 30~35g，炙甘草 15g，淫羊藿 20~25g，生姜 80~90g。

此法中，制附片护肾阳，益坎水，壮元阳，与上安桂、益智仁、菟丝子、胡芦巴、杭巴戟合用，肾阳正气皆能正常升降，生化之机逐渐正常。附子与贡术、上安桂、炒小茴香、补骨脂、炙甘草相合，则脾之运化增强，肝之气运行上至心，下接肾，心肾之交有助。附片、炙甘草、生姜、淫羊藿，能加强少阴肾气上交于心，又能调节阴阳，使阴阳交合，阴阳互换，神明朗朗。此法乃护肾阳、助正气之主法。

法二：制附片 80~90g，贡术 15~20g，上安桂 20~25g，炒益智仁 20~25g，制升麻 15~20g，西砂仁 15~20g，炙甘草 15g，淫羊藿 20~25g，生姜 80~90g，葱 3 根。

此法中，附子温暖坎水，水泉温暖，丽水则升。上安桂益火，益火者，益二火，心火（离火）、坎火（命门火），温土。西砂仁，纳五脏之阳气，归于水都（☵），丽水易升，又使膀胱之气机能运化正常，上交于上焦雾都肺，清窍之腑，使之清澈无雾。如此乃纳气归元，引气上升之道。再用炒益智仁，益肾宁心而心火明，火明而土生（心火生胃土，命门火生脾土），土旺而水化（土旺则运化水气，宗气正常），水化而气升（宗气运化，而助肾精，精化气而升），水主（☵）火源（☲），都能源源而化，生生化化不停不止，助先后（先天后天）并茂之枢纽，活法圆通。再借制升麻拨转阴阳往来，交错无差，先天能立，后天易长，先后皆行。再用全葱相合，青色通木，白色助肺，葱根细须通各细脉，金木相合，筋络易通，全身安泰，水不泛溢，土无两伤，坎离乾坤自然互照。炙甘草安奠中土，生姜通神明，四旁通达，全身稳合，气化能上能下。人周身都达自然境界，此纳气归元，大气升举，先后二天皆能治之大法。

法三：制附片 80~90g，贡术 15~20g，北黄芪 30~35g，炒益智仁 20~25g，补骨脂 20~30g，西砂仁 15~20g，炙甘草 15g，生姜 80~90g。

此法中，附子大温肾水，水暖而气行，气至木则木得火（坎☵中之阳）之源，此乃肾中之真阳所化，寄居于命门，为命门火，乃人之真火。真火居下，君火（凡火）居上，离上坎下，真火藏而不现，凡火常用。今得附子，化水为气，气归于上，万物（全身）得其润泽；相火（真火）居下，温化气机，上下照应，全身得气之养，太和之气（正气）亦随之能充满全身，疾病何愁不痊愈。贡术，安定坤土，引土所生之气运行自然，通达全身四旁（上离心，下坎肾，右巽震肝，左兑乾肺）。借北黄芪直达坎（肾），引阴中真阳（坎☵中之乾☰之中阳，落于坤☷宫，此坎☵中之阳，故称阴中之真阳），透达于华盖（此真阴中之真阳，可直达于上焦肺，肺在心君之旁，故称华盖，护心君之华盖）。此华盖，使雾露畅行，化源下降，五脏六腑能得其润泽。（肺主化源，肺气下降于肾，肾得乾之气，则肾气上升布达全身，肺气至脾，气与精微物质相合而化为宗气，经脾之运化宗气布满全身，全身得其润泽，肺气畅，金木不相戮而相融，肝气得养，而利于水火相交，坎离既济。此肾阴中之真阳，直达华盖肺之精要之理。亦即纳气归元、大气升举之真要。）法中，益智仁、补骨脂，暖脾土，土暖则能行，坎（☵）肾之气机，缘木上行，交达于离（☲），而心肾顺利相交。此时离火下照，相火（寓于肾☵）上升，两火互照，使中部群阴诸邪皆化为乌有。法中配以西砂仁，纳五脏气归于下元肾，再将肾坎（☵）之真气，复反于上焦天（心肺上焦），清浊各有所行，正气肾气升降畅行无阻。生姜、炙甘草与附子合，气交达于全身，百脉筋骨皆达，柔筋健骨，益精生志，精气神相合而达全身内外，处处皆有生化之机。此法既能祛病，又能延年，其法之理在于纳气归元，归于肾，再使大气升举，肾之真气升至心肺、全身。气之归元升举，乃治病、延年、益寿之要诀。

附子法甚多，不一一列举。举一反三，知理则明法，立法之要即明，则可千变万化，治疗肾疾，治疗全身各部之疾。

（3）附子桂枝法系列在治疗肾疾中的运用

制附片 80~90g，贡术 15~20g，桂枝尖 30~35g，杭巴戟 30~35g，黄芪 30~35g，益智仁 20~25g，木蝴蝶 30~40g，炙甘草 15g，生姜 80~90g。

此法中，附子助肾阳，化精为气，气升神随，气神能交，精血得固。配以桂枝，化太阳之气，拨动肾阳，阳升而火动（坎☵中之阳，曰火，肾之命门之火），火动而气固（坎☵中之阳动，则乾☰坤☷相合，坎☵之真阳盛，真阳盛，则肾气固），气固则能坎离相交，心肾相交。法中杭巴戟、黄芪、附子、桂枝同用，迎气归于周身经络，上传于脑（经肺、心包，至心，至脑），下归于肾，使骨充而筋柔。法中益智仁温脾暖肾，水土均得温暖，生化之机能自然常运，在附子、桂枝引导下，引全身之精液归于肺金化源之内，肺气佳则心君安、心神旺。炙甘草、贡术、生姜助脾阳，脾运化正常，全身得益。此法，火为立极之本，气为固神之用，精为生气之质，运用此法，使精、气、神相合为一位，使上下内外相通，互相照应。使精气归于坎（☵）火之中，元阴元阳自然能分能合。法之要点在于使心、脾、肾三脏互相为用，引导五脏之精液达于四肢，使诸窍通灵，脉脉相通。此法乃纳气归元、大气升举、营润全身之法。

3. 第三步，壮元阳，先后并茂

我们讲壮元阳，从实质上讲就是维护人的太和之气，有太和之气则无病而长寿，壮元阳的根本之理就是维护太和之气，即正气。太和之气的元阴元阳密不可分，如太极之阴阳相融而不停运行，阴静阳动，阳动即阳气能升能降，运行正常；阳动则阴亦动，故壮元阳为助太极运行的要诀。壮元阳实际上是，一助肾阳，太和之气寓于肾，肾阳盛有利于太和之气正常；二调节五行，使五行生克制化正常，五行（五脏）之气运行正常，五脏统率全身，则太和之气随五脏之气充满全身。我们运用姜桂附法体系，其真谛在此。太和之气即先天，先天维护正常，后天能得助于先天，后天亦正常，先天后天两者密不可分，故紧抓壮元阳，则先后二天皆能茂盛健旺。凡治病结束之时，着眼于壮元阳、先后并茂的医学思想，是我们保证病者健康益寿延年的真意。其法举例如下。

法一：制附片 80~90g，贡术 15~20g，益智仁 20~25g，西砂仁 15~20g，北黄芪 30~35g，炙甘草 15g，生姜 80~90g。

上法中，附子温坎水，坎水温而气行畅，气行则木（肝）畅，木得生，火之源而至离，离上坎下，肝气畅，离坎乃交。附子化水为气，气归于上，为云为雨，万物得润，肾气升全身都养。北黄芪引坎水中之真阳，透达于华盖（肺，上焦也），使雾露大行，化源下降，五脏六腑皆得其润泽（肺吸收自然界之真气，下降于全身，之于肾，肾气能充，之于脾，脾之宗气盛，肾脾得肺之力，全身布满太和之气，故五脏六腑皆润泽矣）。益智仁、补骨脂，暖脾土，土暖能加强肾的机能，缘木上行交于离，离火下照，肾火上升，两火照耀，群阴皆化，诸邪全退。用西砂仁，纳五脏气归于下元肾，并使肾坎之真气，复反于天（上焦），升降自然，清浊各行其道，气畅身安。法中生姜、附子、炙甘草相合为一，交达于全身六合（六合：上下左右，前后及三阴三阳）。全身骨节经络百脉，皆得滋养，筋柔骨健，益精生志，精、气、神为一团相融，全身内外处处皆如春之繁茂，此法既健身，又益寿延年。

法二：制附片 80~90g，贡术 15~20g，茯神 15~20g，西砂仁 15~20g，炒小茴香 20~25g，益智仁 20~25g，炙甘草 15g，生姜 80~90g。

此法中，附子乃乾（☰），纯阳之物，以阳壮阳，与炙甘草合用，阴阳互相为用，正守合一。附子与益智仁、西砂仁合用，使脾肾之气交通，而升而化，升降循环，纳诸气归于一处（肾及心）。法中用茯神，安神通三焦，心得安，三焦得通，气化大行。所用小茴香乃香甜之品，辛（附、姜）甘之气味，可入阴阳出入之处，使残留之邪，气随阳盛，而残邪由内而外，更能助失散于外之阳，由外而内，此乃维护正气之大法也。

法三：制附片 80~90g，上安桂 20~25g，蛤蚧粉 15~20g，炙甘草 15g，生姜 80~90g（或筠姜 60~70g）。

　　此法中，附子、上安桂，大辛大热，补坎中之真阳。蛤蚧粉，亦补肾精，肾精得补而阳有所依，自然精气合一。生姜、炙甘草调节中宫，交通上下，中宫脾胃，乃上下之枢机，生化之枢纽。此法三气（上、中、下三气）同调、同扶，补先天之火，又壮后天之君火，火旺则坎离既济更佳。

　　此法若为末药，则用筠姜。

　　上两法亦同，若服水药后再服末药，亦用筠姜，其用量同上法。

　　法四： 茯神 15~20g，贡术 15~20g，上安桂 20~25g，砂仁 15~20g，远志肉 20~25g，柏子仁 20~25g，高良姜 20~25g，炙甘草 15~20g，生姜 60g。

　　此法为非附桂法之例（不能用附子法之人用之）。

　　此法中，上安桂，温肾暖脾，土运不息，气畅无阻，坎之真阳得固，先天、后天皆能得益。朱茯神，为君药，镇心神而行水，使膻中（上焦各部）无水侵扰，膏肓能收能放。膏肓上与肺缘相接，呼吸不乱，下与贲门相连，收纳无错，膏肓自然无隐藏之患。远志肉合之，拨呼吸清阳道路，助心窍开放自然，心智灵敏，膏肓之机无壅塞之患。法中高良姜，温胃壮火，胃肾之火能交于脾。柏子仁，宁心益脾，使火（心之天火与命门之火）土（脾胃）相济相助；火能生土，土能伏火，中宫（脾胃）气机正常，水气（肾气、脾阳及宗气）易升，肺源得润，太空得清，呼吸脉络运行自然，顺机而动。西砂仁，纳五脏精气，交于阴阳变化中。炙甘草，奠坤土，生姜通神明，交坎水，水温而气化，气化则血流畅，血流畅，则全身经脉肌肉相连而无患。此法，使五行（五脏）爕理有变有序，清浊易分，升降自然，阳能固，先后得养。

　　法五： 淫羊藿 20~25g，贡术 15~20g，生杜仲 15~20g，秦归 30~35g，西砂仁 15~20g，茯神 15~20g，炙甘草 15g，生姜 60g。

　　上法中，淫羊藿为君药，交合阴阳，使阳能入阴，阴能入阳，阳气阴血相合为一，使太和之气充布全身。淫羊藿、炙甘草，使太阴太阳相合，气机畅行，血液乃生。淫羊藿、西砂仁，阴阳协调，阳正阴守，借砂仁能上能下之能，纳五脏之精气，交于阴阳变化之中。秦归、杜仲，引血液润经络，使肝得气血之养。茯神，安心神，得贡术、生姜、炙甘草理中之助，坤土健，火土相依，心脾皆旺，心君明则全身安，脾运化旺，全身得养，气机必旺。此法，助阴助阳，协调阴阳，先后得养。对年幼年轻的人，在治病痊愈之后，既可固元阳，又能使先后并茂。

　　肾是我们学习研究的重中之重，首先要明确法无死法，法无定法，法来自明理、明证、明病，准确辨证、认证无误后，方可立法准确，遣药无误，方能治病效高。切忌背法套方，定要知病知源，明理得法。上述是我们学习研讨临证治病的三个步骤，实为治病的全局指导。我们要学习和掌握一定的全局之道。无全局则医法紊乱，盲目乱行，对医者而言严禁无全局的医道，对病而言严禁无全局而乱施法用方。医的全局之道是一个很深很复杂的学问，上述三步法仅提供一般的医学思路，还需我们在实践中进一步归纳、总结、提高、丰富、深化，共勉之。

结语

肾与膀胱，"易"理均属坎（☵）卦。坎为水，一言而尽之，坎（☵）为阴包乎阳，言水，火在水中。若只言水，言肾为至阴之脏，则误。理误，医道也误入歧途。正确之理是先天一点真阳之火，潜于水中。少阴，少阴经也，其经脉系舌本，人生之命蒂，安危系于少阴。现实之人，亚健康居多，即人之真阳素弱，客邪侵入后，即从阴化，阴气太盛，阳欲绝，故见阳虚之人多，身重、恶寒、困倦、气短、懒言，是常见之疾，见此阳虚正衰之证，法宜护阳，四逆汤法、附子理中法，辨证施治，阴去阳扶，病愈人间，此少阴证之要法也！

第六讲 脾系疾病

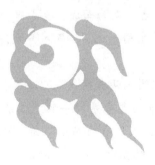

时间：2013/10/26
地点：成都石笋街

第一节
生命心语

益寿延年，需领悟"道生"，善于"养生"为要。

"养生"一词，《内经》称"道生"。

从古至今，养生之道都在"道生"思想之中，仅具体方法不同而已。我们学习《内经》，思考"道生"之理，在实践中用之行之，亟为要。

《素问·上古天真论》中，黄帝与天师岐伯讨论养生，分述了"真人""至人""圣人""贤人"不同层次的养生之道，并讲述了养生总的理论和总的法则。

文中说："有真人者，提挈天地，把握阴阳……故能寿敝天地，无有终时，此其道生。""有至人者……此盖益其寿命而强者也，亦归于真人。""有圣人者，处天地之和……形体不敝，精神不散，亦可以百数。""有贤人者，法则天地……合同于道，亦可使益寿而有极时。"对《内经》所讲述的四种人，《内经知要》释意说："真人者，无为而成，至人者，有为而至。圣人治未病，贤人治已病。修旨虽殊，尊生则一也。""气入身来谓之生，神去离形谓之死，知神气者，可以长生。"

由上述理论思想，可以明确两点：一是"修旨虽殊，尊生则一也"，即养生之道各有不同，但对生命的尊重是同一的。二是"知神气者，可以长生"或"无为而成"的"真人"，或"有为而至"的"至人"，或"圣人治未病"，或"贤人治已病"，归根到底就在对"神气"的认知，对"道生"的领悟。

如何养生，才能益寿延年？《素问·上古天真论》讲了二十四个字："虚邪贼风，避之有时；恬淡虚无，真气从之；精神内守，病安从来。"又讲了五句养生法则："法于阴阳，和于术数，食饮有节，起居有常，不妄作劳。"将这些领悟了，用之行之，定能益寿延年。

在郑卢医学的实践中，常讲"食饮有节，起居有常，不妄作劳"，正是以《易经》《内经》之理防病、益寿，尊重人的生命，彻底实现仁医之道！

注：道生，合乎自然规律的养生之道而能长生之意。

第二节
开场白

五脏统帅全身，按照《易经》八卦的序数，艮卦和坤卦的顺序是七和八，所以，我们最后来讲脾病门。今天这讲结束，五脏应用的理法方药就讲完了。

脾，在《伤寒论》里属于太阴，胃，属于阳明，《内经》里面都有专门的论述，是太阴、阳明篇章，也就是《素问·太阴阳明论》。《伤寒论》的太阴经证、阳明经证，加了证字，加了经字，都有专门论述。同以往一样，脾病门也是从七个方面来讲，即《易经》的、《内经》的、《伤寒论》的、郑钦安的、卢铸之的、卢永定的及综合论述。这些都是有关脾胃证的一些方法。

我们对"脾"的研讨，上面已提到了，从《伤寒论》而言，是太阴经、脾经。脾与胃互相联系，胃是表是腑，脾是里是脏。对中医而言，治病从里，但必先治表，即治脾病必先调胃气，这就是中医治脾病的第一步。先调收纳之胃气，使病者能正常收纳食物，再治脾。

脾病，主要是运化不正常，不能将胃所收纳的食物变成精微物质运化至肾及全身。

《内经》云"脾主运化"。这一生理机能，对人的生理和生命的维护十分重要，十分关键。没有"脾主运化"这个功能，胃所收纳的食物只能由胃传到大小肠而排出人体外，其中包含的人体所需的精微物质只能排泄，而不能被吸收。

所以，脾的功能对人的生命活动，对人治病服药后能收到成效起到了很根本、很重要的作用。因此，治病先调胃气，再治脾病，使脾阳运化正常，是治病的要着。

卢铸之在其《五行生克制化之理说》中讲："中央土运，旺在四时，得火为母，得金为子，母子相依，无偏无倚，自然有生无害，于是天清地宁，宇宙肃清矣……四气相调，中央得中和之正气，于是五行运化，四方宁谧，疾病自然无从而生，天人亦自然得以安和。"

脾土在五行之中为中央之气，调和四方，可见治脾病之重要。

第三节
经典中关于脾系疾病的论述

一、《易经》中的论述

在《易经》中，坤为母，象征大地，是万物生长的地方，人身生于母，其性为顺，坤位于西南方，在人身为腹，腹包括了脾胃。地生湿，所以脾主湿。艮卦，在《易经》中是少男，象征着山，其性为止，就如车开到山根，就要知止。在人身为手。艮卦位于东北方。河图中讲的"天五生土，地十成之"，这个思想在《内经》中就比为中央，土就在中央。在八卦中，因为中央是太极的位置，所以就把坤和艮列在旁边，坤卦列于西南，艮卦列于东北。在六十四卦中，经常有这样的描述，如"利于西南""不利于东北"等。所谓的利于西南，就是利于地，利于坤，比喻做事情就很平顺；所谓的不利于东北，就是遇到山，不顺利，需要避开困难。我们这里所讲的卦位是按照文王八卦讲的，而卦序是按照伏羲八卦讲的。

坤卦（☷）本身，上坤下坤，是六十四卦中的第二卦。其卦辞是"坤，元亨，利牝马之贞，君子有攸往，先迷后得主，利。西南得朋，东北丧朋。安贞吉"。从坤卦的卦辞中我们应当理解这样几点：元亨，就是很通顺。元，擅长、伟大；亨，亨通、佳好。也就是说，坤具有元亨之德，具有伟大的、亨通的德行。从医学角度来说，就要以像坤一样的德行去从事医学。这里打了个比方"利牝马之贞"，坤德就如母马那样温顺。这种温顺，从《易经》来说，就是坤对乾的顺从。作为医者，对广大人民要有温顺的坤德。从易理上讲，从阳则易，从阳的角度入手，重视坎阳，升起全身的阳就易，反之，治病则难。乾卦是阳，顺从阳，坤卦顺从乾卦，就可以得到"安贞吉"，我们要用这个思想来指导医学。这是坤卦本身给我们以医德和医学上的启示。

学《易经》主要是为了指导我们的思想。《易经》每卦都有象辞，坤卦的大象辞曰"地势坤，君子以厚德载物"。很多地方都在引用"厚德载物"，北大的校训就有这四个字。厚德载物，能生长万物，这是坤卦的品德，它是万物生长的根源。这样一种宽厚、和顺的品行，就是有道德、有智慧的人应该效法的坤德。也就是说，能够做到"厚德载物"，你就是有道德、有智慧的人。对我们医者来说，医德也应像大地一样，医术要高，才能万病回春，医德要宽厚和顺，才能使众人健康长寿。卢永定曾经说过一句话，这句话我记得很深刻，他说："我们学医的，今后总要给人看病，那么就是仇人找你治病，你也要尽心尽力给他治。"这个话就说到底了，这是把"厚德载物"说透了的一句话。

坤在人身为脾，脾通过运化所产生的宗气，运输到全身，供养人的全身，它就是万物生长的根源。如果脾的运化差了，宗气不能供养全身，其他脏腑的功能都不好。所以，脾胃也应像大地一样生长万物，具有宽厚和顺、厚德载物的品性。我们作为医者，就要像坤那样，既要有高超的医术，也要有高尚的医德，这样才能真正懂得坤之含义，也才能按照脾之"厚德载物"之性为病人治病。所以，我们今天以《易经》的哲学思想讲脾胃，就是要善于把坤之德行，运用于品德修养和医理、医道、医术。

与坤相对的是乾，乾坤两卦组合成否卦（☷☰）和泰卦（☰☷），这两个卦都表明了阴阳的变化。阳在上，阴在下，为否卦；阳在下，阴在上，为泰卦。从卦象看，如果坤之气不上升，闭塞不通，就为否卦；如果坤之气能够上升，交流通泰，就为泰卦。否卦正好是泰卦的反面。否卦，阴阳不能交流，坤之气闭塞不能上升，则"阴阳不变，万物不生"；泰卦，阳气能上升，阴气能下降，阴阳交流通畅，万物不仅能够生蓄，而且生得很茂盛。这就是坤卦和乾卦的关系，非常密切。阴阳能够不断地交换，则泰，不然则否。否，对生命就不利，对人体不利，阴阳之气交流闭塞，必然就不健康。泰，阴阳交流通畅，生命活动安泰，安泰就没有病。人的生命就是阴阳的运动，阴阳之气升降自如，则人身安泰。

我们讲坤，同时也就讲了艮（☶），艮也是地之一，是突出的山的意思，所以跟脾土有关。再者，乾卦是非常重要的。从人体生理上来说，乾属于肺，乾之气下送，呼吸的气就藏于肾，即藏于坎（☵），这是阴阳的交流。但是，这种阴阳交流，如果没有坤的厚德载物，如果没有乾之气的下降，坤之气的上升，使乾之气与脾胃相结合生成宗气，从而输送全身、营养全身，那么我们的坎也接收不到肺气，没有宗气营养，也就没有了物质基础。我们讲坎卦和离卦，也是讲阴阳相交，但是必须有宗气供养全身，才能坎离既济。一句话说，人不吃饮食，没有脾胃形成的宗气的供养，能活下去吗？这就是最通俗的道理。就《易经》之理来说，坤是非常重要的，乾坤的交合、阴阳不停地运动与人的健康、寿命的长短有着密切的关系。如果人身完全处于否卦的状态，生命就停止了。所以，学中医要懂得这个理，懂得阴阳的交换，要助阳，使阴阳交合，要助脾，使宗气能够运化、供给全身。

二、《内经》对脾胃之理的论述

这里摘录了三篇《内经》的文章。

中央生湿，湿生土，土生甘，甘生脾，脾生肉，肉生肺。其在天为湿，在地为土，在体为肉，在气为充，在脏为脾。其性静兼，其德为濡，其用为化，其色为黄，其化为盈，其虫倮，其政为谧，其令云雨，其变动注，其眚淫溃，其味为甘，其志为思。思伤脾，怒胜思；湿伤肉，风胜湿；甘伤脾，酸胜甘。

——《素问·五运行大论》

中央黄色，入通于脾，开窍于口，藏精于脾，故病在舌本。其味甘，其类土，其畜牛，其谷稷，其应四时，上为镇星，是以知病之在肉也。其音宫，其数五，其臭香。

——《素问·金匮真言论》

帝曰：脾病而四肢不用，何也？

岐伯曰：四肢皆禀气于胃，而不得至经，必因于脾，乃得禀也。今脾病不能为胃行其津液，四肢不得禀水谷气，气日以衰，脉道不利，筋骨肌肉，皆无气以生，故不用焉。

——《素问·太阴阳明论》（注：此篇应全篇学习，不限只学此段。）

对于《内经》的这三篇文章，有三个要点要掌握。

1. 脾理论的天人观

天人观即天、自然界和人结合的观点，它是中医哲学思想的概括，既是哲学思想，也是医学理论的指导思想。

人在天地乾坤这个大宇宙、这个自然环境中产生、生存、发展，离开了天地乾坤，人就不可能产生，不可能生存，更不可能发展。我们生活中的一切都依赖乾坤天地这个宇宙，并与之密切相关，有时有利，有时就有害。比如遇到天灾，人是应付不了的，但是如果离开了自然界的雨、水、空气，人们也生存不下去。现在人们已经认识到了，我们这个地球表面的变化，与整个宇宙的变化密切相关。可以说，中国的哲学思想是一种宇宙观。

《素问·五运行大论》中说，"中央生湿"，这四个字指的是什么呢？是指八卦、河图的中央。河图上说了"天五生土，地十成之"，五和十在河图的中间，中央生湿，湿生土，这个土是天所生的，位置在中央。《内经》上的原文是根据《易经》来的，"天五生土"这四个字就体现了天人观。紧接着"湿生土，土生甘，甘生脾"，在天人观之下，这个湿就引申出了三个关系。"其在天为湿，在地为土"，所谓在天为湿，湿是六气之一，是风、寒、暑、湿、燥、热六气的变化。在地为土，在地就概括为阴阳五行，土是五行之一，是金木水火土五行的变化。"在体为肉"，联系人身就是肉。"在气为充"，人身之气因为"中央生湿"这样一派生下来，它的气是充满全身的，这个充满全身的是什么？是脾的宗气充满全身。"在脏为脾"，前面一系列自然界天人合一的论述，最后归结到我们人身的脏腑就是脾。所以，这段话就把天、地、人（天为湿，地为土，人为脾）这三者紧密地联系起来，这也是《易经》天人观理论思想的集中反映。

天、地、人的紧密联系让我们认识到了自然界天地宇宙的神奇变化。这种变化在文字上用了一个"其"字来表示，"其性静兼，其德为濡，其用为化，其色为黄"，等等，变化无穷。天地的气蕴，地的气是土，天的气是湿，二者结合起来才能产生脾。所以，从《内经》的思想来说，我们人身之脾是天的六淫之湿和地的五行之土结合产生的，所以我们称为脾土。这里"其德为濡"，濡就是运化，在脾来说，运化是个很重要的功能，是"厚德载物"坤之德的深入化。

2. 从《内经》学习脾的特性、特点

《内经》所讲的脾的特性和特点，可以归纳为三方面。

（1）脾的直接属性

脾属土，脾主肉，脾味甘，脾主湿。这里所说的肉是指肌。脾味甘，甘入脾，我们用炙甘草奠中入脾，就是因为其味甘的性质。脾主湿，湿就是水液。脾如果不主湿，那全身整个运化功能就停止了。就太阴、阳明为表里的观点来说，脾胃宜缓脉也，脾胃都跟脉相通，脾和胃都属于土，土生万物。这就把脾的特点概括了。无论从医理还是医法来说，脾主运化的理论也是从这来的，我们用药，凡是能够走脾的药，都应当有甘味，比如炙甘草、上安桂（温脾固肾）。

（2）脾的相关属性特点

脾其性静兼，其德为濡，其用为化，其色为黄。这几个是与脾相关的特性。湿的性质是静而止，所谓兼，就是兼有化万物之性。它虽然性静，但是可以变化万物。如果脾像心脏一样处于动的状态，那人身就出毛病了。正因为静，它才可以化生万物，不管你吃了什么东西，它都可以把食物化为精微物质。"其德为濡"，脾喜濡，濡即濡润，喜湿而恶燥，如果说脾很燥了，毛病就出来了，燥气一生，再加上阳明胃有燥气，人就会口干、一身枯燥，缺乏滋养了。"其用为化"，脾的功能就是化生，化生什么呢？化生宗气濡润全身，化生胃气则脉有缓象，脉有缓象则人安无病。

"其色为黄"，土的特点就是黄。我们在诊病时，如果看到一个人色黄而无神气、不润，那此人就病在脾土。脾土之病与黄疸的病不同，黄疸病色黄，是疸颜色的黄，而脾病的黄是土黄，这要区别开来。"开窍于口"，口为七窍之一，脾气就开窍于口。所以，一个人脾胃正常与否，可以观察其唇。若一个人嘴唇淡白，是脾阳不够，若嘴唇过于红润，是脾阳过亢，可能有燥气。"藏精于脾"，我们从外界所吸收的精微物质都藏于脾，由脾化为宗气。宗气就是精微物质和肺气的结合，若不跟气结合就运送不到全身，但是精微物质首先造生于脾，所以藏精于脾。

"故病在舌本"，如果有了病，就看其舌头，脾胃不和则不知五味，舌苔厚腻、黄白都是反映了脾的问题。舌苔越厚，脾胃的病越深。舌苔白是伤了寒，舌苔黄是湿过重。舌苔还有其他颜色，但不管是什么颜色，只要舌有津液，说明脾还藏有精，都还可以治疗，如果舌苔已经很干了，干得都起芒刺，毫无津液，就说明脾阳非常不够了，精气太弱，病已经很重了。因为脾喜湿，此时这个湿就非常缺乏了。所以说，病在舌本，也就是说病可以从舌这个根本上来观察。

"其畜牛"，相应的动物就是牛；"其谷稷"，五谷中相应的是稷，小米。也就是说，吃牛肉和小米对脾是有益的。北方人生孩子的都吃小米，是有道理的。"其音宫，其数五，其臭香"，宫是宫、商、角、徵、羽五音之一，脾属于宫音，宫音是从脾发出来的。"其数五"，河图的"天五生土，地十成之"，所以脾数是五（"五"表明脾的天数，是阳数，用药量应是"5"或"5"的倍数）。"其臭香"，脾能够辨别气味的香，脾不和则不知五味，所以能闻到香，吃饭知香，脾就正常。如果不知五味，脾就有问题了。

（3）脾胃病的重要表现和调理方法

"其变动注，其眚淫溃"——因为脾主湿，所以病变久了就像久雨如注、失雨土崩，雨下得太多了，土都崩垮下来了，就像泥石流一样。这是什么病？就是脾土失运过后，一天拉若干次稀便，控制不了，运化完全失常了。如果脾病真正到了这种"其眚淫溃"的程度，就非常严重了，我们认为这种情况已经威胁到生命了。这时候重点就是治脾。我们治脾用什么？用一般的药是治不了的，只有大剂量附片加上安桂（我们常用的附子理中法：附片、贡术、上安桂、补骨脂、炙甘草、生姜）才能解决这个问题。

"其志为思，思伤脾，怒胜思"。志是指人情志的变化，人有"喜、怒、哀、乐、悲、恐、惊"七种情志。脾主思，思伤脾。如果一个人每天忧愁不展，忧思过多就会伤脾。单相思的病人就是多思，多思到不想饮食。男女都一样，相思病的主要表现就是不想吃。如果思想不开朗，一个问题想不开，想来想去，最后就伤了脾。"怒胜思"，这个时候调节肝，把肝气调好，肝气疏畅了，脾的忧郁就可以解。这里不要把"怒"理解为生气发怒，那样就理解错了，也不解决问题。

"湿伤肉，风胜湿"，虽然脾主湿，但是脾的运化差了，失常了，湿过盛了，就会伤肉。有些人瘦，不长肉，其原因就是湿伤了肉。什么是湿伤肉？就是运化差了，脾的运化不好。所以，我们在治病的时候，就是要使脾的运化正常，我们经常讲这个，简单来说就是理中。但是，理中法的变化非常大，要根据不同的脉象，通过辨证来变化，从而达到脾运化的正常，使湿不过盛，湿不伤肉。如果湿过盛了，就全身不长肉，湿过盛了，就会咳嗽，你看，老百姓有句话"咳嗽咳嗽，越咳越瘦"，这就是湿伤了肉。"风胜湿"，什么风？厥阴经的风。厥阴就是肝，调肝可以解决湿的问题。所以，治脾胃的时候还要注意调肝（我们在理中法中，加小茴香、公丁香，其意在此）。

"甘伤脾，酸胜甘"，虽然脾喜甘，但是甘味入脾太多，也要伤脾，要辩证地来看问题。甘过多了，脾就困了，不运动了，消化不了。现在很多所谓的糖尿病，实际上就是脾困了，糖运化不走。那反过来说，要治疗糖尿病，也是在治脾。"酸胜甘"，这又谈到了酸可以入肝，把肝气调好，可以助脾气的运化，可以治脾病。这是从木克土相制约的角度来解决问题的。现在对于糖尿病治疗主要就是针对胰腺，即脾，而郑钦安对于治疗糖尿病提出了对肝的调理，其依据就是《内经》上说的"酸胜甘"。可见，治疗糖尿病要脾肝共调，"酸胜甘"，肝气起来了，脾因为甘而受困的问题就可以解决。所以，治脾的病与调肝气密切相关。大家注意了没有，在我们的法里，很多时候都用了小茴香，有时加公丁香，就是走肝的，而法中的炙甘草、术、姜是治脾的，这就是肝脾同治，防止脾困。甘草，我们有时用到30g，在古法中桂枝、甘草基本是等量的，量用得都很大。为什么这样用？这就是《内经》的思想在理法上充分实践的结果。

3. 脾病四肢不用的理法

所谓"四肢不用"，就是四肢不能正常运动了。对此《内经》是怎么讲的？黄帝问岐伯："脾病而四肢不用，何也？"岐伯回答了两点。

岐伯答的第一点："四肢禀气于胃，而不得至经，必因于脾，乃得禀也。"——胃主四肢，但是胃气的经络达不到四肢，必须通过脾才能达到，所以，脾病了，四肢就不用。现在有人把胃脾分开讲，"四肢不用"就调胃，认为胃吃了食物，四肢就有用了，与《内经》上所说的比较，这个观点就是错误的。我们是把脾胃联系起来的，胃吃不得，要增强胃的收纳功能，同时还要加强脾的运化功能，否则营养达不到四肢。所以，我们在治疗中往往是脾胃结合而治。并重在调脾之阳，即运化功能。如：我们的附子理中法，加草豆蔻（扩胃囊），加白胡椒（温胃）。

有人曾问我，说你们讲郑钦安卢铸之医学是秉承了《易经》《内经》《伤寒论》，根据在哪里？所以，我这次讲应用科学，就先从《易经》《内经》《伤寒论》三方面来讲，再说说郑卢医学是怎么讲，怎么用的，这一下就能明了了。郑卢医学是秉承了《易经》《内经》《伤寒论》，在理法上是与经典相吻合的，我们不是乱想乱讲，没有根据的。

岐伯答的第二点："今脾病不能为胃行其津液，四肢不得禀水谷气，气日以衰，脉道不利，筋骨肌肉，皆无气以生，故不用焉。"这就进一步把道理讲清楚了。如果脾病了，胃气的津液运化失常，宗气不能四布，那么四肢就得不到水谷的气。水谷概括了自然界给予我们的所有营养物质，所有的液体都称为水，谷包括了所有的营养物质。四肢得不到营养物质，则"气日以衰，脉道不利"，筋骨肌肉都没有气来营养，不能生长，肌肉慢慢萎缩，以致四肢无用。我们治疗四肢的病，除了经络骨节而外，很重要的一点，就是用理中法丰富的变化，解决脾的运化问题。现在很多人中风后，四肢无用，这时除了解决风寒湿三痹对经络骨节的影响，还要解决脾的运化问题。有的人吃饭没问题，但是脾的运化差了，运化差了，宗气不足，不能输送到全身，那么筋骨肌肉就无气以生。这里就给我们提供了治病的根本理论。

　　脾胃各有其功能，但是又不能分开，简单说就是八个字——胃主消化，脾主运化。消化就是把粗糙的物质消糜得很细，运化就是把精微物质输送到全身，胃不消化，脾也就无法运化。所以，脾胃的功能是紧密结合的。至于我们治病的法则就是：消化失常治胃，运化失常治脾。比如，吃了东西就顶胃，或是完谷不化，吃什么拉什么，这就是消化问题，着重用建中法把胃气搞好。建中法我们就用楂肉、大麦芽，很多医生喜欢用建曲、神曲，我们不用。为什么？建曲、神曲制过以后，成分非常杂乱，楂肉、大麦芽成分很纯正。运化失常治脾，治脾就用理中法。我们的理中法，简单说就是：贡术、炙甘草、生姜、上安桂、补骨脂，再加上附片，使阳能够运行。这是脾病的治则之一。

　　脾病则气衰，脾阳衰则脉道不利，气血不畅。如今很多人所得的高血压、高血脂，脾阳衰，"气日以衰，脉道不利"也是原因之一。所以，我们治疗高血压、高血脂，还是重在治脾，重在治脾之阳（即脾的运化功能），脾阳正常脾阴（脾液）亦正常。治脾阳离不开附片，否则脾阳起不来。治脾阳就是在恢复气，使脉道能够通利。治脾阳同时必须使心肾相交，这样高血压就可以治。这是脾病的治则之二。

　　脾的病会影响全身。脾病了，气血不畅，水谷精微物质供应就少，所以筋骨肌肉皆无以生，四肢也必然不用。从这个角度来看，脾阳是非常重要的。所以，我们治病、健身、延年益寿就是两条：一是肾气，二是脾阳。我们治病把这两条抓住了，就抓住了根本。有时候肾气很弱，马上就要固肾气；脾阳弱了，马上要调脾。我们在治脾的时候也要用附片，就是固肾阳；而在治肾病的时候，也有调脾阳的药。比如肾气弱了，除了用益智仁、菟丝子等入肾的药，任何法里都有的三样药：贡术、炙甘草、姜，就是走脾的。不知大家有没有理解这个法，走肾的药都少不了这三样药。总之，扶肾气和调脾阳，都有赖于我们正确、灵活地运用附桂法体系中丰富的立法，充分发挥这些法的作用。这是脾病的治则之三。

　　诊脉中，我们反复强调脉要有缓象。为什么很多人脉没有缓象，其原因也只有两个：一是肾气弱了，二是脾胃受寒。脾胃本脉就是缓而有力，如果它本身都紧了，全身脉也就不可能缓。要解决脉无缓象的问题，也只能从肾气和脾胃之阳入手，把二者结合起来。脉就是气的流动，只有气起来了，脉才有可能达到缓而有力。我们现在很少摸到脾胃脉有缓象的，今天大家相互都摸一摸，如果谁有缓象的脉，让大家都学习体会一下。有了缓象，脉好了，身体也就健康了。我一直在思考这个问题，为什么现在普遍的脾胃脉都紧，都有寒，都没有缓象，这确实是个大问题，其问题就在于"正气"和"肾阳""脾阳"太弱或亏损。

三、《伤寒论》对脾胃的论述

《伤寒论》讲脾胃就是讲太阴和阳明的理法运用，即太阴脾，阳明胃。《伤寒论》中对太阴证的论述，共九条九法，每一条就是一个法，两个方。阳明证分了上、中、下三篇，共七十九条，七十八个法，八个方。这就是太阴证、阳明证在《伤寒论》中总的情况。

人生命的活动依靠什么？依靠真气。所谓真气就是坎。为什么这么说？因为坎是乾坤相合之气。乾中一阳落于坤中，乾坤的结合，形成真气。所以，坎反映了乾坤二气。这也是我们与一般医学的根本不同之处。一般医学把坎只认为是水，而我们认为是真气。乾坤就是父母，父母的精血所构成的人身的阴阳太极之气，就是真气。乾坤这两个符号，含义非常深刻，非常广泛。大家观察一下，所有的生物没有只有乾没有坤或者只有坤没有乾的，一定是有雌雄、阴阳才能生存、发展的，所有的生物都是这样。所以，乾坤二字概括了地球上的所有生物，也概括了物理上的所有事物。乾坤二字在医学上概括为真气，所以真气的含义是非常深刻的。

《内经》把真气在人身的运行分为六部，就是三阴经三阳经。真气初生，由太阳经开始，五日一候，也叫一元，一元运行一经，太阳经这一元运行后，是阳明经，又是五日，是少阳经。三阳运行完，十五日，真气达到极点，阳极生阴。接下来第一个五日运行到太阴经，就是我们现在讲的脾，然后少阴经、厥阴经，又是十五日。这样一共运行一个月，谓之一个小周天，一岁则谓之一个大周天。就一年来说，上半年是三阳经，下半年是三阴经；就一个月说，上半月属于三阳，下半月属于三阴。假如以一日来概括，从子时开始前面六个时辰，是三阳经，后六个时辰就是三阴经。这样的阴阳盈缩循环就是我们人身真气运行的必然规律。所以，人的生命活动靠真气运行，从年到月、到日、到时都在不断地循环，这种规律就是人身立命之道。

太阳初生之后，是阳明，经过了太阳、阳明、少阳，当真气极旺至衰弱的时候，就转入太阴，也就是说，在三阳结束之后是太阴，之后是少阴、厥阴。这就是我们今天讲的阳明和太阴在真气运行过程中所处的地位和关系。在真气运行中间各个经都有其各自气的变化，这是一种正常的变化。如果受到客气的影响，客邪乘虚侵入，侵入之后就随该经各自气的变化而产生病变。那么，这个变化规律就是《内经》所说的辨证认病、立法用药的根据。气的变化是怎样的呢？就是太阳属寒，阳明属燥，少阳是相火，太阴属湿，少阴属热，厥阴属风。这六气在人身都存在，如果没有邪气侵入，各脏的本气就是如此，都是正常的。如果客邪侵入太阳，太阳属寒就随寒化，人就脉紧，受寒邪；当邪气未尽，到了阳明，阳明属燥就随燥化，就会寒化燥。我们治阳明病就是要化燥，除了真正的阳明病用大小承气汤而外，太阳和阳明合证既要祛寒又要化燥，在我们的桂枝法里加化燥的药厚朴和香白芷，问题就解决了。根据邪气进入体内后随各个经络本气的变化来辨证、立法、处方，《伤寒论》通篇论的就是这三阴三阳气的转化关系。

今天我们讲太阴脾和阳明胃。就阳明证来说"阳明一经以燥为本，太阴为中气，阳明为标"，这是《伤寒论》上说的，也是郑钦安所讲的。燥气是阳明的本气。太阴为中气，因为阳明和太阴互为表里，阳明胃是表，太阴脾是里，互为表里就是互为中气，中气就是太阴。那么，阳明证牵涉中气的变化，就是按照太阴脾来治疗。阳明为标，它标的表现就是阳明证。这样一来，外邪侵入就必然有经证，有里证，还有标证，里证就是太阴，标证就是阳明胃本身。阳明经有本中标三气的变化，《伤寒论》就本中标三气的变化论了若干条，本气应该怎么治，标气该怎么治，中气又该怎么治。

下面我们讲讲太阴病在《伤寒论》里是怎么说的，分别细讲太阴和阳明证。

1.《伤寒论》第273条："太阴之为病，腹满而吐，食不下，自利益甚，时腹自痛，若下之，必胸下结硬。"

郑论：腹满而吐，有因饮食停滞而吐者，有因邪热结聚上壅而吐者，有因寒邪闭结上逆而吐者，不可不辨。但邪之所聚，上逆则为吐，下迫则为泻，故有腹痛之征，理应相机施治，若误下之，则正气大伤，必有结硬之患，不可不慎也。

重善注释：郑钦安讲"腹满而吐，食不下，自利益甚，时腹自痛，若下之，必胸下结硬"，这二十三个字是太阴病的提纲，"食不下"三个字为病情，明确指出了认证的提纲和认病的要点。后学者认为"食不下"三个字，深刻而明确。但如何理解"食不下"，要结合太阴证的病情"腹满""自利益甚""腹自痛"等来理解。对"腹满而吐"郑钦安特别做了分析，要后学者"理应相机施治"。这其中要区别三种情况，如果是积食，就按照积食治疗；如果是邪热结聚上壅而吐，这就牵涉中气和阳明证，就不是用桂枝法了，而用《伤寒论》中的"承气汤"；若是寒闭了，就要用附片桂枝的法。这三种情况要相机施治。另外重要的一点是，不能随便用大黄、黄连这类药去下。"若误下之，正气大伤"，郑钦安所讲的这句话，是治太阴病的要着。

在《医法圆通·太阴经用药图》中说太阴篇内有桂枝加芍药汤、桂枝加大黄汤（《伤寒论》第 279 条），这些方皆是因太阳误治，邪陷太阴而设，是讲误治以后该如何解决的，不是太阴的主方。有的人凡是遇到太阴证，就把《伤寒论》桂枝加大黄搬来，这都会造成误治。太阴证主方是理中汤，即：人参、干姜、炙甘草、白术（《伤寒论》第 396 条）。在太阴证还有一条（《伤寒论》第 277 条）指出："自利不渴者，属太阴，以其脏有寒故也，当温之，宜服四逆辈。"郑钦安论曰："四逆乃少阴之主方，而非太阴之主方，此中固属大有关键，而圆通之机，即四逆亦大可用也。"由此可知，太阴证之主方为理中汤并四逆汤。我们依据此理，太阴证则用附子系列法中的附子理中法，即：附子 75g，贡术 15g，上安桂 20g，补骨脂 20g，炙甘草 15g，淫羊藿 20g，生姜 75g。可根据具体病证，或加用潞党参，或加用其他适证之药物。

在临床实践中要通过辨证，相机施治。因饮食而吐的，我们要先用楂肉、大麦芽，饮食消化了，再回到太阴证的主法上来；因邪热结聚而吐，就要先解决阳明的问题，我们用桂枝法加油厚朴、香白芷就可以把热解了，热解了之后，还是要回到主法，或者四逆汤，或者理中法；因寒闭塞而吐逆的，必然就用理中法了，就用主方。所以，不管是什么病，解了过后，都要回到主法上来。掌握了主法，我们就明确了太阴病的治法，而不会盲目，不会一腹胀就用大黄、黄连去下，这是现在的普遍现象。

2. 阳明一经，以燥为本，太阴为中气，阳明为标

燥是阳明的本气。这里讲阳明一经，如果没有指出这个"经"字，就是指自然界的阳明，用了"经"字，就是指人体的阳明经。人体的阳明一经与自然界相应，也是以燥气为本。太阴为中气，就是脾和胃互为表里，脾是胃的中气。阳明得了病后，如果影响了它的中气，就是太阴病，有太阴病的症状。阳明为标，标气主外，如果只从表面来看，则表现出阳明证。这里所讲的本中标三气，是认识分析阳明经证的基本理论思想。阳明病"有经证"，即邪在本气之证，用白虎加人参汤：人参、知母、石膏、炙甘草、粳米；"有里证"，即邪侵入里，为中气被侵之病，按太阴证来治；"有腑证"，邪在标气，标气伤邪之病。真正的阳明证用承气汤来治，大承气汤：厚朴、枳实、大黄、芒硝。如果没有芒硝就是小承气汤，根据病的轻重来用。

　　"太阳之寒邪未尽，势必传于阳明，则治阳明，必兼治太阳，若全不见太阳之经证、腑证病情，独见阳明之经证、腑证，则专治阳明，方为合法。"郑钦安在《医理真传·阳明经证解》中所讲，概括了阳明篇中的若干条法，特别阳明上篇若干条之法。这段说的是"全不见太阳经证腑证病情"，"独见阳明之经证腑证"，才能专治阳明，这样才符合治阳明证的法则。我们学习研究时，要将"全不见""独见""专治"这三个含义理解准确，不能粗心马虎。我们临床中也遇到过的，太阳证未罢，膀胱脉还紧，病情反映出来的是，太阳证未罢又胃烧了，燥气来了，喉咙也痛了。这个时候，我们就要兼治太阳，用桂枝法。若脉不紧，只是胃烧，胃脉又浮又快，且有关键一条口渴饮冷，这个时候才用大承气汤。若是饮热都不完全是阳明证。为什么我们要那么慎重？就是因为大承气汤凉寒性重，容易造成误下伤阳。这一条是非常关键的，所以，要全不见太阳之证，独见阳明之证，这样才能专治阳明。"全不见"太阳经证、腑证病情，应以太阳经证"脉浮，头痛，项强，恶寒"八字提纲和"恶寒"二字为病情，作为标准来牢牢把握。无论这八个字所表现的轻重程度如何，都有太阳经证之寒邪；只要八个字中有一项症状存在就还有太阳证，就并非"全不见"太阳之证；其脉有紧、稍紧、微紧，这都有太阳之寒，特别是膀胱脉紧。这些都要掌握了，才不会误诊。问病情的时候，若其口渴，就要问清其喜热饮还是喜饮冷，若是喜热饮，就不是阳明证。有些人平时喜欢喝冷饮，当他说喜欢喝冷饮的时候，就要问清楚其冷饮、热饮哪一样喝了胃舒服，若是喝了热饮舒服，那也不是阳明证。

　　总之是"全不见太阳……独见阳明"才能用阳明证的大小承气汤。这在卢铸之医学中没有另外立方，因为郑钦安、卢铸之都认为，四逆汤和大承气汤是张仲景阴阳攸分的两个代表方。四逆汤是挽救生命的，少阴证欲绝，必须用四逆汤才能回阳；大承气汤也是救命的，如果阳明证已经到了胃热、要喝冷水、温度高的时候，脉也急，此时不用大承气汤，胃和肠脏会立即烧坏危及生命。两个都是起死回生之方。这两个方用郑钦安的话说就是，仲景一生的学问都表现在这阴阳攸分的两个方。我们对大承气汤没有其他变化。当我们习惯了大量使用桂枝、附子的时候，一定要记住什么情形下使用大承气汤。这就是要辨证。可以说，大承气汤是滋阴法中最重要的方，而四逆汤是扶阳的代表，二者都是起死回生之方。

很多人误解了郑钦安和卢铸之，认为他们是用附片的祖师爷，只用附片，这是不对的。一定要辨证，不辨证就会误诊。今天讲《伤寒论》的少阴、阳明，就再提醒大家一定要注意辨证。不然，滋阴是杀人无算，不辨阴阳、错辨阴阳也是杀人啊！因为辨证不准，错用了寒凉药就会伤阳，伤阳就是害人。也不要这么一说就不敢用药了，那么要点在哪里？要点有三个。第一，口渴饮冷，不饮冷就不算是阳明证。第二，烧，阳明证一定会烧，这个烧是炙手的。第三，观察舌，舌干有芒刺或者是里热过重，或者是阳明证的表现，不要遣姜、桂、附。这其中最重要的一条是第一条，口渴饮冷。临床大家要多问几句，多了解，全面观察。其他胃的疾病，只要邪没有真正走到阳明本经而化燥，不是阳明证本证，照样按着阳明属胃，该怎么治就怎么治，姜、桂、附照样去用。

第四节
郑钦安对脾系疾病的论述

郑钦安论脾胃病的理法很多，我们选了两篇文章，《医法圆通·脾病呕吐泄泻》和《医法圆通·胃病不食》两篇。其他讲到脾胃的文章也很多，比如有《医法圆通·胃痛》《医法圆通·反胃》《医法圆通·中食》等，《医理真传·阳虚证门问答》里面的第十一问、第十八问、第十九问都讲到胃病、脾病的问题，大家自己去看，我就不一篇篇去讲了。

脾病呕吐泄泻

按：呕吐、泄泻一证，有只呕吐而不泄泻者，有只泄泻而不呕吐者，有呕吐、泄泻并行者。呕吐而不泄泻者，邪乘于上也。泄泻而不呕吐者，邪乘于下也。呕吐与泄泻并行者，邪隔于中，上下俱病也。论外因，则有风、寒、暑、湿、燥、火，与夫痘、麻、斑疹发泄之异；论内因，则有饮食停滞、阳虚、阴虚之别。

予推究太阴一经，在三阳之底面，外邪初入，必不能致呕吐、泄泻。既有吐泻，定是失于表散，邪壅于阳明，则有干呕之条；邪伏于少阳，则有喜呕之例，不得即入于内而致吐泻也。其所以致吐泻者，由其表邪未解，妄行攻下，引邪入内，邪陷于中，方能致此。治法仍宜升举其所陷之邪，如桂枝汤加葛根之法是也。亦有外邪未解，传经而至太阴者。邪至此地，不问何邪传至，但以本经为主，即在本经之标、本、中三气上求之。湿为太阴之本气，湿为阴邪，一切外邪至此，即从本气而化为病者俱多；亦有不从本气，而从中化为病者亦多；亦有不从本、中所化，而从标化为病。标，即太阴经也，太阴为阴经，邪从经为病，亦阴也。盖从本化者为湿邪，泄泻居多；从中化者为热邪，皮黄、便赤、呕吐者众；从标化者为阴邪，腹痛、不食屡生。如此而求，便得邪之所从、所化也。故前贤云"吐泻病，求太阴"，是叫人在太阴经之标、本、中三气上求之也。治之之法，湿、热、阴三字定之矣。从阴湿者，其人吐泻甚而肢冷、唇青，仲景之理中、吴茱萸汤之类是也。从热化者，其人即吐泻而思水饮，如仲景之五苓、四苓或黄连吴萸汤之类是也。

更有吐泻甚而兼腹痛剧者，前贤称为霍乱，称为发痧，学者不必多求，即在本经之标、本、中三法求之。亦间有猝闭而即四肢冷者，腹痛、吐泻甚者，由其内本先虚，外邪猝入，闭其清道，邪正相攻，腹痛、吐泻并作，法宜宣之、散之、开之、刺之、刮之等例，亦不可不知。

至于饮食停滞而致吐泻者，盖以饮食伤中也，其人多饱闷、吞酸、嗳臭，治以温中消食便了。

至于痘、麻，毒初出时，吐者居多，泄泻者少。诚以痘出于脏，从太阳而发泄于外。外者，皮肤、肌肉之属也。肌肉属阳明，毒邪将出未出之候，从太阳鼓舞，尽壅于阳明，故呕吐者多。医者当迎其机而导之。考古方首用桂枝汤，初发热时也；次用升麻葛根汤，初现点时也；皆是顺其气机以发透为妙也。麻出于腑，感天行者多，当将出未出之际，治法初与痘同。但痘出透时，以养浆结疤、收回阳气为重；麻疹出透时，以清解毒尽为先。至于斑疹之邪，由外感不正之时气，伏于肌肉之间，不能深入，当经气旺时，邪不能久藏，随气机而发泄于外，亦多发吐。学者于此数证，先告以服药后吐亦无妨，切不可妄行温中、降逆、止呕之法，务要果真畏寒发吐，方可温中。

更有阳虚之人，俨若平常好人，却不能劳心、用力、多言。但劳神一刻，即有发呕、发吐者，稍食猪肉即大泻者，法只宜温中，或补命门相火。亦有阴虚之人，血液枯极，贲门不展，有干呕吐而食不得下者，更有朝食暮吐、食而即吐、种种情形，治法不必细分。总之，呕吐与反胃、咳嗽、呃逆、吐血诸证，皆是一个逆字，拿定阴阳实据治之，发无不中。要知各经受寒闭塞，皆能致逆，逆则呕吐、泄泻必作；各经受热传变，皆能致逆，逆则呕吐、泄泻亦作，不可不知。

近阅市习，一见呕吐、泄泻，多用藿香正气散、胃苓汤、柴苓、四神、肉蔻散等方，治非不善，总不若辨明阴阳之为当也。

胃病不食

按：不食一证，有因外邪伏而不宣，逆于胃口者；有因饮食生冷，停滞胃口者；有因七情过度，损伤胃气者；有因阳虚者；有因阴虚者。

因外邪所致而不食者，定有发热、头疼、身痛，与乎恶寒、恶风、恶热、口苦、便赤、四肢酸痛等情。按定六气节令、六经提纲病情治之，外邪去而食自进矣。因饮食生冷而致不食者，定见饱闷吞酸、胸膈胀痛等情，照温中、行气、消导之法治之，生冷去而食自进矣。因七情过度而致不食者，审其所感，或忧思，或悲哀，或恐惧，或用心劳力，或抑郁，或房劳，按其所感所伤而调之，则饮食自进矣。因阳虚者，阳衰则阴盛，阴主闭藏，故不食。法宜扶阳，阳旺阴消，而食自进矣。因阴虚者，阴虚则火旺，火伏于中，其人烦热、口渴饮冷，甚有呃逆不休、咳嗽不已、反胃而食不下诸症，轻则人参白虎，重则大、小承气之类。若由真阳虚极，不能化生真阴，阴液已枯，其人定然少神、气短、肌肤全无润泽，若火炙然，亦常思油润凉物。病至此际，十少一生。苟欲挽回，只宜大甘大温以复阳，阳回则津液自生。即苦甘化阴，甘淡养阴，皆其次也。昧者不知此中消息，妄以苦寒大凉治之，鲜不速毙。果能投治无差，则阴长阳生，而食自进矣。

以上内外诸法俱备，学者务要仔细理会，不可因其不食而即以消食、行气、破滞之品杂乱投之，病人莫不阴受其害。查近日市习，一见不食，便以平胃散加丑牛、槟榔、山楂、麦芽、香附、三棱、莪术之类投之，内外莫分，阴阳莫辨，诚可慨也。今特略陈大意，至于变化圆通，存乎其人，又安可执一说而谓尽括无遗。

一、对《医法圆通·胃病呕吐泄泻》一文的理解

文章的标题虽是如此，但实际上所讲的是太阴经证的本、中、标三气受邪之后的理论、用法和用方。这篇文章以实际的病来阐述"太阴以湿为本，阳明为中气，太阴为标"，并且讲了《伤寒论》中相应的法。一个是湿，一个是热，一个是太阴证从标化为病。我们看文章中所说的阴湿者，阴就是太阴，太阴以湿为本，所以叫阴湿者，其症状为吐泻甚而唇青肢冷，这里唇青和肢冷就是辨别阴湿之阴的两个要点。因为下面还讲到热化，所以这里命名为阴湿。阴证，就是阳虚了。张仲景的理中汤、吴茱萸汤就是针对这类脾阴湿的病。大家都知道，理中汤由人参、干姜、炙甘草、白术组成及变化。吴茱萸汤也是《伤寒论》中的，但是在少阴篇里面的，原方为：吴茱萸、人参、大枣、生姜。吴茱萸汤主要是治疗吐、手脚冷的，凡是有这个症状的，就是中宫阴阳两亡不交，就是脾病。吐，容易亡阳，利，容易亡阴，所以是阴阳两亡，用吴茱萸汤就可以降逆安中。针对这种又吐又逆的情况，再根据脉象，我们可以用附子法加吴茱萸、小茴香、公丁香。吐会亡阳，利会亡阴，又吐又利就会阴阳两伤，凡是这种证，大家要记住，降逆安中是必定的法，只有用这个法才能解决。

以上是从阴湿而言，文中紧接着就讲从热化。症状是吐泻，还思水饮，要喝大量的水。这里的思水饮主要指的是冷饮，必须喝冷水。这就是邪气从中化，从中化就变成阳明证，这里就应当用大小承气汤。小承气汤为：大黄、厚朴、枳实，再加芒硝就是大承气汤。如果只是吐泻、口渴、思水饮，而不是一定要饮冷，就可以用仲景的五苓散、四苓散，或黄连吴茱萸汤。五苓散就是猪苓、茯苓、泽泻、白术、桂枝。对我们来说，实际上就是桂苓术甘汤：桂枝、苍术、茯苓、炙甘草、生姜，再加上相应的一些药。比如，还有寒邪，就把生楂肉用上；如果肝气不畅，肝脉还紧，可以把小茴香加上。五苓散就是化太阳之气，也就是说，此时还不完全是阳明证，还有未尽的太阳证，气化宣了，水道通了，底气畅了，脉就正常了。所谓四苓散，就是五苓散中去掉桂枝剩下的四味药，等于我们的以朱茯神为君药的方。所谓黄连吴茱萸汤，是黄连、吴茱萸两味药，它不是《伤寒论》上的方，是张景岳的方，郑钦安用它举例子放在这里了。口渴、饮冷，我们一般不用黄连也不用吴茱萸。如果吐泻凶，我们可以用吴茱萸，根据情况，如果肾脉弱，我们用附片。口渴是因为脾胃伤了，或

者肾气不升，用西砂仁。以上都是脾病呕吐从热化的治疗方法。所谓热化，我们一定要区别开是否是真正的阳明证。不是纯阳明证，不要轻易用大小承气汤，就连张仲景也不轻易用大小承气汤的，而是用四苓、五苓散。这里郑钦安还特别强调了"学者不必多求"，不要研究得太杂了，就在本经之标、本、中三气上求之。

至于呕吐腹痛者，有因内本先虚，外邪猝入，闭塞清道，邪正相攻，说穿了就是根本先虚了。什么是根本？就是我们所说的正气和肾气。根本虚了，邪才有机可乘，邪一进入，气化的道路和水湿的道路都闭塞了，正邪相互搏斗，所以腹痛。我们理解脾病的吐，首先要理解太阳证的本、中、标，然后判断有没有太阳余邪，如果没有，才按阳明来治疗。

总之，如文中所述，吐泻病就是三种情况：第一种是只呕吐而不泻者，第二种是只泻而不呕吐者，第三种是呕吐泄泻并行者。这三种情况，呕吐不泻的，邪在上，就在胃；只泻不吐的，邪就在脾；吐泻并存的，邪在中。胃在上，脾在下，所谓中就是在脾胃相交之处。简单说，又吐又泻是脾胃都病了。这是郑钦安告诉我们的辨证要点。

脾胃病呕吐泄泻也不外内外两种原因，文中也讲得很清楚。外因就是风、寒、暑、湿、燥、热，还有小孩的痘、麻、斑疹也会影响脾胃。但是有一条原则，凡是外邪侵入，不要妄行攻下，不要一看到腹胀、肚痛就吃大黄、黄连，一攻下，邪陷于中，呕吐更甚。那么，用什么法呢？法宜升举，升举所陷之邪，特别是在小孩外邪痘麻出疹的时候，吐泻居多，腹泻也居多。这时我们一般用升麻、葛根之类的药，要使麻出透，升麻就是让疹子出透。痘出透了，结了痂，还要回阳、固气，这时就要用理中法了。痘、麻之类，都是外因引起，有时跟季节有关，也与人相互感染有关，麻子一定要出透，治法与治痘一样。如果是成人外感，辨明外因风寒燥等，再用桂枝法，有寒祛寒，有燥祛燥，用了这些法之后，必须建中，加附子、大麦芽。

从内因来说，一个是饮食所停而吐泻，我们仍然用桂枝法，生楂肉、大麦芽消所积之食，如果严重了还要用安桂、官桂。如果吐泻很凶，用安桂；如果肠胃不通、堵塞，就用官桂。这些是内因消食的办法，必要时加西砂仁开膈，加草豆蔻帮助胃的蠕动，消食宽肠。内因的第二个方面就是阴虚阳虚，这个就要按照太阴一经的标、本、中三气来治。所以，归纳了一句话是"吐泻病求太阴"，凡是吐泻最后都在太阴脾上来追求，这六个字又简单又易记，属于纲领性的。为什么吐泻病求太阴？原因是太阴是三阳的底面，所谓三阳的底面，是太阳、阳明、少阳三阳之后，紧接着就是太阴，把外邪一祛，最后还是要在太阴上来求。所谓太阴上求，就是要理中。

二、对《医法圆通·胃病不食》一文的理解

胃病不食，就是得胃病不吃东西了，这是关系到人生存、生命的大问题，所以不可小视。

胃病有很多种，若是不食就更为致命。饮食是人身生存的大源，是生命的大源。以中医的观点来说，人活的就是精气神，精气神是先天和后天相融的一体。从后天来看，肉体就要靠饮食以及天地之气来维持我们的生存、生命。天地之气简单说就是万物生长之气，概括为六气天之气和五行地之气。人靠饮食和天地之气来维持生命，饮食和天地之气是生命的源泉，所以称为大源。因此，不食之疾的重要性是从生命的根本需要上来提出和认识的，其意义十分深远。不食，不仅仅反映了胃的病，还反映了人的全身精气神的状况，我们学习这篇，就要把这一层次的意思理解到。

这篇文章，郑钦安讲"胃病不食"，讲了五因五法，五个原因，五个法。

不食一证，有因外邪伏而不宣，逆于胃口者；有因饮食生冷，停滞胃口者；有因七情过度，损伤胃气者；有因阳虚者；有因阴虚者。

第一个原因，有因外邪伏而不宣，逆于胃口者。这种情况按照六经提纲病情来治疗，外邪祛了，自然就治愈了。发热、头痛、身痛与恶寒、恶风、恶热、口苦、便赤这些都是外邪所引起的一些症状，那么我们就按六经辨证，辨证施治，重点考虑的是太阳证，其他证一般来说，比较少出现。所以，我们主要善于运用桂枝法和附片桂枝法，就可以把外邪祛掉。有时候，外邪不食并不需要加大麦芽，只要把外邪祛掉就可以了。是风邪就祛风邪，是寒邪就祛寒邪，是燥邪就祛燥邪，用桂枝法就可以了。

第二个原因，有因饮食生冷，停滞胃口者。这个病情主要表现为饱闷、吐酸，胸膈胀痛，切脉则右手关脉紧短，或者有时浮大。法是温中行气，用消导之法，生冷去了，病就好了。可以说现代人90%的人胃脉都有紧象，脾胃脉都伤生冷。我给这种现代病取了一个名字叫"冰箱病"，是冰箱引起的胃伤生冷。我们要认识到，脾胃伤生冷是很严重的问题，若导致胃病不食，不吃东西

了，可说已经是病入膏肓了。伤了生冷，长期都不吃东西，就很难治了。所以，凡是胃脉有紧象，脾脉有紧象，就要尽快用温中之法来解决。我们的温中之法就是附片、贡术、安桂、补骨脂、白胡椒、炙甘草、小茴香、淫羊藿、生姜，或者加潞党参、干姜，不用生姜。用这个法，脾胃伤生冷的问题就解决了。郑钦安在文中只提到温中、行气、消导之法，生冷可去，没有说具体的法。这里我给大家所说的温中常用的法，必要时可以加楂肉、大麦芽，或者官桂、吴茱萸，这就要看停食的情况，依辨证而定。

第三个原因，因七情过度损伤胃气者。因七情过度而致不食者，审其所感，或忧思，或悲哀，或恐惧，或用心劳力，或抑郁，或房劳。七情包括了很多，治法就一句话：按其所感所伤而调之，则饮食自进矣。是什么原因，找准了，而调之。这里只用了一句话。在七情中忧思、抑郁、悲哀皆伤肝，我们是以疏肝醒脾来治，法为：附片、贡术、茯神、小茴香、公丁香、上安桂、补骨脂、佛手片、西砂仁、淫羊藿、炙甘草、生姜等；如果用心劳力，心肾皆伤，就要扶肾阳、益心神，就用四逆白通汤；如果是恐惧，恐惧主要是肾气太弱所致，或者是房劳所伤，那么主要是扶肾气，用四逆法，附片、炙甘草、生姜，或者用附片、贡术、上安桂、菟丝子、杭巴戟、胡芦巴、炙甘草、淫羊藿、生姜，用补精益肾之法。这就是郑钦安治疗胃不食因七情所伤的法，当按所感之伤来调。

第四个原因，因阳虚者。阳衰则阴盛，阴主闭藏，故不食。阳虚闭藏不食，法宜扶阳，阳旺阴自消。其治法就这一句话。这个阳虚有七情所致阳虚的，就按上面讲的七情所致来治。有本身体弱、正气衰弱所致胃病不食的，就当用扶中阳的法，扶中阳以解决阳虚胃不食，用法：附片、贡术、安桂、补骨脂、草豆蔻、小茴香、炙甘草、淫羊藿、黄芪、生姜，或者用潞党参、炮姜、生益智仁。这是针对脾阳虚的人，重点把脾胃之阳扶起来。

第五个原因，因阴虚者。阴虚则火旺，火伏于中，而食不下。火伏于中，其人就烦热、口渴饮冷，甚有呃逆不休、咳嗽不已、反胃而食不下。这里就说了，轻则人参白虎，重则大小承气之类。对这个我们不多作讨论，就用《伤寒论》上的法。

三、认真学习领悟郑钦安对病症的分析和理法运用

通过学习上面两篇文章，我们要认真学习领悟郑钦安对病症的全面、具体、实在的分析和理法的运用。如脾病吐泻，不是按吐泻只讲吐泻，他分析了内外因引起的吐泻，内因又分析了几个方面，有阴虚，有阳虚，并且深入地讲明太阴证在三阳的底面，所以明确指出了，太阴吐泻病重太阴的道理。那么，对于三阳对太阴的影响而产生的吐泻，就要把三阳证分清楚，但是最后集中点睛的一句话就是"吐泻病，求太阴"。这就是理，郑钦安在文中既做了全面分析，又把重点明确指出。再有，就是从根本理论上来认识，也就是在所谓太阴的本、中、标三气来求，从本、中、标三气的变化上来求，来论证。本、中、标三气实际上讲的三阴证、三阳证，也是讲的三阳三阴，这就把天人合一的理论落实在具体人身上了，与临床实践紧密结合了。所以，他的理是正的，法也是正的，对我们理论实践的指导性也是很强的。

分析"胃病不食"也不仅仅讲"不食"这两个字，而是全面讲了外因、内因、阴阳。对外因六淫、内因七情都进行了详细的论述。内外因、阳虚、阴虚都可以导致不同的胃病不食。我们要从理论上去认识这个问题，绝不要仅仅就"不食"二字去套方用药，一定要医理明确，辨证准确，立法正纯，用药对证。所以，我们学习前人的论述，重在理法二字，重点要学习用理论证，然后要学习其用法、用方、用药。一定要把这个掌握住，不然我们就走到背方子、套方子的死路上去了。走死路就没有出路。

第五节
卢铸之对脾系疾病的论述

以两个医案来讲解。

1. 病例一：胰腺炎

周某，男，50岁，山西人。

病状： 已病三年之久，西医谓为十二指肠病，胰腺炎，右胁下腹部之旁

脐胁之间常感不畅，时有疼痛，以致饮食不调，睡眠欠佳，口常发渴，咳嗽不利。

诊断： 此为肝脾之病，寒湿闭于脾肝小肠，阻碍交通道路，上干清道，久久发燥发热。此非真燥真热，形成阴阳不和气血交通不畅。治之应驱寒化湿为要。其法，温下元而暖中宫。中宫温和，气化乃行；下元得暖，气化上升。如此清浊可分，津液流通，气血畅达，营卫协和，内外交通四旁无阻，周身得安矣。

初方： 桂枝尖24g，茅术12g，砂仁12g，朱茯神15g，吴茱萸12g，麦芽15g，炙甘草6g，生姜45g，葱5根。

方解： 此病复杂，各处阻碍太久，枢机转化失灵，须轻拨之。法用千斤取重担之法。借古方苓桂术甘之意，拨通枢纽，变幻气流，阳动而阴随。用桂枝拨动太阳之枢纽；茯神渗淡膀胱之气流，染朱砂防心气下泄，以此安神益智；更用茅术燥土泄湿；吴茱萸拨动厥阴；麦芽引通肝气，是以化火郁之意；用砂仁纳木火土之气质归于少阴微阳水泉之处，使水泉沸腾，大气得升，血液得流；用姜、草辛甘化阳；葱白交通脉络，拨动阴阳，务期气血流通，处处皆到。

次方： 天雄片60g，砂仁12g，朱茯神15g，茅术12g，南藿香15g，炙甘草9g，生姜45g，葱5根。

方解： 加附子之嫩者与辛甘合用，使阳动而阴随，阳行而阴化。藿香宣积浊，与辛甘之气通达于隐幽之处，凡毛窍孔隧，皆能入之。

三方： 天雄片60g，桂枝15g，砂仁12g，茅术9g，藿香12g，朱茯神15g，炙甘草6g，生姜60g，葱7根。

四方： 天雄片60g，桂枝尖18g，茅术12g，砂仁12g，厚朴9g，朱茯神15g，石菖蒲15g，炙甘草9g，生姜60g。

方解： 用菖蒲开心窍引神智布达于外，五脏百脉皆能听令。厚朴降浊阴，逆降而清升，务期交通无阻，正复而邪消。

五方： 天雄片60g，筠姜30g，淫羊藿30g，砂仁12g，补骨脂18g，贡术12g，朱茯神15g，炙甘草12g，葱白10根。

方解： 用补骨脂引通肾脾之津液，随辛温诸品通达于神明出入之地，是照化群阴之意也。

六方： 天雄片75g，筠姜45g，胡芦巴30g，砂仁12g，益智仁18g，韭子15g，炙甘草15g，葱10根。

方解： 用胡芦巴、益智仁大温肾脾、化精为气，缘肝上升于纯阳所居之地，更用韭子通肝起肾，使木水营养有归，万物皆得盛茂，是借其生长养成气机亦养阳之大法也。

七方：制附片 90g，筠姜 45g，胡芦巴 60g，潞党参 30g，韭子 18g，益智仁 18g，贡术 18g，炙甘草 15g，葱 10 根。

方解：用潞党参滋润肺源，使化源有归，万物皆成春夏生长之气。

八方：制附片 90g，吴茱萸 12g，筠姜 30g，菖蒲 12g，桂枝尖 24g，潞党参 21g，胡芦巴 30g，贡术 15g，炙甘草 12g，葱 7 根。

九方：制附片 105g，桂枝 45g，筠姜 45g，吴茱萸 12g，砂仁 12g，胡芦巴 30g，朱茯神 18g，炙甘草 12g，葱 10 根。

十方：制附片 105g，筠姜 60g，桂枝尖 60g，胡芦巴 60g，砂仁 54g，益智仁 30g，朱茯神 15g，秦归 15g，炙甘草 15g，韭菜 10 根。

方解：用秦归濡润肝脾，韭菜清血化浊，与桂、附、姜、草联合一致，务期阳长而阴消，正复而病除，为肃清内外、安定中宫固本之法也。

十一方：制附片 105g，胡芦巴 60g，延胡索 15g，筠姜 60g，砂仁 15g，马槟仁 30g，安桂 15g，桂枝尖 60g，炙甘草 15g，葱 7 根。

方解：用马槟仁化余蕴之滞，延胡索破气中之结，是防余邪未尽，随同扶阳之品，肃清余毒，永无变幻之意。

十二方：制附片 120g，筠姜 60g，桂枝尖 60g，安桂 9g，砂仁 15g，麒麟竭 9g，胡芦巴 60g，贡术 15g，炙甘草 15g，葱 10 根。

方解：用麒麟竭化清中之浊，达筋络之滞，随桂、附归于膀胱气化之中，使阴阳燮理有方。

反应：此病服前药至五、六两方后，其痛更甚，但由内而外有转撤之状，继则汗出周身，痛减病衰，此为气机逐邪外出之状，是退病之兆也。

病愈后返西昌，旋于 9 月 26 日，因大便结燥，来函索方。当复其函，略云：大便结燥系精血未化，因寒湿方尽之际，正阳生阴长之秋，一阳尚未来复，水火亦未交济，致有耳鸣头昏之态。兹用辛甘化阳之品，佐濡润气血之物，使阳明之气机枢转，而肺与大肠自可上下相助，精血乃流，阳气得升，一阳之气会合于三阴三阳之中，则天地开泰，来复无间，久久阴阳之燮理必期自然也。处方如下。

十三方：制附片 90g，秦归 15g，广木香 9g，麻仁 24g，肉苁蓉 15g，巨胜子 15g，黑木耳 9g，炙甘草 9g，大枣 6g，姜汁一杯。

方解：此方，君附片大壮元气。臣甘草崇土建中，生姜汁通神明，分清别浊。佐广木香宣隧道蠲窒碍，得秦归清风润木，得大枣润心脾，使火土交合；借肉苁蓉、麻仁、巨胜子益肾精，滋肺液，润泽大肠，五液可分；得黑木耳化蕴湿生新血，濡润筋络，一切皆听命；附子刚烈，为刚柔相济之方也。

复于1956年2月22日来函略云，舌苔常白，头晕耳鸣，请为处方寄去。当复其函，略云：舌为心之苗，为万象之本，白色乃寒湿凝聚，应宜温中暖下。头为诸阳之首，应宜升阳化阴，分清别浊。耳为肾之关窍，肾为先天之本，应扶阳强本。处方如下。

前方：制附片120g，桂枝尖60g，茅术12g，广木香15g，法半夏30g，朱茯神18g，油厚朴12g，炙甘草12g，煨姜60g。

后方：制附片120g，筠姜75g，桂枝尖75g，砂仁15g，淫羊藿60g，贡术18g，益智仁30g，炙甘草15g，葱10根。

方解：用附片大壮真阳，桂枝尖大启太阳，茯神镇心宫，茅术燥湿，佐桂枝尖、茯神化气而行水，煨姜暖中宫而通神明，借广木香、厚朴破阴逐瘀，法半夏降冲逆而消除秽浊，甘草镇中宫而运化乃行，次加砂仁，纳元气归中，使阴阳会合，而上下交通内外安强之大法也。

2. 病例二：胃病（产后伤气伤食）

郭某，女，23岁，山西人，1957年11月2日。

病状：于8月9日生孩子未满月，因着气又吃了梨子后，即吃不得饭了，肚子又泻，到医院检查，吃药未效，又吃中药后，肚即胀硬了，更吃不得了，奶也没有了，至今已有三月。现在腹胀得难过，睡不得，吃饭下去胃上痛，吃油肚子泻，还时发呕吐。

诊断：因产后百脉皆空，阴阳皆虚，元气大伤，又因风淫伤了卫分，饮食阻碍营分，脾肺则不相协，即成格而为泄，上下内外均不通调，亟应用阳化阴，使阴消而阳长，气血乃能畅通，营卫乃能协和，温土暖水气化得行，阴阳自然相调，生化之机必然无滞，一切凝滞无不消焉，百脉无不通焉，气血之往来无不归焉，若专意止泻消胀，是使本原更伤，生命必然有亏。

初方：朱茯神15g，贡术15g，公丁香12g，西茴香18g，桂枝尖18g，南藿香15g，五灵脂15g，炙甘草6g，生姜45g。

方解：用茯神引上焦之水滞交于中，得朱砂以镇之，心安而神快。贡术崇脾土助其运化之机，公丁香温胃化浊，吐止食进。桂枝尖引坎中一阳上达离宫，真阴真阳往来有照。五灵脂拨开胃囊，胃中之浊凝易消，口中之纳谷易下。西茴香、南藿香通上下之关窍，清浊得其分矣，升降必然无乖。生姜通达神明，君火下照，相火明升，中间之凝滞得消。甘草奠定坤元，四旁无不通焉。

反应： 服初方后，睡眠稍好点，腹胀觉有气包，大便仍稀，小便多，胃痛腹胀，还吃不得。

二方： 南藿香 15g，茅术 15g，厚朴 15g，官桂 12g，公丁香 12g，西茴香 18g，淫羊藿 24g，吴茱萸 12g，炙甘草 6g，生姜 45g。

方解： 加官桂、吴茱萸温肝暖脾，木土得其条达，一切郁结可解。厚朴再降逆气，使脾胃两相爽洽，收纳与运化得其畅通。淫羊藿交合阴阳，使阳能正，阴能守，相互为用。

反应： 心窝子胀好点，吃饭也好点。

三方： 南藿香 45g，茅术 45g，砂仁 12g，官桂 15g，公丁香 12g，吴茱萸 12g，五灵脂 15g，炙甘草 6g，生姜 60g。

方解： 加砂仁纳五脏之气归于一阳，使大气易举，上下相照为要。

反应： 呕吐止，腹胀好些，还有些不太吃得，吃下不大消化，心里觉冷汪汪的。

四方： 大川乌 45g，川芎 12g，砂仁 9g，桂枝尖 24g，吴茱萸 12g，益智仁 18g，朱茯神 15g，炙甘草 6g，生姜 60g。

方解： 加川乌再拨阴结，务期寒湿化尽，川芎再散结气，益智仁更温脾肾，使先后并立为佳。

五方： 制附片 60g，贡术 15g，砂仁 12g，官桂 15g，补骨脂 24g，益智仁 18g，朱茯神 15g，炙甘草 9g，煨姜 60g。

方解： 用附子辛温之性，透入坎阳之中，火原得温，水主得壮，大气无不升举，阴霾无不消化。补骨脂固脾强肾，使土能伏水，水温而气行，气行而凝块消，营卫无不协和。

反应： 能睡了，胸部及腰酸胀大减轻。

六方： 制附片 75g，贡术 18g，砂仁 12g，北黄芪 60g，筠姜 60g，益智仁 18g，淫羊藿 30g，炙甘草 9g，煨姜 60g。

方解： 用北黄芪透入泉底，引一阳上达于雾露之中，化源自然润降于下，更助运化之能，脏腑都能吻合。用筠姜温暖中宫，土暖而四旁皆归于运用，一切阴霾自然消焉。

反应：腹完全不胀了，季胁发响，大便稀，畏冷。

七方：制附片75g，贡术15g，砂仁12g，筠姜60g，北黄芪45g，益智仁18g，补骨脂18g，淫羊藿30g，炙甘草9g，煨姜60g。

总结：凡女子之生产，是在生死关头，气血顺胎而下，阴阳正分离之际，宜保元固本为要。今外淫不慎，生冷不节，再伤后天，隔断阴阳之交合，危殆极矣。此时不得不崇本救死生于万一，非拨开生门，魂能动，神能随，气能往，血能归，为先后二天摄紧之法，性命两救之诀。所以先以川乌冲开一条道路，次桂枝导阳行无阻，然后用附、姜、草缓伏中宫，使肾脾温暖，气血得其往来，正邪两相隔开，是扶正而祛邪，崇本而化标，为变通交换之妙用也。

3. 如何学习这两个医案

我们讲卢铸之的医案，不是仅仅是学医案本身，而是去集中领悟卢铸之治脾胃病的理法思想。明理法，收效才大。

第一个病例是胰腺炎，男，50岁。卢铸之在诊断中指出：此为肝脾之病，是寒湿闭于肝脾小肠，阻碍交通道路。这里要讲一下为什么牵涉小肠。小肠与心互为表里，又与脾胃相连，下近膀胱。由此可知，它与三焦都有关系。所以，这里诊断的时候，就指出，此病除了脾和肝之外，还与小肠相关，寒湿阻碍，交通不便。法宜"温下元，暖中宫"六个字。为什么要"温下元，暖中宫"？上面做了解释。中宫温，气化才能行，下元暖，气化才能上升。按这个道理去治，按这个法去治，气血才通畅。我们学就要学他的思想。那么具体的用法用方，开始用了十二个方，以后又函寄了三个方，一共用了十五个方。

我们怎么理解这些处方呢？前四个方，重在拨通引通，分清别浊。从初方到四方的法都是在拨通引通。初方就明确说了，需轻拨之，用桂苓术甘拨通，这很明显是在拨通枢纽。次方也是在拨通，虽然用了天雄片（所谓天雄片，为附片之嫩者，呈桃子形，只有一个独苗，所以称为雄），它也是在阳行而阴化，还是宣污浊，还是在拨通。一直到第四方都在用天雄，"务期交通无阻，降浊阴，逆降清升"，都在沟通、拨通。从五方开始到十方，就转入了对脾的治疗。每个法大家都仔细去读一读。比如五方，补骨脂引通脾肾之津液，造化群阴；六方胡芦巴、益智仁大温肾脾，化精为气，并且指出六方是一个养阳之大法。这些话大家都要留意，这个大法用了哪些药，是怎么用的，他都有解，认真去看一看。七方到十方都是以中宫脾为中心，通过温肾、润肺、疏肝来达到安定中宫之效果。方解中说了，这几个方的目的都是要固中宫、固根本。后面的十一方到十二方，都是巩固前面治疗的成果，比如十一方，延胡索破中气之结，以防余邪未尽，这很明显是在巩固前面的治疗效果。在十二方说了，这种变化都是使阴阳燮理有方，要巩固就要善于使阴阳变化、五行燮理，根据五行相生相克来治。每一方都请大家详细去看，要点就是这样。

十二方中有一味药——麒麟竭，可用于男科，也可用于妇科。如果妇科有肿块，瘀化不了，男科有气血凝聚，都可以用麒麟竭化瘀生新，与附片、桂枝同用，可以起到用阳化阴、化阴浊而生新的作用。

病人回家了后，根据病情需要又邮寄了三方。从这三方可以看到卢铸之的高尚风格和医德。卢铸之明确指出患者的病因是水火未济，此时还未到达最佳的治疗效果，并说这几方的重点是纳元气归宗，使阴阳会合，而上下交通，内外安强。这是很不简单的事情。在所寄的三方中，有两味药介绍一下。一是巨胜子，就是黑芝麻。二是后方中用了 10 根葱，这里的作用是交通脉流、拨动阴阳。后方解中有一句话"上下交通内外安强之大法也"，这句话很重要。所谓的大法中用的什么呢？附片的用量加大，然后用了益智仁、贡术、炙甘草、筠姜理中，还有淫羊藿、砂仁扶肾阳，用桂枝拨动肾阳，并用了葱拨动阴阳，交通脉流。阴阳一通，全身就安了。

第二个病例是产后伤食。此例首先明确指出，病人食不下，断奶已有 3 个月，处于母子皆忧的境况。在这样生死攸关的情况下，不得不从本救生死于万一，救母才能救子。这个病例的要点有三。

一是，产后胃病的辨证思想。病人既是产后，又有胃病，该怎样辨证？这里有几句话"产后百脉皆空，阴阳皆虚，元气大伤"——这就是生产后病人所处的情况。在总结里，卢铸之又特别强调了这样的思想，"凡女子之生产，是在生死关头，气血顺胎而下，阴阳正分离之际"。这就是对妇女产后身体情况的认识，这是从阴阳上，从关键点上所提出的指导思想。那么怎么办？此时就应当"以保元固本为要"。保元固本是治疗产后疾病的根本点和要点。保元，是保元阴元阳相合的先天的元气；固本，是固肾阳、脾阳之本。根据"保元固本"这个指导思想来辨证、立法、用药，就不会错。

至于具体的病呢？有风伤卫分，这是外邪；有饮食伤营卫，这是内伤；还有吐泻、呕、吃不得，等等。所以，就提出了根据用阳化阴、温土暖水，使气化得行、气血无阻这样的指导思想来用药，而不是单纯地止泻消胀。如果只是止泻，那么就会更伤本原。

二是，从病例中，我们要先弄懂立法的总意，然后再去读各个方。不要只去研究用方和用药，要明白用方的总意和每一方的用意，这个要学会去看。比如初方，其中心是疏通、拨通，"引坎中一阳上达离宫，真阴真阳往来有照"，这是初方总的意思，不要只去看处方。那么如何"引坎中一阳"？文字上表达用的是桂枝，实际上用的是桂枝法，也就是说，是桂枝和其他药（茯神、公丁香、小茴香等）配合才能够达到使一阳达到离宫，使真阴真阳往来相照。这是法的中心意思。我们要善于抓住每一个法的中心意思，然后再去看具体的用法用方。这个中心意思可能表现在某一味药上，因为这味药是主药，但实际上是这味主药要与其他药配合才能达到其中心意思。这个大家要理解。比如，初方讲到朱茯神可使"心安神快"，这是什么意思？就是助离火。助了离火，再加上桂枝走膀胱走肾，公丁香、小茴香把肝木疏通，肾气才能达到离宫。总之，归纳一句话就是，药是为使法有效、增效、正效、实效服务的，药应以法为中心，法是为人的本原而立的。

三是，治胃不食、吐、胀等这些病症的具体法和方。总的来看，初方到七方，都在治胃病，应用了各种理法方药。比如，初方重点是安神调胃；二方助脾胃蠕动，暖肝暖脾，助脾胃收纳运化；三方是洁脾胃，实脾气，暖肝气，使五脏之气能归于肾，大气能升举；四方用了川乌拨动阴结，阴结拨动就能更好地温脾温肾，所以就用了益智仁、补骨脂、吴茱萸等，并特别在总结中讲了为什么要用川乌；至于五方、六方、七方都用了附子，就转入了坎宫，壮水主益火源，来稳固脾肾。从这些方中，我们可以看出，卢铸之用药既抓住了根本，又围绕着胃病来治疗。这些立法和用药都能够调动肾气和脾阳，用他的一句话来说，就是所有用法都是"为先后二天摄紧之法"。这句话非常重要。在结论中最后归纳的就是这句话"为先后二天摄紧之法，性命两救之诀"。什么叫摄紧？就是先后二天互相照应，互相依靠，互相紧密结合，先天和后天不可分离。所谓性命两救，就包括了先后二天、脾胃之气和阴阳之气。我们人的生命就是靠先后二天的结合，脾胃之气的正常和阴阳二气的不断循环。

学习卢铸之的医案，主要是要理解他的思想。

第六节
卢永定对脾系疾病的传授

1. 舌苦，舌苔腻厚、粗，舌木，若无外感，则为伤生冷。舌痛，为有燥气。

2. 肺脉紧，其原因之一，是"土冷金寒"，胃受了寒凉，或伤生冷，胃脉紧，脾脉紧，而影响肺。

3. 胃上胸部痛，是生气之后，喝了水；若吃了饮食，则胃胀。

注：生气为什么会导致胃部胀？生气就伤肝，木克土，肝气不畅，胃气就不畅，所以胃会胀痛。生气之后喝水，胃就不畅通了。胃气不伤，消化就好；胃气伤了，消化就不好。所以，生气后吃了饮食就胀。

4. 胃吃了胀，不消化；不吃油也便稀，为脾不纳食，即脾阳不振。

注：切脉时，如果脾脉滞短紧，就叫脾阳不振。

5. 手心烧，为伤食，手足心烧为风湿；若足趾烂，则为湿毒。

6. 小儿手心烧，为伤食；手指冷，着凉。

7. 若病者反映多种病，如胸两侧痛，胃亦不适，肝区胀等，需查其脉，辨其因，主病何在？若胃脉紧，滞甚，而逆，其余均可，则为胃伤食，并波及其他部位。法宜化积食，建中。

8. 桂枝加官桂之法，可以宽肠胃，调肝气，止痛。若加用小茴香，则涤脾疏肝。

9. 祛风寒之邪所化的燥气，可用桂枝法中加油厚朴之法。

10. 吃了硬的、生的、冷的，若胃气不强，胃痛当在 6~12 小时发作。

11. 大便前腹痛，便后不痛，必定系饮食伤了肠胃。

12. 食而易饥，谓之中消症，属消渴症。

13. 消渴症：食后易饥，为中消，病在胃；食入则吐（吐水、食）为上消症，病在膈；食一溲二（食一斤水，便二斤），为下消症，病在膀胱和肾脏。

14. 尿崩则小便频，几分钟一次，量次均多，病在膀胱及肾，主要在肾。

注：对于尿崩的治法，就要用大剂量的附片、安桂、益智仁、菟丝子、覆

盆子，而且要及时治疗。因为尿崩对人的生命威胁很大。尿崩了，就不要用茯苓、茯神。术、炙甘草、姜都可以用。

15. 不吃东西胃还胀，腹也胀，是阴气，为隐忍之气造成；小气之人易伤。

注：肝脉沉滞，主要调肝，同时治脾。所以治疗脾病的过程中，肝脉沉滞，还有紧的，只治疗脾、胃是解决不了腹胀问题的，还要调肝。

16. 吃了东西热了，打喷嚏，正气虚了。

17. 肚子"咕咕"响，为气响；"嚯嚯"响，为水响，均与胃脾相关，或伤水，或气运行差。

注：伤水就用桂苓术甘汤法，加附片；气运行差，就用理中法。

18. 大便"羊粪"（疙瘩便）为阴结，大便长条而坚硬为干结。

阴结之症，四逆汤加用西砂仁，可解。

干结之症，宜附子理中法加用肉苁蓉（生用）。

19. 吃油荤食物，胃不适，为胃上有寒。

20. 脾藏意，忧思过重伤脾。脾喜燥恶湿，水多伤脾。

注：伤脾的原因，一是忧思过重，二是水过多。所以我们在治脾病的时候，这两个原因要辨别清楚。对忧思过重的，用小茴香调心情、调肝；伤水过多的，要加茯神或者茯苓，所以在我们的理中法中，有时候也要用茯苓或者茯神的，就是因为脉滞了，伤了水。

21. 脾主肌肉，又主四肢，脾阳困弱，脾阳伤，一身重，四肢也重，也累。

注：这样的病，光是针对四肢是解决不了的，还是要用理中法，加附子的理中法。

这是卢永定传授的脾胃病理法的要点。

第七节
脾系疾病治疗应用理法

一、脾胃病治疗的指导思想

天之阴阳有六气，风、寒、暑、湿、燥、热。六气与三阴三阳相应，即厥阴司天，风气主之；少阴司天，热气主之；太阴司天，湿气主之；少阳司天，相火主之；阳明司天，燥气主之；太阳司天，寒气主之。脾，太阴，湿气主之；胃，阳明，燥气主之。那么，人体的脾，从太阴经而言，其病变，应从太阴经本、中、标三气的变动去探讨（太阴一经，以湿为本，阳明为中气，太阴为标）；人体的胃，即应从阳明经本、中、标三气的变化去论（阳明一经，以燥为本，太阴为中气，阳明为标）。

地之阴阳有五行，木、火、土、金、水。与人体相应则是肝木、心火、脾（胃）土、肺金和肾水。脾、胃皆属土，土主四季，脉以缓为佳。五脏本着五行生克制化的关系而运行，使人身生理、生命的阴阳正常活动，所以治脾胃之病要调五行生克、制化之燮理，调节阴阳。卢铸之的文章《五行生克制化之理说》，大家要反复去读，其中有个要点，就是心肾相交。肾气上升交于心，心气下降交于肾，循环无穷，循环正常，既是生命的根本，也是防病、治病、延年、益寿的根本。如果脾阳胃阳弱了，心肾就不能相交。所以，理中法是使心肾相交很重要的一个法，也是调节五行的一个最重要的法。这个理中法是指加了附片的理中法，不是《伤寒论》中的那三味药。我们的理中法是：附片、贡术、上安桂、益智仁、补骨脂、小茴香、炙甘草、淫羊藿、生姜。

天之阴阳（三阴三阳）应于人身三阴经、三阳经，主人身六气。外邪入侵人身，首入太阳，然后依六经传变。懂得六经传变的病情，懂得六经本、中、标三气的变化，便可运用"伤寒"之理辨证辨病，知病的深浅。脾（太阴）胃（阳明）之病，当外邪入侵，首在太阳，次则阳明，阳明之证，除真正阳明证，则与太阳证相关联，往往治阳明必治太阳。太阴在三阳之后，三阳证未治彻底，往往在太阴证中反映出综合病证，则先治综合之证，再治太阴脾之病。如脾胃同治，无论是调脾胃，或者恢复肾气、正气，都应当把三阴三阳经的变化，也就是《伤寒论》所论的传变弄清楚，掌握好。

若以五行生克制化之理治脾胃之病，需重点把握三个要点。

1. 火生土。君火（心）生胃，相火（肾）生脾。若相火（肾气）不胜则脾之运化、胃之消化皆弱。切脉的时候，要注意两手的尺脉，左手肾脉是不是跟心脉相应。右手的尺脉也是肾脉，就是相火，相火太弱，脾运化就不好。一般说，相火弱的比较少。所以，治脾胃之病，五行的要点首先要抓住火生土的关系。

2. 土生金。脾胃正常，肺金才能提供宗气，反之，若肺（金）有病，子病累母，则治脾（胃）病的同时要治肺之病，不能断然分开。所以，我们治病中有一条原则，有咳嗽先治咳嗽，解决肺的问题，同时还要把脾的运化解决好，痰才能治好，这两个是相辅相成的。

火生土，土生金，这两个相生的关系要掌握好。

3. 依五行之理治病，使我们能全面平衡阴阳，全面调理人身五脏（五脏统帅全身）的平衡和正常运行，其中脾（胃）属中宫，全身上下左右，都依赖中宫，故治脾（胃）之疾是重要的关节。有人称脾胃为后天之本，若从脾胃提供全身宗气、运化精气而言，其确实是人后天的根本。

二、脾病治疗的三大主法

1. 理中大法

法为：附子，贡术，上安桂，补骨脂，人参，炙甘草，干姜。（或：附子，贡术，上安桂，补骨脂，炙甘草，生姜。）

以此法为基础可演若干法。如脾湿重，可增用茯神，既助脾运化水湿，又安定心神，睡眠能安，若睡眠不好，甚至可用朱茯神。再如胃收纳欠佳，可增用草豆蔻扩胃囊，助胃收纳。此法重在"理"字，调理中宫。把这个理字理解了，就可以灵活运用理中法，就可以变化。

法中的人参、贡术、炙甘草、姜，是《伤寒论》理中丸的用药。我们的理中法加用了附子，即助肾阳相火，以火生土之意，使相火对脾土有益；上安桂、补骨脂助肾阳，又助脾阳。

2. 火土同启之法

启火土之功用，使火土相依，气血互相流行，心安脾旺，精神则佳。

法为：制附片，西砂仁，贡术，朱茯神，秦归，泡参（潞党参亦可），杜仲，淫羊藿，炙甘草，生姜。

制附片益肾阳，用砂仁既纳五脏之气归于坎宫肾，又引坎中之阳与脾相合，坤土能立能运。贡术、泡参交脾肺，使金（肺）土（脾）生机旺盛。茯神安心神，健坤土，使火土能相依（火生土，母子相依）。秦归、杜仲引血濡润经络，养肝养血。生姜通神明，相火能安于下。淫羊藿、炙甘草使太阴（脾）太阳（肾之表膀胱）两相和合，气机乃行，血液相随。此法，火土同时启动，气旺血生，气行血行，火土相依，为治脾气血皆弱之主法。此法之变法，在于秦归，若补血则用归首加黄芪，若重在行血，则用全秦归。此外，亦可加用上安桂、补骨脂，与贡术、炙甘草、姜相合，加强脾阳的运化，及增强肾气。

3.固本强身之法

固脾阳，固肾阳而强身健体。

法为：制附片，上安桂，贡术，西砂仁，补骨脂，天生黄（天然硫黄，需依法制炼），潞党参，鹿茸，炙甘草，筠姜。

附片，起坎阳，坎为水，化水液为气，气升即肾阳升。上安桂通心温脾，使火（心凡火，肾相火真火，皆借附子之力）土的生机达阳弱之处；贡术助脾运化之力，化滞而运行人身之四旁；西砂仁纳五脏之气归于肾宫，使肾水温，肾气源源而升，心肺得润，水（肾）土（脾）火（心火相火）更能相照，助全身大气流行无间；补骨脂行之，由脾通肾，更达少阴（肾）之底，启动太阳，内外照应，助心肾既济。天生黄固命门真火，命门真火弱了，就必须要用天生黄；鹿茸益肾中真精，引水火交济，并填精补髓；潞党参滋脾液，藏大气，使气血循环不休，源源而生，协助鹿茸温精温血，安神益智，脑之神经可期灵敏，坎离中之真阴真阳常常护卫。炙甘草奠安四旁，筠姜助火热脾。如此，六合（人体上下四旁、全身，或为三阴三阳）之气机通达，内外皆安，此为固本强身之主法。对年老、重病后、体弱甚之人最宜。

三、胃病治疗的三大主法

1.健中助胃消化之法

法为：桂枝，贡术，茯神，生楂肉，炒大麦芽，西砂仁，炙甘草，淫羊藿，生姜。

法中，楂肉、炒大麦芽化顽谷，助消化。西砂仁开膈，消除中膈之阻，消除呃逆之痰。贡术、炙甘草、生姜助脾阳，使脾运化正常，胃消化正常。桂枝、术、楂肉、炙甘草、姜、淫羊藿等相合，使营卫得固，中宫受益。若体弱者，久病者，加上附片，更能得肾阳之助，胃阳脾阳皆易复盛。

2.调胃镇呕之法

法为：朱茯神，茅术（无茅术，视情况用贡术或苍术），西砂仁，大麦芽，草豆蔻，炙甘草，淫羊藿，生姜。

茯神，安定神志；砂仁纳归正气，开膈；茅术燥土泄湿，使脾胃畅而浊阴消；大麦芽调理脾、胃、肺，使血液通畅；淫羊藿调和阴阳；姜、草，辛甘通阳化阴。此法为镇呕止痛调胃之法。要调胃、镇吐，必须加强安定心神，所以用了朱茯神。中上膈不开，是呕吐的原因，所以必须用西砂仁，并带壳。吐的原因也是阴阳不协调，要用淫羊藿协调阴阳。方中没有用一味止痛的药，但是这个方子一用，痛就解决了。

若呕逆甚，此中膈未开，用西砂壳，并增用吴茱萸，膈开逆降，呕逆止，胃安和。若胃痛（用上方后胃还痛甚，就可能有溃疡），原法择用高良姜、吴茱萸、延胡索，胃得温，气得运，胃痛可缓。若胃肠运转不畅，停食积食，原法增配官桂、楂肉，助胃肠运转，助胃化顽食，停食积食可消。

3. 阳明证大承气汤

此《伤寒论》中阳明证之要法。太阳证之邪转入阳明，太阳之寒化为燥邪，胃烧，口渴饮冷，阳盛阴虚，大实，大满，大便不通，狂叫，腹痛，脉沉实，阳明至此，只有下夺一法，以救阳明将坏之急。下夺之法不是泻法。

法为：大承气汤，即芒硝，大黄，枳实，厚朴。

郑钦安曰："大承气汤，乃起死回生之方，实泻火救阴之方。""病人胃已经实，元阴将亡，已在瞬息之间，苟不急用大黄、芒硝苦寒之品，以泻其亢盛之热，枳实、厚朴苦寒之味，以破其积滞之邪，顷刻元阴灼尽，而命即不生。"四逆汤、大承气汤，"二方皆有起死回生之功，仲景一生学问，阴阳攸分，即在二方见之也"。

我们掌握此证之法，认证重在"口渴饮冷"。若口渴而热饮，则可解太阳波及阳明，运用"太阳阳明和解之法"则可。

法为：桂枝，贡术，厚朴，楂肉，茯神，炙甘草，淫羊藿，生姜（法中也可增用香白芷、防风）。

四、治脾胃病的理法应用三个步骤

1. 第一步：拨通

在诊断辨证的基础上，先拨通气化道路，一般用桂枝法。脾胃之疾，或不能吃，或呃逆，或呕吐，或胃痛、腹痛，或泄泻，其因总在"气"字上，或脾胃之气上升下降受阻，或气聚于中不能运转，或气受外邪，寒热不明、清浊不分，等等，故拨通气化道路，使清升浊降，寒热分明，是第一步之法。（若已为真正阳明证，服大承气汤，则无须先行拨通。证急，法应急上。）

此时的桂枝法，若无寒邪、风邪则可用：桂枝，贡术，楂肉，大麦芽，茯神，法半夏，炙甘草，淫羊藿，生姜。用茯神安神，法半夏降浊升清，楂肉、大麦芽助胃运行，胃气能行；贡术、炙甘草、生姜，助脾运化，脾阳能畅；桂枝、楂肉、炙甘草、淫羊藿、生姜，营卫皆调，阴阳能交，外能卫，内能守，利于下步治疗。至于用几个方，那就要看病情，有用两三个方，也有用五六个方的，要看病情的发展，若有需要，还要加用附片。总之就是要使阴阳交通，拨通内外气的交流。

2. 第二步：治疗本病

据诊断辨证之论断，治疗脾胃本病，治脾之三法、胃之前二法据证而用。但应十分明确，治脾必治肾，治胃必治脾。脾病者，肾阳必亏；肾阳亏者，脾必弱。脾运化弱，胃则弱；胃弱则脾弱；脾胃之疾，皆重在"化"，或消化，或运化，"化"之本源在于"气"（阳），阳气旺，则脾胃皆正常。心肾相交是脾胃阳的本源，心肾相交就是指的君火和相火，君火生胃土，相火生脾土。所以，心肾相交，脾才能正常。

3. 第三步：结束方

无论第二步用了多少法多少方，在结束方时或水药，或末药，都重在调气血，助肾阳，助脾胃之阳。气血方也是收尾之方，若不收尾，脾阳、胃阳照样还是要衰下去。此方可用一方、两方或三方。

其法：附片90~150g，贡术15g，上安桂25g，益智仁25g，补骨脂25g，小茴香（炒）20g，公丁香15g，菟丝子25g，杭巴戟30g，西砂仁15g，生黄精35g，黄芪（制）35g，肉苁蓉35g，炙甘草15g，筠姜60~90g（据病者情况辨证后变化增减）。

结语

脾胃的理法运用讲完了，五脏的应用科学就讲完了。这是以五脏为中心，按八卦对应五脏的排列顺序来讲的，一共讲了五讲。讲到今天，我们把人体的主要症状都归纳进去了。我们所讲的内容包括了《易经》《内经》《伤寒论》，郑钦安的论述，卢铸之医学，卢永定的直接传授，是一次整体性的总结。为什么这样讲？我强调的是有理论，有来源，我们中医不要忘记自己的源头，从《易经》开始到《内经》，我们都要认真去学，然后再结合现代的病。一句话，不要忘了根本。把根本和本源丢掉了，我们是学不好医的。我为什么这样讲？我们现在是与《易经》《内经》结合来讲每一脏的病，并提出了重点和要点。大家下来要再去看，不要通本去背，要抓住重点要点，要结合实际，要有条理地去学。

应用科学是对理法的运用，是对实践科学六个方面五个进程的运用，是对方药的运用，是理法方药联系实际、联系实践的运用，不是背方子。我们讲的运用就是这四个方面：一是理法，二是实践科学的六个方面五个进程，三是方药，四是理法方药联系实践。所以，学习应用科学绝不能只背方子、背汤头。要再提醒一下，如果你们对讲的方药很感兴趣，背得很熟，而去套方治病那你们路就走偏了。如果我们不研讨方药、汤头，只讲理法，又太空了，不实际了，大家不好理解。所以，汤头方药都讲了，但是不能够只去背它、去套用。这是我们学习郑钦安卢铸之医学的一个大方向，大原则。我们要始终牢记卢铸之教导的"学医不应专究方药，尤贵穷理得法"，要把理弄透，不是一般地讲讲理，而是穷理得法，追根到底，"方能见病见源，不致误人，诸子勉之"！希望我们每一个人都要把这当作真谛来对待。请把这段话记到你们笔记本的第一页。

第七讲　痹证疾病

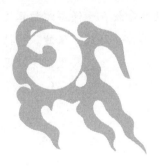

第一节
生命心语

　　生命的健康益寿，必须护正扶阳，维护正气，维护阳气，这不仅仅是医之道，也是养生、健身、益寿之道。正气者，太和之气也，太和之气旺，则身体健康。全身之阳重在肾坎之阳，人的生命全赖正气、肾气运行于全身，人活一口气则活此正气、肾气也。

　　郑钦安说得深刻：人生太和之气充盈，百体安舒，太和之气有亏，鬼魅丛生，灾羼得见，诸疾蜂起矣。

　　卢铸之讲得理实结合，善运水火功夫，必可得到坎离既济，水火相交，四时相调。中央得太和之正气，于是五行运化，四方宁谧，疾病自然无从而生，兼可以延年益寿。

　　健康的生命就在于懂得维护正气，维护阳气，正确护正扶阳地养生、治疗、防病、保健。将扶正护阳牢记心中，则必可百体安舒，延年长生，此生命之本源也。

第二节
开场白

1. 知津识路才不会误人误己

从学习研究来讲，中医学都应从源头《易经》《内经》开始，再结合《伤寒论》探求辨证立法。我们有郑钦安卢铸之医学理法体系的指导是很有利的。学习研究痹病的课题也应是这样的路径，也只能这样从《易经》《内经》《伤寒论》到郑钦安卢铸之医学，才能准确明白地走正纯的理法的路径。知津识路才不会在蒙蔽中瞎摸乱闯，误人误己。

按《易经》《内经》《伤寒论》，郑卢医学的路子学习研究痹病，共讲五大内容。

一是《易经》有关内容，即治疗痹病的阴阳哲学之理。

二是《内经》有关论述。

三是《伤寒论》中有关条文，即辨证立法的思想。

四是郑钦安卢铸之医学有关论述，即理法指导。

五是综合归纳论述，即理法药物的系统应用。

在分述以上五个问题之前，先讲讲痹病总的概念和内涵。

2. 风、寒、湿三气杂至，合而成痹

风、寒、湿三气杂至，合而成痹也。这是《素问·痹论》中的一句话。这是总述。西医称风湿病、类风湿病等，均属痹病范畴。患者关节肌肉酸麻肿痛，关节屈伸不利，腰背重、肿、痛、不能直，甚者关节变形，还有手指变形。若膝变形称为鹤膝风，严重者瘫痪。很多痹病基本久治不好。病之起因，由于正气亏损肾阳亦弱，抗疾之能力衰减，风、寒、湿三邪侵入体内，日久则逐渐窜入经络、骨节，痹阻于血脉，气血流行失常。痹者，阻塞不通也，所致之病故称痹病。

以风、寒、湿杂聚情况论，分行痹、痛痹、着痹，总称为"三痹"。一般三者杂居多，单一者少，特别是寒湿合而成疾者居多。

风、寒、湿三者，虽杂至，合而为痹，但常有偏盛。其中：风气偏盛者为行痹。风善行，其痛流行，故称行痹。症状为游走性痛，怕风，吹风则痛，脉浮。

寒气重者为痛痹。寒善伤阳气，其痛甚苦，故称痛痹。症状为遇冷则痛，脉沉取紧。

湿气重者为着痹。湿为浊黏腻之邪，其痛重着，故称着痹。症状为酸痛，濡痛，脉滞滑。

若从患病部位论，则有皮痹、脉痹、肌痹、筋痹、骨痹等五痹之说。

皮痹者，秋季遇风、寒、湿三邪而得，皮麻而觉痛痒。

脉痹者，夏季遇风、寒、湿三邪而得，脉中血流不利，而色变。

肌痹者，长夏（脾主四季，四季之末为长夏，肌为脾所主）遇风、寒、湿三邪合至而得，肌麻木不知痛痒。

筋痹者，春季遇此三邪合至，痉挛节痛，屈而不能伸。

骨痹者，冬季遇此三邪而得，骨重酸痛，不能举（脚、腿和手举不起来了）。如风湿性关节炎、鹤膝风、肩周炎、手指脚趾痛；类风湿亦归为痹病。

若重感于风、寒、湿之邪气，其邪深入脏腑，谓之内舍五脏之痹（舍，进入内部的意思）。如风湿性心肌炎、风湿性心脏病；寒湿腰痛；亦有全身性的痹病。

皮痹不已，复感于邪，内舍于肺，成肺痹，胸满而咳（肺主皮毛之故，痹积于皮则深于肺）。

肌痹不已，复感于邪，内舍于脾，则成脾痹，呕涎，心下（胃下）痞硬，四肢懈堕，脾主四肢，吐涎口水（脾主肌腠之故，痹久则伤脾）。

脉痹不已，复感于邪，内舍于心，则成心痹。心痹，心烦心悸，嗌干噫气（心主血，脉痹久则伤心）。

骨痹不已，复感于邪，内舍于肾，则成肾痹（肾主骨，骨痹久则伤肾）。

筋痹不已，复感于邪，内舍于肝，则成肝痹，肝痹喜饮，小便数多，夜卧则惊，太息（肝主筋，筋痹久则伤肝，谓肝痹）。

骨痹则腹鼓胀，尻以代踵，脚挛不伸，脊已代头（背弯头低不见头），佝偻不直。解释了骨痹，实际上就解释肾痹了。

痹在筋骨，则受邪已深，故痛久难已；痹在皮脉，则受邪浅，易治。即痹病在表皮肌腠，就浅，就易治，病入筋入骨后，就难治了。

凡痹病日久，内传所到之脏，为五脏之痹，若其人中虚受邪，则难治多死

（痹病转到五脏后，如人很虚弱，特别是脾胃虚弱，又再受邪就很难治，多死，死亡的可能性就大了）。若其人脏实（即五脏较健壮）而不受邪，易治多生。

第三节
经典中关于痹证疾病的论述

一、《易经》有关治疗痹病的阴阳哲学之理

上面所述痹病牵连筋、骨、肌肉及五脏，是关联全身的疾病，只不过因人因病的部位不同各有偏重不同。既然牵连五脏，五脏统领全身，那么前面所讲述的五脏疾病相关的《易经》哲学之理，也适用于痹病治疗。

痹病患者，特别是痹病已久患者，必然正气亏损甚，肾阳亏损亦甚，正气亏损到元阴元阳有损，运行交融不正常，从《易经》而言，可提升到乾坤二卦来认识思考，肾阳亏损则肾气不能上升，心肾相交不能正常。还可提升到坎离二卦来认识思考。

我们应用《易经》阴阳哲学治疗痹病，就从乾卦、坤卦，坎卦、离卦来研究思考。先讲乾卦、坤卦，再讲坎卦、离卦。讲乾卦、坤卦是讲痹病中元阴元阳的哲理，讲坎卦、离卦是讲痹病治疗理论中的根本哲理思想。

1.乾卦、坤卦与痹病治疗

《易经》中乾卦（☰）是元阳真阳，坤卦（☷）是元阴真阴。两卦的组合，一是泰卦（䷊），一是否卦（䷋）。泰卦辞：泰，小往大来，吉，亨。阳能升，阴能降，阴阳互动，阴阳运行正常，其卦是吉通，阴（小往）阳（大来）二气相通。从社会来讲，人人各得其所，吉顺通和，从人体生命而言，阴阳相通，吉安通畅，阴阳相合，正常交往。这是表达了人无病，正气、太和之气正常的状态，即泰卦所言，小往大来吉通之状况。

当人已患痹病，元气、太和之气都已亏损甚，正气弱无力抗拒和祛除风、寒、湿杂聚体内之邪，这样的状态必然阴阳不能够小往大来、吉通，而只能是阳不上升助阴，阴不能下降通阳，这就是《易经》中的否卦（䷋）。所以我们讨论痹病，应着重对否卦进行研究，以其理指导和应用于治疗痹病。

否卦是《易经》的第十二卦，卦辞是：否之匪人，不利君子贞，大往小来。其卦理，浅释如下。

先讲卦辞的本义。否是泰的反面，泰是交，是通。从天地自然界而言，泰是天地相交，相通，而万物生长。从人类社会来讲，是国家的君王与人民，长（长辈，父母）与小（晚辈，儿女），男女（夫妻家庭）都正常相交，相长和相处，相通无阻。从人体生命而言，阴阳相通，阴阳相合，元阴元阳正常运转，故吉而通顺。若相反则是否，否则天地闭塞不通，万物不生。就人类社会而言，否则正气不伸，人道不通，歪风小人得志，万事不交不通，腐败衰落。就人体生命而言，否则阴阳不相合，阴阳运行受阻，元阴元阳失去正常运行。

否卦坤下乾上，卦象闭塞不通，天地阴阳二气互不交合，万物不生。引申到人的身体，是阴阳不交，阴阳不合，邪气阻碍正气正常交往通泰。这种否的状态，不利君子贞。对人体生命而言，处在否的状况，痹病的风、寒、湿汇聚当道，阻碍了人身阴阳正气的正常活动，阳气渐渐减弱，严重时，阳气逐渐消失，阴邪越来越重，这就是痹病的风、寒、湿三者越来越重，不利君子贞，不利于元气、正气正常恢复。否卦之理就是痹病缘何时长而治疗慢的哲理。

由此可知，从否变泰，即从正气亏损之否到正气、太和之气恢复为泰是治疗痹病的根本着重点，即变否为泰，抓住正气、太和之气的正常运转变化的燮理，使元阴元阳正常升降，小往大来，泰吉常在，是治疗痹病的根本要着。

如何变否为泰，使人的阴阳"小往大来"，即阴邪风寒湿去，正气元阴元阳正常运转。我们可以从研究坎离二卦来获得哲理性、指导性的理念，并应用于治疗痹病，痹病既然不是处于坎离既济的状态，而是"坎离未济"之态，我们就对未济卦进行研究。

2. 坎卦、离卦与痹病治疗

既济（☲☵）卦辞：亨小，利贞；初吉终乱。既济卦的亨，是既济、亨小，其意是，既济卦，阴阳都在位，亨，亨通，顺畅。既，是已经。渡水为涉，渡过去为济。既济是已经渡过去，完成、成功的意思。亨小，即小着亨也，小的方面亨通。就人体生命而言，既济，亨小，说明了人身的健康，主要的五脏六腑都能亨畅正常，连人身细微的，如皮肤、毛孔，都是正常的，全身常年都健康，阴阳都协调在位，这就是既济。我们确辨阴阳，维护正气，准确立法，就是使全身五脏、筋络、骨节等，达到心肾相交，坎离既济。

而当人病了之后，正气亏损，阳气耗损，特别是久病，如痹病，则必然坎离未济。未济（☲☵）卦辞：亨，小狐汔济，濡其尾，无攸利。未济的卦辞，也有亨这个字。这个亨字与既济卦中的亨，其意义是不相同的，不同点有二：一是未济的亨，只是一种可能，需要从未济改变成既济才能亨。二是还要看事物发展的状况，主观努力，畏慎而行，才能有亨的可能。其卦辞是以"小狐"为喻，小狐不如老狐那样戒惧、戒慎，在过水域时，尾不举而"濡其尾"，无攸利，过水很不顺利。这段辞意就是在未济之时，应像老狐那样，慎畏知惧，兢兢业业地过水，不能像小狐那样无知，无知则无惧不慎，像老狐那样慎则亨，像小狐那样不慎不惧则不能亨。

就我们医学而言，当病人处在正气衰退，阳气甚弱，心肾未济之时，应"慎"应"惧"，以战战兢兢的思想去对待，才能使病人由未济转变成既济，即由阴阳均不在位、不协调，转变为阴阳在位，转变为阴阳协调的坎离既济之"亨"的状态。这是《易经》的哲理思想，也是郑卢医学的医理和医德、医道的根本思想。

那么未济能否转化为既济，从卦爻分析，回答是肯定的，即肯定未济能转化为既济。这个能转化的思想，对我们医学理论，对我们治疗痹病，及其他疾病具有非常重要的指导意义。下面我们来分析这个卦的内因。从卦象图来讲，未济卦中内含的互卦，是由坎卦和离卦组成，是坎卦在上、离卦在下的既济卦。所以，未济卦的内因所含就是既济，见卦图所示，未济（☲☵）的内含卦为☵☲既济卦，阴阳均在位。即在医学上，辨证准确，立法遣药准确，使未济的病人，内在阴阳充分运行，阴阳协调，阴阳正常交合，则可以从未济达到既济，病则愈，人的太和之气、正气充盈全身。如此任何病均能治愈，痹病、久病亦能治愈。

认识人生命活动中的心肾相交、心肾既济的思想，并在实践和实际中切实地掌握的程度，是医道如何（正误，深浅）的一个重要的根本的指针。

二、从《内经》有关论述认识痹病治疗之理

《内经》有关痹病的论述，有一专章《素问·痹论》。从此篇章的论述，我们可以看到，中医学对痹病认识的历史，源远流长，至少三千多年前，已对痹病有较为全面、较为深入的认识，以后经历三四千年，对痹病的认识，还是《内经》所论述的基本思想认识。

《素问·痹论》是我们学习痹病治疗的必学内容，整篇论述请大家去细读，细心领悟，今天仅摘录以下几段集中研究学习。

1.《素问·痹论》摘要

风、寒、湿三气杂至，合而为痹也。其风气胜者为行痹，寒气胜者为痛痹，湿气胜者为着痹。

以冬遇此者为骨痹，以春遇此者为筋痹，以夏遇此者为脉痹，以至阴（即长夏）遇此者为肌痹，以秋遇此者为皮痹。骨痹，骨重不能举；筋痹，筋挛缩痛，屈而不能伸；脉痹，脉中血不流，行而色变；肌痹，肌麻木而不知痛痒；皮痹，皮虽麻，尚微觉痛痒。此所讲之病况，则可诊辨痹之类型。四季皆然。

阴气者（即五脏之气），静则藏神，躁则消亡（躁动混乱则耗散其气），饮食自倍，肠胃乃伤。淫气（痹邪）喘息（呼吸短促），痹聚在肺（表明痹邪聚在肺脏）。淫气忧思（邪气引起忧思），痹聚在心。淫气遗溺，痹聚在肾。淫气乏竭（气血衰败），痹聚在肝。淫气肌绝（肌肉消瘦），痹聚在脾。诸痹不已，亦益内也（各种痹病久不愈，都可入内，出现脏腑之症）。其风气胜者，其人易已也（痹病中，风痹偏甚的行痹，较易治）。

帝曰：痹，其时有死者，或疼久者，或易已者，其何故也？

岐伯曰：其入脏者死，其留连筋骨间者疼久，其留皮肤间者易已。

其他的论述，如《素问》中的"风论""痿论""厥论""皮论"这几篇中的一些论述观点，亦与治疗痹病相关，不一一列摘，请自己研究。

2.对《内经》痹病论述的释要

我们对《内经》论述中关于痹病的最主要的论点，进行集中研究学习。

（1）痹病的定义

风、寒、湿三气杂至，合而为痹。这是痹的定义。痹病产生的原因是风、寒、湿，与其他受风、寒（如太阳风证、寒证）之病，受湿（如湿疹）之病，是有明确区别的，其区别就是"杂至"和"合而"四个字。风、寒、湿三气杂至是讲风、寒、湿在不同季节，在人所处不同环境，在人自身生病后，治疗护理不当等，而造成风、寒、湿三气，在人身体内杂至并合而为一体的一种疾病，称之为痹病，而不是病者患的麻痹之病，痹病有的有麻痹症状，有的甚至有更多的症状，而无麻痹之症状。所以研究痹病，要将《内经》所概括的"风、寒、湿三气杂至，合而为痹"，联系实际，多思考，懂得"三气杂至，合而为痹"，治疗痹病就有了明确的指导思想，是"治三气杂至合而为病"，是治气，不是治表现的具体的病的症状；是治根本的气，不是治表现的现象。

"风、寒、湿三气杂至，合而为痹"，这个《内经》的医学思想，历经几千年的承传，直到清朝的《医宗金鉴》（官本的医学书）都未改变，历代诸家也遵循《内经》对痹病的定义，尤更多发明的论述，这充分表明了中国医学前辈先祖的聪明智慧和从实践实际总结的医学理论的准确性，经得起长期医学实践的考验，这是我们学习好郑钦安卢铸之医学的重要立足点，即从实践实际出发，以准确的"气"的思想，来认识疾病，治疗疾病，痹病如此，其他病也应如此。

（2）全面周详地论述了痹病的全貌

比如，三气杂至，常有偏甚，风气胜者为行痹（风善行，行痹的症状，在病人身上，游动不固定在一处）；寒气胜者为痛痹（或某关节痛，或某部位肌腠痛，寒凝不通，气不行，气不通则痛）；湿胜者为着痹（着痹肢体重滞难举，着痹也称湿痹）。《内经》论述中都有"胜者"二字，表明是风、寒、湿三气杂至时，当某一气偏甚时，痹病的面貌。

再如，论述痹病的三气久居某部位的症状。总的讲，五脏皆有合，病久而不去者，内舍于其合也。这一论点很重要，指明痹病久了，就会逐渐侵入相应的五脏，故骨痹不已，复感于邪，内合于肾（冬遇此者，痹病为骨痹，冬为肾主事，即坎，坎在北方，季节在冬，肾主骨，故冬之痹病为骨痹。所谓复感于邪：一是外邪，风、寒、湿之邪，伤及膀胱，治疗不当、不及时，渐入肾脏。二是内因，妄作非为，劳而过度，房事不节，而伤肾，均可"复感于邪"）。筋痹不已，复感于邪，内合于肝（春遇此者为筋痹，春为肝主事，肝主筋，故称筋痹，其余参考上文释要）。脉痹不已，复感于邪，内合于心，则为心痹（夏遇此者为脉痹，离在上为夏季，夏季心主事，心主脉，故夏若遇风、寒、湿三气杂至则患脉痹。脉痹久留，则患心痹，心痹心脉不通，心烦心跳，心悸，心下鼓动）。肌痹不已，复感于邪，内合于脾，则为脾痹。皮痹不已，复感于邪，内合于肺，则为肺痹。以上论述"久不治"的病变简示为：骨痹→肾痹，筋痹→肝痹，脉痹→心痹，肌痹→脾痹，皮痹→肺痹。五脏之痹，《内经》云"其入脏者死"，痹入脏则难治，有死亡的危险。

举一反三，不详述。

（3）对痹病病情轻重的辨识

"其入脏者死，其留连筋骨间者痛久，其留皮肤间者易已。"

痹病之邪，深入五脏，则病较深重，会有死亡之险。痹病，风、寒、湿三者之气，杂居于骨节筋络之间，则疼痛日久，迟延不易愈。痹病之邪，仅滞留于皮肤肌腠，则邪浅病轻，易治愈。

以上论述对不同痹病治疗的立法、遣药、治疗时间的长短，给出了指导性的提纲。入脏则难治，立法用药，应重用扶正扶阳，助脏之阳，御痹邪的进一步深入发展，五脏之阳不衰，则死之险缓减，或能避免死亡。在筋骨之间的痹病是较为普通的，人数最多，其治疗应重点系统讨论。在皮肤肌腠之痹病，只要能掌握治疗筋骨之痹病，则治肌肤之痹病，轻车熟路，易于立法治疗。

3.《内经》论述痹病明确了阴阳之别

其云：其寒者，阳气少，阴气多，此即阳虚也。其湿胜者，阳气少，阴气盛，亦阳虚之故。其热者，阳气多，阴气少，病之性故为痹热（阴虚之状）。立法遣药可依从之。

三、《伤寒论》的有关论述

《伤寒论》中没有具体讲述痹病的条文，但我们在治疗痹病时，还必须遵照《伤寒论》辨证论治的根本思想，认识和治疗痹病，万病都离不开辨证论治，万病都应从"气"的变化，来诊断、辨证、立法、遣药。这些都是从《伤寒论》的理论思想来的，具体简述三条。

第一条，痹病的来源之一，就是外邪的风、寒、湿侵入人身，杂聚长久后则伤人而为病。一切外邪的治疗，都在《伤寒论》逐一论述，太阳篇，阳明篇，少阳篇，以及三阴篇，指明邪入侵后，在人体何部何处，在三阳的太阳膀胱，阳明胃，少阳胆，或是深入了三阴的太阴脾，少阴肾，厥阴肝等经络脏腑，逐篇逐条指明，因此治病认识外伤之源，离不开《伤寒论》之理论思想。

第二条，病痹之源，还有内因。内因则与《伤寒论》三阴篇论述的医理医法有密切关系。比如《伤寒论》治疗少阴证的四逆汤、四逆白通汤，治疗中宫的理中汤，其理法思想，与治痹病时根本的理法思想是一致的。治痹病必须以护正气、护肾阳为主要理法根据，这就是从《伤寒论》的指导思想中产生的。所以痹病的治疗必须以《伤寒论》的理法，从《伤寒论》的三阴篇论治的理法中获得理的指导和法的依据。否则，则会辨证不明，走"痛则治痛，胀则治胀"，即走上头痛治头、脚痛治脚、见咳止咳的错误医路。离开了扶正气、扶肾阳，痹病是根本治不好的。

第三条，《伤寒论》中各篇对病在经络，如肾经、膀胱经、肝经、胃经、脾经等，病在脏在腑的辨证识病思想，能够指导我们对痹病的治疗，让我们从根本上有了方向，有了具体目标。如痹病在筋时，要从厥阴肝经去认识去入手；痹病在骨时，要从少阴肾经上去认识去入手；痹病在肌腠时，则要从太阴脾经上去认识去入手。这些都能在《伤寒论》的理法上得到根本的指导。

所以治疗痹病要认真学习研究《伤寒论》的理法，在实践中运用《伤寒论》的理法。万病不离伤寒，万病不离气和气化。《伤寒论》全书就是论述气化。痹病的治疗，必须用《伤寒论》的辨证立法的思想、气化的思想来指导，其思想都体现在痹病治疗的理法中。

第四节
郑钦安对痹证疾病的论述

治疗痹病，郑钦安无专章论述。我们在治疗痹病时，一定要认真学习研究郑钦安"辨证阴阳"以及其他有关论述。关于准确辨别阴阳问题的理法，过去已讲得很多，我们讲治疗痹病时，同样需要准确识别阴阳，其理法和过去所学习研究的是一致的，故从略。下面我们择其要，研究学习几点论述。

一、对寒的识别之要（亦是识别"风、寒、湿"三邪入侵之要）

痹病是风、寒、湿三气杂聚之病，寒在痹病中反映得最明显，病人数量也较多。有寒则痛，痛则寒，这是常见之理，三气杂至，其中必有寒气。郑钦安在《医理真传》中，用图解论述了"寒邪外入"和"寒邪内生"。其中有很精要的医理观点，对痹病具有指导意义。

1. 寒邪外入

邪犯皮肤第一层，乃太阳所主，病现头项、腰、背疼痛，发热，恶寒。

（我们用桂枝法解之，防止外邪内犯）。邪即入于皮肤，何处空虚有隙，便得而乘之。……或传于手足之阳明经，或传于手足少阳经，或传于手足太阴，或传于手足之少阴经，或传于手足之厥阴经。……不必执定寒邪入如是，须知六客亦如是也。

注：此论述可知，痹病之风、寒、湿三气杂至之理之因，以及痹病可患于各部位之理，乘虚而入，何部虚则何处患之。

外邪入侵，《伤寒论》以传经论六部传变为定理，即六经提纲，指明邪的去向，邪在何处。从太阳经始，列三百九十七法，一百一十三方，圆通论治。因邪乘虚入内，治则圆通用法，不可拘于一日太阳，二日阳明，三日少阳……之六经传变之理，但须知，邪首犯太阳，故邪在太阳，应及时治之。此理，在治疗痹病的全过程中，均应重视，确辨太阳有邪，必应先治，立即治疗，勿使邪再入侵，而加重痹病。

外邪从阴经而入内，阴寒混为一家，阴盛则阳衰，轻浅者，仲景有大小建中，理中之类以扶阳，最重者，仲景有四逆、白通之类以回阳。

注：痹病为风、寒、湿三气入体内之疾，故其病为阳虚，重在用扶阳之法药，姜附桂之法药，是治痹之要。此理必明。

2. 寒邪内生

内寒之生，由于内之正气不足，正气不足一分，身内之阴寒便生一分。故经云：气不足便是寒。

注：人身应正气即太和之气，充满全身，正气旺则外寒外邪不入，内寒内邪不生。内寒内邪皆因正气亏损，正气衰弱而致。正气衰减一分，内寒内邪便生一分……

正气不足之源，因房劳过度者，则损肾阳；因饮食不节者，则损脾阳；因用心过度者，则损心阳。

注：郑钦安所讲的"寒邪内生"的原因：一是损肾阳，二是损脾阳，三是损心阳，三者都会导致内之正气不足，阴寒便生。寒是邪气，风、寒、湿三邪杂至，则为痹。故痹病的内生之源，也是肾、脾、心（火弱，则正气亦弱）邪气内生之源。治之，亦应从肾、脾、心（心火，命门火）治之。肾心不能正常相交，则痹病难愈，故心肾相交，是治痹的要着。心肾相交，亦是痹病治疗的内治之根本之法，亦为护正的根本之法。正气盛，阴寒便消，同理，正气盛，风、寒、湿三邪气亦消，痹病方能痊愈。

二、对寒的治则（亦是对治风、寒、湿之治则）

1. 阳虚、阴虚证形实据例证，乃辨证认证之子午针

郑钦安提出确辨阴阳，并指出中医在仲景后，唐宋元明清，识此阴阳实据者故有，不识此者固多。并指出其弊是"大海茫茫，阴阳莫辨，吉凶莫分，一味见头治头，见脚治脚"，并教后辈医者，要对《医理真传》《医法圆通》，留心研讨，阴阳务求实据，不可见头治头，见咳止咳，总要探求阴阳盈缩机关，与用药之从阴从阳变化法窍。郑钦安提出中医千年来的迷误，提出总要探求阴阳盈缩机关，这一中医精髓的真谛，并在《医理真传》中列出阳虚问答实据例证三十一个，阴虚问答实据例证二十九个，作为辨证认证的子午针，这是郑钦安终身学问的精华，治任何疾病必须探求阴阳盈缩机关，治痹病亦同样要探求阴阳盈缩机关。

2. 辛甘化阳，苦甘化阴，乃用药之子午针

"辛甘化阳，苦甘化阴"，这是用药的总原则。辛，即附、桂、姜等辛温之药，桂为辛，甘草为甘，辛甘之药物组成之法，则"化阳"，助阳、护阳、固阳，阳虚之证可治。苦，苦寒、苦凉之药，即大黄、黄连、芒硝、黄芩、生地黄、熟地黄之类，生熟地黄不仅滋阴，也味甘，生甘草味甘，属阴性，此类苦寒之药，与甘配合，即能"化阴"，助阴、护阴、固阴，治阴虚之证。用药的总则，也必须在"阴""阳"二字上为根据，为落足点，故郑钦安称之为"子午针"，是定而不能动摇，不能不遵守的用药准则。那些滋阴药、护阳药混用乱用，辛温药、苦寒药混用乱用的实际则是阴阳混乱、阴阳不分、不知阴阳的庸医。故郑钦安将不分阴阳用药的中医偏误，准确、深刻、如实地指出，"以致后学懵然无据，滋阴降火，杀人无算，真千古流弊，医门大憾也"。今日后学者，应牢记，并深入思考，切不可"懵然无据"，"杀人无算"，"医门大憾"！

3. 气有余便是火，气不足便是寒，乃犹是一元中之子午针也

首先要理解，郑钦安所指"犹是一元中"之意，"一元"即太和之气，真阴真阳合而为一之意，称一元。这一元，我们常称为太和之气，正气，又以"太极"示之（人未出生前为初始太极，人出生后为人身太极）。太极者，是阴阳融合，不停运动，互存互变的深刻表达。阴阳、太极的运转或运动，就体现为人身的气和火。气和火原为一体，如太极，气与火即人身之肾与心，坎与离。肾之水，心之火，都只能恰到好处，水到火之处感到温暖，火到水之处感到清凉，心肾方能正常相交，坎离方能既济。此人生命之根本，健康之本，长寿之本。气有余便是火，比如临床遇到有些人高热、发烧、口渴饮冷，可能就是气有余所生之邪火。气不足便是寒，肾气弱，不能上交于心，心火不明，相火则弱，故寒生。总是此一个气字，概括肾气及心气的关系，即坎离既济之真机。

三、郑钦安的论述，举一反三，同理同源，指导治痹病的理法

1.痹病之源，一是外因，二是内因。外因则从三阴三阳传变之理去认识，并特别注重太阳证的认证与治疗。内因则应注重肾阳、脾阳、心阳三者的状况。此外还应注意肝经络的状况和受邪（也是外因内因）的状况，痹病是综合性的疾病，认证辨病定要细心。

2.治痹病之法，一般而言，正气亏损，肾阳弱，方能三邪气入内，这是郑钦安已论述了的，因此痹病多属正气亏损，肾气虚弱的阳虚之证。故用药总的原则是护正护阳，除三邪气，具体用药总原则是辛甘化阳，用附、桂、姜为主的治痹之法和有关药物，下面将细论。

第五节
卢铸之对痹证疾病的论述

卢铸之在《卢氏临证实验录·经络关节病总论》中，讲到了痹病及其治疗的指导思想，论述如下。

《内经》原云："肝为将军之官，谋虑出焉。"周身经络统之，得土以养之，得水以润之，更能与胆交相生火，君火相火有明位之分，且火能上下相照，引天气下降，地气上升，万物荣茂都在其中。今病是风、寒、湿三者为痹，治宜使水火互相温暖，更使火土互相合德，如此水能化气，土能养木，木能生火，

火能生土，各自相交为用，气血宜交相濡润，筋络得此濡润，更得此火土之伙化，精津气血液自然交流于薄膜筋络骨节之中，一切凝滞得此温化，得此濡润，是柔以至刚，刚得柔而痹挈皆得活缓。是诚刚柔相济之用也。

此文是卢铸之《卢氏临证实验录》中论病的专文。此书中共有四篇专题论病，均精简明透，是指导我们学习卢铸之医学思想的路标。

卢铸之此文是从治疗筋络关节病的实际出发，以理认证，以理说病，以理论治病之法。筋络关节病不一定是痹病，但痹病必然显现到筋络关节上。所以卢铸之文中用了约 2/3 的篇幅，一百三十余字，论述了痹病及其治疗医理，所以此文可认为是论痹病的专文。这篇论文字虽少，但论述周详，其论述较深入地讲了三个方面的医理医法。

1. 明确指出，筋络关节病的枢纽在肝

肝为将军之官，周身筋络统之。进而明确，肝所需要的，土以养之，水以润之，即肝离不开脾土、肾水的养护和滋润，有了土养、水润，且君火相火上下相照，肝之气才能正常。肝气正常才能引天之气下降，地之气上升，由此则万物荣茂。如此人周身之气，周身之筋络骨节皆得其濡润荣茂。这段论述指明治疗筋络骨节之病，肝是关纽之处。

2. 治疗"筋络关节病"的理法与治疗"痹病"的理法相同

文中指明"今病是风、寒、湿三者为痹"，痹病不仅是筋络关节病，在前面研究《内经》所论，已讲述了各种形态的痹病。但筋络关节病，因与风、寒、湿三者合聚者为痹关联甚紧，所以治疗"筋络关节病"之理法与治疗"痹病"之理法是相通相同的。如何治疗，从理法上讲，卢铸之论述的要点是："治宜使水火互相温暖，更使火土互相合德。"即，水火互相交流，坎离相济；土为火之子，火生土，脾土健运；土以运化的宗气供养于母，母子相亲互亲互养，谓之火土合德。合乎人伦道德，合乎五行生克制化、人身阴阳相合的生命规律。故卢铸之用"合德"二字表达火土的关系。所以，水火相交，坎离既济；火土合德，心脾相助，是治痹病的要着。水能化气，土能养木，木能生火，火能生土，各自互相为用。这样，肾气充足（水能化气），而使水、木、火、土相生相交，阳气、太和之气运行自如。气血的相交、相濡就是这样依五脏之气的正常运行而实现。气血相濡，筋络也得其濡润。

3. 指明治疗痹病之法，应刚柔相济

治疗痹病，必用附子、桂枝、羌（独）活、石楠藤等之类性烈、性刚之药物，方能把风、寒、湿杂聚之邪气，从筋络骨节中逐出。因其邪之深入，治疗必然需要深入，猛烈之法药方能奏效。但当深入治疗时，必然其法其药，也将深入到某些或娇嫩或衰弱的脏腑，如脾、肝、肾、心，故立法遣药之时，应"刚柔相济"。

（1）攻克痹病之际，应护阳为先。包括上、中、下三阳。护阳之法，则应柔顺调和，如附子理中法等护上阳之法、附子护肾阳之法，皆是柔顺之法，调和阴阳之法。

（2）攻治痹病之三邪，与治疗外邪（如太阳证之邪）、内邪（如肺、脾、肝之邪），应分步骤、分先后、分阶段安排，有序地进行治疗。原则上，有外邪先祛外邪（如祛太阳证之风寒之邪，用桂枝诸法），有内伤内邪（如肺有寒邪，胃脾伤寒伤风，肝气不畅等）则治内伤内邪。第一步治疗，使外邪再勿侵入，内伤、内邪再勿伤筋、伤骨、伤肌肉腠理。总的指导思想是：勿再加重痹病之邪气，加重外邪内伤。有利气血流畅，心肾相交正常，痹病才易于治疗痊愈。切忌在治痹病之时，只一味用治痹之法之药。急则不达，只刚不柔，只攻邪不助阳则失，失阳之固，失气之不常运。

（3）攻痹之法中，也应刚柔相济。如除用治疗痹病之法、药（石楠藤、灵仙根、山甲珠、羌活、独活之类）攻风、寒、湿之外，还应在同一法中、方中，配有护肾阳、调肝气、理中助脾阳之法之药（如小茴香、贡术、炙甘草、生姜等）。

刚柔相济，是治疗痹病的指导思想，在临床的立法遣药中，应实实在在地体现在立法遣药的具体实践中，方能在治痹病的过程中，步步获效。治痹的刚柔相济之理，在治疗其他疾病时也适用，切勿机械理解"刚柔"二字，要懂得从药性去思考。定要注意从"整体观""理法真意"去究讨实践。

第六节
卢永定对痹证疾病的传授

卢永定直接传授了治痹病的治疗法则与痹病应用的专用药物，将痹病治疗的理、法、药，较为全面地传给了我们，归纳起来，所传为以下几点。

一、痹病的概念

风、寒、湿三气杂聚合而为痹。痹病的起因就是人的卫外之气弱了，风、寒、湿三邪侵入体内，治疗不当或日久未治、未愈，窜入经络骨节，闭阻气血失常，则为痹病。痹就是阻塞不通，只有风、寒、湿三邪气杂聚，才能使人的气血阻塞不通，而致痹病。单纯的风邪、单纯的寒邪、单纯的湿邪都不属痹病。但是风、寒、湿三者汇聚后必有偏甚的状况。三邪合一后，风邪偏甚者为行痹，风善行，其痛流动。寒邪偏甚者为痛痹，寒易伤阳气，其痛甚，故称痛痹。湿邪偏甚者，湿重为浊黏腻之邪，其痛固定不移，故称着痹。此称为三痹。风、寒、湿三者合聚，侵入体内，因季节不同，而患者则有五痹之说。春季遇此三邪合至，筋挛缩而不能伸，则患筋痹；夏遇三邪入侵，而得痹病，脉中血流不利而色变，则为脉痹；长夏（四季之末，称长夏）遇三邪合至而得，肌肉麻木不知痛痒，则谓肌痹，肌为脾所主，长夏四季乃脾主事；秋季遇三邪合至入侵，则皮麻而痛痒，则谓皮痹，肺主皮，秋为肺主事；冬季遇此三邪合至而患者，则谓骨痹，骨节重酸痛不能举，冬属肾，肾主骨。此谓之五痹。

五痹治疗不当，不及时，则侵入相应的五脏成为五脏之痹。筋痹不已，内合于肝，则为肝痹；脉痹不已，内合于心，则为心痹；肌痹不已，内合于脾，则为脾痹；皮痹不已，内合于肺，则为肺痹；骨痹不已，内合于肾，则为肾痹。

痹病在皮在肌，其邪较浅，易治；痹在筋骨，邪已深，难治；痹邪内合于脏，更难治，多死。入脏实，正气旺，邪不至脏，则易治，多生。

二、痹病治疗的用药

痹病的用药贵在逐邪扶正，次在镇痛。邪即风、寒、湿三者。正，即太和之气，正气，肾阳为主的全身上、中、下之阳。攻邪守正是用药的根本思想。具体而言，体强者攻为主，守正为辅；体弱者守正为主，攻则宜缓；病深者、久者，攻药宜重；病浅、病新者，攻药宜轻。轻重缓急，需确实辨证，准确立法，适势用药。

"痹病"皆因久病邪入，而正气亏，阳气损，故扶正之药，应用附、桂、姜及其他扶阳的温性之药，如：益智仁、西砂仁、菟丝子、杭巴戟、胡芦巴、茯神、贡术（苍术、茅术）、小茴香、炙甘草、淫羊藿等。治疗痹病，祛风、寒、湿之药，我们常用、必用之药有：君药，附片、川乌、桂枝；臣药，茯苓（茯神）、石楠藤、灵仙根、秦艽根、油松节、羌活（大独活）、山甲珠、广台乌、五甲皮、生杜仲、北细辛等；使药，姜、葱；佐药，法半夏、小茴香、楂肉、炙甘草、淫羊藿、西砂仁（视夹杂之病而选用，如膈逆用西砂仁开上、中、下三膈；法半夏降逆化痰，升清别浊；淫羊藿调和阴阳为佐药，此时淫羊藿不同于附子法系列中立法之用法）。

1. 君药
附片：逐大风，祛寒邪，护正气，护肾阳，是护全身上、中、下阳气之要药，是祛风、寒、湿三邪的主帅。

川乌：祛大风。祛风邪之力强，而扶正扶阳之力，差于附片，但有助附片祛风、寒、湿之能。

桂枝：为祛风、寒、湿的要药，或用为君药（与附子、川乌并列），或用为"先锋"之要药，首攻"痹邪"。行四肢，痹在四肢显病时，桂枝攻邪治痹。

治痹时，附子、川乌、桂枝（用量大于常量）同用，能逐筋骨中之风、寒、湿之邪。

2. 臣药
茯苓（茯神）：祛水湿，宁心宫（微加朱砂，即朱茯神，宁心宫，安心神，效果更佳）。

天麻：逐外风，镇内风。外风，肌表、膀胱太阳经受风邪；内风，内行之气，肝经、肺经、心包经所受风邪之内合。

松节：通关节、网膜。可引祛风、寒、湿之药达骨之关节肌腠。

甲珠：通关节而达骨空，系治疗风、寒、湿三者杂至于关节骨空的要药，通骨空而消凝滞之邪。山甲珠，系穿山甲炒炮后而成，穿山甲生用，其力过猛，易伤人之生理（骨、肌腠），故需炒炮，炒透成珠，故称山甲珠。

羌活、大独活：助逐风药逐风，亦具逐风而镇痛之功效。羌活、大独活，二者功效相同。因走表而易伤正气，故若病者有汗则停用，或停一两方后再用，若不用羌活、大独活或体弱者，可用广台乌镇痛。体质正常者，羌活、大独活与广台乌可以同用。

五甲皮（刺五甲皮，五加皮）：二者功效相同，皆可除肌腠之寒湿。所不同的是，五加皮有毒，少用慎用。五甲皮（刺五甲皮，俗称红毛五甲、五甲参）无毒，尚有扩张血管之功。

治痹病重要之臣药：灵仙根、石楠藤、秦艽根，痹病必不可少药物，也是治疗痹病立法用药的特色之法药，同时必须有附片、川乌、桂枝等君药统帅，才能有明显效果，方能至筋至骨，逐风、寒、湿杂至之邪。用时可三味全用，特别是久病重病，三位一体而用，也可辨病后择用1~2味。若重在通经络，可择用灵仙根；若重在通四肢，特别是腰腿，可择用石楠藤；若重在除湿，可择用秦艽根，另还可用徐长卿。具体而论：

灵仙根：微苦，微辛，达十二经络。系威灵仙之根，俗称"过山龙""九十九条根"。

灵仙根与桂枝相合，升太阳之气，从肝胆之络到胃络，凡膜原经络之蕴热，皆能引之而出。与附子、姜、细辛同用，化坚，温肾，暖脾胃，凡隔年、久年之虚劳（寒热夹杂），皆能消之。与白术、甘草、人参（潞党参）并用，壮元阳，启元阴，使阴阳协和，助太和之气、正气亏损恢复，凡一切欲寒又热，欲热又寒，情似虚疾者，此为元阴元阳不足之证，以此和之，润之。

秦艽根：微苦，微酸。引通肌腠凝滞之风湿，凡潮热、骨蒸，似热似寒，以此引之而出。与桂枝、茅术并用，清风泄湿，通皮解热，凡五心烦热、胸中苦闷可解。与秦归、松节同用引骨节筋络之凝滞，循肌腠微汗而解。

石楠藤：微辛，微苦。引通阴阳维交接筋骨之间，使筋骨连系，动作灵活，弛长软短之疾可医。与桂枝、松节同用，使气血交流，濡润筋络，刚柔得用，并能调节带脉与任督相连，使营卫自然协和，身轻而灵。与附子、姜同用，使火伏而水温，气血交流全身，内外皆得其养。与桂枝、羌活同用，祛风寒湿之凝滞，脉调而筋畅，使气血交流于肌腠之间。与松节、细辛同用，引微阳而达微空，骨节酸痛凝滞之痛可解。与当归、甘草同用，养筋润木，湿气流行，风痹寒痹之证可消。与淫羊藿、五甲皮并用，引气血之交流，使筋润而骨通，动作灵活。与参、术同用，燥土清肺，化源运化无阻，凡纤维不灵之处可灵。

海马：通关节，达骨空而丰骨髓。可与上述之诸药同用，其功效如上述，但更深入关节、骨空，丰骨髓必用之。骨髓疾病，如骨髓炎、白血病、白细胞不正常之疾病，均可酌症而配，其用量应整只，每只在 15g 左右，称大海马，小海马效果差，甚至无效。

此外，在用药时注意药的质量，如灵仙根、秦艽根，均应选用其根，叶和枝干无效力；石楠藤，以藤干为用，叶效差，或无效。细辛，必须用北细辛，川细辛效用差或无效用。北细辛至少用量 9g，至多 30g，视病者身体强弱，病之深浅轻重而定，体重者、病深、病重者量宜大。

北细辛，主要是攻肾脏之寒，其功有钻经透骨之能，痹在骨者必用，同时胸背见汗则止，过汗亡阳。

3. 使药

生姜：气味辛温。逐秽气，化寒湿。助治痹之君药、臣药散寒之动力。生姜本身之功，通神明，平水火，燥土，达四旁，维护气血阴阳之传变，助五行生成之气机。与桂枝合，上通心，下达肾，使水火相济。与附子合，水火协和，上下相应，变化而法方无限。与白术同用，中宫得固，四旁可安，扶中扶土，土能养木，又能制水，又能伏火，使土、木、水、火皆安于位，并互相交际。故治痹之使药生姜，应与君药相当。

全葱：气味微辛微温，通冲脉，运百脉之流行，行清浊，降浊升清，使气血循环有路。治痹必用之药。全葱即粗大之葱，须叶、白、茎全用。其量 3~7 根。功在引诸药到病所，不用葱则药不能生治病之效。

4. 佐药

佐药无确定之药物，识杂病之需而用。如：有痰（若咳，则应先治肺之疾，再治痹病），可加用法半夏。又如，胃、脾有寒，脉紧，可酌情加白胡椒或高良姜。再如，肝郁，脉有紧象，则可加用公丁香（因基本法中已有小茴香，故只加公丁香温肾暖肝则可）。

总之，用药应适度。适病人及病之轻、重，深、浅之度。

君药附子，病轻、年少者，45~60g，病重、病久者 75~90g。附子与川乌同用，各用量一半，合量为上述之量则可。桂枝亦为君药时（附子、川乌为一君，桂枝为一君），用量应加大，为常用量（30g）再加 1/3，或 1/2，或 2/3 即40g，45~50g。若君药只用附子，则桂枝为先锋主药（附子君药，桂枝配君药先行）。

药物配伍应适当。痹病有偏甚之证，配药则视偏甚而配之。如痹在筋络偏甚，则必用灵仙根配生杜仲。又如病偏甚于骨，则油松节、山甲珠、海马配伍。寒重在骨（骨，肾主骨，肾脉必紧）则配北细辛祛骨之寒。三者杂至，风重则应配天麻，等等。

对夹杂病，则据其急需，可加 1~2 味药。切勿过多，影响主病（痹病）的药物效力。配加夹杂病之药，应与主药有相辅的关系。如咳，加配法半夏，法半夏可升清降浊，与治痹之意合。胃脾寒配胡椒祛寒，治痹亦在祛寒，两者相应。

第七节
痹证疾病治疗应用理法

痹证治疗之法，与治一般疾病是一致的，有外邪先祛外邪，有内疾，如脾运化弱，肺的咳嗽，肝气不畅，都应先调治。避免误治，再引邪入内。脾运化差，不能将治痹之法药输运到病所。肝气不调，则阻碍治疗时心肾相交，而"欲速则不达"。

治痹，亦重在扶正扶阳。痹病一般而言，皆为长久时间的风、寒、湿杂至于内，必伤正气，伤阳气。故扶正扶阳，是治疗痹病的根本要着。治痹病，必用附、桂、姜之根本依据，就在于此。

一、痹病防治的四个基本法

1. 桂枝法
此处所讲桂枝法，不是解决膀胱太阳经风寒所感的桂枝法，而是治痹的基本法之一，一般用于初始。

其法是：桂枝尖、苍术、茯苓、油松节、生杜仲、小茴香、羌活、炙甘草、淫羊藿、生姜。

2. 附子法

其基本法是：附子、苍术（贡术、茅术）、茯神、桂枝尖、小茴香、羌活（大独活）、油松节、灵仙根、（石楠藤、秦艽根）、（生杜仲）、西砂仁、（益智仁）、（广台乌）、炙甘草、淫羊藿、生姜、全葱。（加括号之药，视病情，在诊断、辨证、认病后选用。）

3. 川乌法

其基本法是：川乌、苍术、茯苓、桂枝、小茴香、羌活（大独活）、灵仙根、石楠藤、秦艽根、广台乌、炙甘草、淫羊藿、生姜、全葱、（西砂仁）。

4. 附子、川乌、桂枝法

其基本法是：附子、川乌合为一君。桂枝（为一君，共二君）、苍术（茅术、贡术）、茯苓、小茴香、羌活（大独活）、灵仙根、石楠藤、秦艽根、山甲珠、油松节、生杜仲、（海马）、（上安桂）、西砂仁、（益智仁）、炙甘草、淫羊藿、生姜、全葱。

以上四法，诊断辨证后定法。一般而言，有外邪绝不能用。包括肺寒咳嗽，胃脾弱者，在调胃脾饮食基本正常后，才能治痹。总之，治痹先祛外邪，调好肝脾，方能进行痹病治疗。若在治痹过程中，又受外邪伤肝气、脾阳，则停止治痹，祛外邪扶肝气脾阳后，再继续治疗痹病。故诊断辨证一定要准确，否则误治，使痹病更深入。

二、治痹的医理思想

我们将痹病及对痹病的治疗问题，归纳为以下简明的三个要点。

1. 风、寒、湿三气杂至，合而成痹——这是痹病的定义，也是痹病的病因、病理，是治疗痹病（包括诊断、辨证、认病、立法、用药）的根本依据。

"三气"杂至"合而成痹"，讲的是极为重要的医学思想。"三气"，是讲风、寒、湿侵入身体内已经转化为风、寒、湿三种邪。不是天之风、寒、湿自然界之气，也不是人身正的风（厥阴肝经）、寒（少阴肾经）、湿（太阴脾经）之气。天的"风、寒、湿"，为天之六气中的三气，人身与天相应，"天人合一"，而有人身应有的六气，人身正常的风、寒、湿三气，是肝、肾、脾正常的气机。因此，必须辨证、鉴别、认准、认清。风、寒、湿三气杂至，合而成痹，所谓杂至，已不是风、寒、湿所正常相应的肝、肾、脾各有所主，各有所用；而是风、寒、湿已成为病邪，在人身各不同部位，如皮（皮痹），或肌（肌痹），或筋（筋痹），或骨（骨痹），或五脏（五脏之痹），产生不同症状（行痹、着痹、痛痹）等。我们一般的病，或寒或湿或风，是外邪，则用《伤寒论》之理法，如治疗太阳证的桂枝汤诸法，内因则用附子法调节五行之理治之。若阴虚，则用阴虚十七法（卢铸之之法）或二十七法（郑钦安之法）治之。不需动用"大型"附桂之法，则可用"非附桂法"治之。而痹病，则必须按"风、寒、湿"三气杂至合而成痹，即风、寒、湿三者合而形成的疾病治疗。这就必然产生治痹的理、法、药专用体系。

2. 痹病的"各有偏甚"，及痹所在的各个不同部位，是我们治疗痹病，辨证认病的依据。

痹病，虽然是风、寒、湿三邪气杂至合为痹，但有偏甚。偏于风邪甚，为"行痹"。偏于寒邪甚，为"痛痹"。偏于湿邪甚，为"着痹"。偏甚，仍然是"风、寒、湿"三邪气杂至，不能只按偏甚之"邪气"去治疗，这是治痹病的要点和特点。如行痹，风偏甚，则在治疗痹病之法中，加用天麻。又如"着痹"偏甚，三邪中湿邪之气重，则在治痹之法中，加重秦艽根之用量，或再加徐长卿一药。再如"痛痹"，三气中寒偏甚，在治痹法中除桂枝外，尚可加安桂，加重广台乌的用量（一般用25~30g，可加至35~40g）。至于痹病反映在各个不同部位，如肌痹、筋痹、骨痹、五脏痹则是认识辨别痹病轻、重、危之依据。也是治疗时间长短，用法用药轻重缓急的依据。一般而言，皮痹、肌痹最轻，治疗时间较短，法药亦相应少，量轻；筋痹甚之，骨痹更甚之，治疗时间更久，法药之程度加重。五脏痹，则为危险之证，治疗难度大，死亡危险难料。

3. 痹病的治疗，应准确应用《伤寒论》之理，把握三阴三阳的传变，并善于调节五行（五脏）生克制化，使阴阳协调运转，气血正常转化，心肾相交，水火既济。这是治痹病指导思想的要点。

不注重和把握上述的指导思想，只是为治痹而治痹，从始到终都使用治痹之法药，照搬死用治痹之法药，则会适得其反，不仅治不好痹病，反而或引邪深入，或症状愈加重，或无效而终。故，治痹病，是治病之道的综合运用，也是医艺高低的试金石。诊断、辨证、立法、遣药，要步步稳妥，步步准确无误，先祛外邪再调五脏，才能做到治痹病时准确辨证，准确认病，准确立法，准确用药。生搬硬套，套法套方，都是失败而终，误人误己，千万严禁。牢记、牢记！

结语

前面的讲述，已将痹病及其治疗的理论、指导思想、辨证立法等有关问题，从经典著作到实践实际，均论述明白了。我们对医学的研究，对医学中具体疾病的研究，若要"明理得法，知病知源"，去探讨它，掌握它，以便更能指导实践，都应从哲理（《易经》）、医理（《内经》《伤寒论》以及郑卢医学医理）、医法（《内经》《伤寒论》所论述之法，郑卢医学在实践中所承传之法）、医药（药性、配伍、药物配伍所构成的法）这四个总的方面去下功夫研究。经过诊断、辨证，确辨阴阳，确认病证后，把哲理、医理、医法、医药有机地融在一起，这就是我们今天一起学习研究真正要达到的目的。囫囵吞枣，死搬硬套，而不去深入理解掌握，融会贯通，应用于实践，我们的研究学习就是失败的，就失去了价值和真切的意义。

我们在讲综合论述时，一定要明确这个学习的道理。痹病的治疗，要明确这个学习的道理，其他疾病治疗的学习也应明确这个道理。道理一通，心中明白，学习才能深入，学后收益才能更多，更实在，更步步登高。

第八讲 妇科疾病

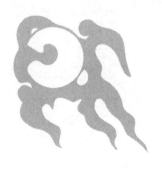

第一节
生命心语

乾（☰）坤（☷）乃生命之源。坤"厚德载物"，生成万物，其德盈天。母爱至诚乃儿女成长之源。世间之人若能以"厚德载物"之崇高思想，尊重生命，尊重母爱，则能以德对待亲人，再以德对待人人。

郑卢医学以健康、益寿延年为宗旨，其根本就是"以德载物"，全心至诚地为人民服务，尊重人人，尊重人人的生命。

第二节
开场白

1. 妇科重点讲经、带、孕

郑卢医学应用科学总的理法，在前面几讲，已经讲述完了。前面是五脏来分讲，五脏统领全身，掌握了对五脏疾病的治疗和理法，对全身疾病的治疗理解就有了总的概念，总的细则。所以我们学习研究这个内容用的时间比较多。接着我们讲了痹病治疗的理法。痹病是风、寒、湿三种邪气杂至，是影响全身，与五脏相联系的综合性疾病。比如风、寒、湿侵入骨则与肾主骨有关，侵入经络则与五脏经络有关，侵入肌腠则与脾主肌腠有关。风、寒、湿首先侵犯的是皮肤，肺主皮肤，故必然与肺有关系。肺提供真气给肾，提供真气给脾化为宗气，因此治疗痹病必须调肺气、护脾阳。当风、寒、湿侵入身体后，必然侵入血脉，心主血脉，治痹必然要调正气、护心阳。讲痹病的治疗理法也是对应用科学以"五脏为总纲"的总的理法的一个重要补充内容。

下面讲"妇科的治疗理法"。这个题目应该是应用科学的分类课题。这类课题是很多的，比如还有儿科、眼科、骨科、外科等等。从传统中医来说，中医内科一般只将妇科列入。儿科只将豆麻专题列出，其余的治疗理法与成人一致，仅用药量减少。眼科、骨科、外科等现已形成另外的中医学科。妇科的内容，我们重点讲经、带、孕，而将产科另列为专科。我们学习研究妇科的治疗只是讲经、带、孕的理法应用。

2. 临床跟师是掌握妇科治疗理法的重要途径

郑钦安和卢铸之前辈，对妇科这三个方面的治疗都有专题讲述。

郑钦安在《医理真传》中专题讲了，为何妇女另列一科。在《医法圆通》中，专门列了"女科门"逐条讲述了经、带的各种病状的治疗理法。对孕（妊娠）未重点讲述，只简要讲了讲。这些讲述对我们从中医的理法上去学习研究妇科疾病治疗的应用理法都具有指导意义。

卢铸之对妇科疾病的治疗理法，在他的《卢氏临证实验录》中的妇科病案里都有十分具体的论述。他还在临证中将妇科治疗的理法，传给卢永定及他的其他学生。卢永定又在临证实践中，将其中的应用理法，传给他的学生，我们这一代。此外，卢铸之还写了妇科的专著《妇科大法》。了解了上述情况，对我们学习研究妇科，思想上就有了明确的路子。这个路子就是：

第一，在临床跟师学习中，在实践中，学习和掌握妇科的治疗理法。

第二，学习和掌握妇科治疗的理法，必须首先掌握前面所学的郑卢医学的应用科学。对五脏疾病治疗的理法掌握得越好越透，对妇科疾病治疗的理法就更好理解掌握。

第三，我们学习郑卢医学，在学习妇科时，应深入学习郑钦安、卢铸之这方面的著作。他们对妇科疾病治疗的理法讲得很系统，妇科同样必须确辨阴阳，不用成方时方，而是辨证立法，正确掌握立法系统。

明确上述所讲，我们学习研究妇科疾病的治疗理法就有了路子，有了重点。下面就着重讲治疗理论概要和立法遣药。

第三节
经典中关于妇科疾病的论述

一、《易经》哲理的应用

任何妇科疾病的治疗都牵连全身五脏，所以讲妇科治疗的哲理，也必然要思考前面讲五脏疾病治疗中所讲的《易经》哲理。比如乾坤之哲理，坎离既济的哲理，太极的哲理。在妇科治疗的应用理论中，都同样是根蒂之理。

至于《易经》的卦理，直接可在妇科中应用的哲理，总而言之是乾坤及其所产生的"三女"，即 ☱（少女），☲（中女），☴（长女）。其中坎离相合而为未既（☵）与既济（☲）两卦，从妇科而言未既是妇科疾病的重要之源。治疗妇科疾病则应以坎离既济为根本指导思想。即妇科疾病要痊愈都应在肾心上下功夫，使水即肾水到火即心火之处感到温暖，火到水之处感到清凉。水不泛滥，火不燎原，妇科之疾则不会有，且妊娠正常。

妊娠之事，则与乾坤之卦理有关。《易经·系辞传》上说乾道成男，坤道成女，不仅是讲男为乾，女为坤的区别，及男（☰）女（☷）之道，还指出乾坤相合后，生男生女之道。后天八卦讲乾坤相合而有三男三女，则表达人类生育男女的规律。乾坤结合，要正常育儿育女，就应当是泰卦（䷊）而不是否卦（䷋）。泰卦表达了阴阳正常的运行运动，阴本在下而能升，阳本在上而能降，如此阴阳运行才能正常。如果在下的不能上升，在上的不能下降，阴阳运动则停止了，人的健康就丧失了，生命也就逐渐结束了，妇女哪能怀孕和生儿育女。所以乾坤的正常结合、正常运行，是妇科门中育儿育女的主要哲理。

那么怎样达到泰卦的正常状态？从哲理而言就是调节太和之气，使其达到坎离既济（䷾），坎（☵）气能升，心（☲）气能降，命门火则正常，火生土则正常，土生金也正常，则能达到泰（䷊）的正常，阴阳正常运行之态。若能如此，理解泰卦与否卦之哲理应用的理法，则妇科之疾消，生儿生女为健康，先天正常。所以从上略述，我们可知，学习研究妇科问题，必然要学习研究乾坤变化的哲理，乾道为男，坤道为女，乾坤之合，乾坤的演变产生万事万物，人类生儿育女，繁衍生息。妇科的疾病，既有坤道的规律，也有乾道的相合，故妇科疾病的治疗除坤道规律以外（其余男女疾病的治疗是相同的），是乾坤不可分割而论的。

因此在论述妇科疾病的治疗理法时，从哲理高度概括了男女无异，但又有女道坤道的特有之道。

我们下面学习《内经》有关妇科的论述时，人类男女老幼皆同的疾病治疗理法就不赘述。前面实践科学、应用科学比较系统地讲了。对妇科疾病，我们学习研究妇科的特殊的理法。

二、《内经》论述了妇科有关医理的依据

《内经》周全地论述了人身生命的客观规律及对疾病的诊断、辨证、治疗原则，无论男、女科疾病都是同理、同法的。因为妇科有"女道"的特点，故其疾病的理法形成了专门的妇科学。在《内经》中并无专篇论述"女道"，而是分散于各篇中，这些论述，对我们学习研究妇科是很重要的，可以说是中医研究妇科医理的依据。下面分述四点。

1. 女子在生理上的特点

《素问·五脏别论》云，脑、髓、骨、脉、胆、女子胞，藏而不泻，名曰

奇恒之腑。这里的"女子胞"即子宫。子脏广义而言，包括了女子的生育系统，或者说是女性的性器官系统子宫、卵巢、生殖器等。《内经》将女子胞与脑、髓、骨、脉、胆等同列为奇恒之府，指出其藏而不泻，是"地气之所生"，是"藏于阴而象于地"。"地"指什么？《易经》的地就是坤，是生长万物之处。阴是坤的属性。地是实实在在存在的物质，其产生的能力也是实在的。没有实体的物质，就无生的可能。故女子胞与脑、髓、骨、脉、胆都是人身奇恒之腑。奇恒之意就是不同于五脏（藏经气不泄，满而不能实）、六腑（传化物而不藏，实而不能满），有异于五脏六腑故称为"奇"。而他们的特点是，藏纳阴精而不转输和不排泄，并恒久发挥其功能（女子胞所藏的阴精、卵子，先天所生，不转输和排泄到其他脏腑。脑、骨、髓也同样各藏自身的阴精，不转输和排泄至其他脏腑）。因为这些奇恒的特点，所以我们在治妇女疾病时，不能用泻下之法药，而要运用化瘀生新、促进其功能的法和药。

2. 女子成长的特点和规律

《素问·上古天真论》说，女子7岁，肾气盛，齿更（乳牙脱落，恒齿更替）发长。二七而天癸至，任脉通，太冲脉盛。月事以时下，故有子。

天癸，是源于父母所赋予的先天肾精和生理功能，并受后天不断的自身营养而长成的，是关系人体的生长发育和性机能的功能物质。当天癸生长发育成熟之后，任脉也贯通了，冲脉也盛行了，女子月经来潮，能够生育了。任脉，起于中极穴下面，上行至毛际，循腹里，上关元，至咽喉入目。冲脉起于气街脐下五寸，旁开二寸与少阴经并行，夹脐上行至胸中分散开。任脉、冲脉均属奇经八脉之一。天癸至的标志是女子月经开始来潮，男子则开始精液泄出。

《内经》接着论述女子生理的发育进程：三七，肾气平均（肾气充盛之意），故真牙生而长极（真牙，即智齿）。四七，筋骨坚，发长极，身体盛壮（28岁就完全健壮，生长到了顶点）。五七，阳明脉衰（足阳明胃经、手阳明大肠经。《灵枢·经脉》云，经脉者，所以能决死生，处百病，调虚实。手阳明经，主人体津液失常的疾病；足阳明经是多气多血之经，主血所生的病）。面始焦（开始憔悴），发始堕（头发开始掉）。六七，三阳脉衰于上（手足太阳经、手足阳明经、手足少阳经，从面部开始转衰），面皆焦，发始白。七七，任脉虚，太冲脉衰少，天癸竭，地道不通（49岁，天癸则完全枯竭，月经就停止了），故形坏而无子也（身体衰老不再生育了）。

《内经》将女子的生长发育、生育能力的变化发展，形象生动具体地做了描述。对医学而言，在治疗女子疾病时，应注重每个"7岁"不同的生理特征，去治病和护理。其重要之点，在于任冲两脉，及维护天癸的功能，其根本在于先天太和之气和肾气。正气、肾气衰得缓慢，则任、冲、天癸之功能亦衰得缓慢，维护得长久。

《内经》所述女子以7岁为一周期，男子以8岁为一周期，对养生保健、防病、治病、益寿延年都有重要的意义。比如女子的妇科疾病，二七、三七时着重在使任脉通，太冲脉盛，肾气平均。在治疗时，必须将肾气与脾阳作为重点来立法遣药，切忌经期、带期用克伐寒凉之药品，女子养生也应经期、带期不吃和不摸生冷。再如到六七、七七则应以扶肾阳、扶任督为治病的要着，以延缓天癸衰竭。这样按"七"的生理进程周期养生治病，从中医的医道而言，是很细微严谨地依理依法遣药，需要下功夫承继，需要临床跟师和学前辈之理法，并自身亲身实践才能实实在在地掌握。

3. 女子知养生，则能全形，则能超脱七七之数的常规

女子能够生育的年龄一般不超过"七七"49岁（男子能够生育的年龄一般不超过"八八"64岁），这是常规。如果无论男女，能懂得养生之道，能保全身体，则年龄很大仍能生育子女。这就是《内经》所说："夫道者，能却老而全形，身年虽寿，能生子也。"这里提出的道，就是养生之道。懂得养生之道，并在生活、防病治病的实际中去养生的人，就能"却老（益寿延年）而全形（全身健壮）""年虽寿（年龄很大），能生子也"。这段论述告诉人们懂得养生，女子就不会受七七的常规所限（男子则不受八八常规所限），年龄虽大，亦可生育子女。《内经》所论，以能否生育来证明肾气、天癸、任督脉的正常与健康。中医不仅治病，而且重视养生。

《内经》所讲的养生之道："和于阴阳，调于四时。"意为无论动还是静，能自然随同阴阳的消长，能适应四季的变化。

"处天地之和，从八风之理，适嗜欲于世俗之间，无恚嗔之心，行不欲离于世，举不欲观于俗，外不劳形于事，内无思想之患，以恬愉为务，以自得为功，形体不敝，精神不散，亦可以百岁。"《素问·上古天真论》的这段话，我们主要领悟这两句，以"恬愉为务，以自得为功"，就可身体形态不憔悴，精神不散失，人就可以活到百岁以上。要做到这两条，在养生中，就应当注意：第一，"处天地之和"，适应自然界气候变化的规律，适应环境。第二，"无恚嗔之心"，即恰当地处理嗜好和欲求，不脱离社会，无愤愤不平和怒恨之心，

条件允许，也可穿华美的服饰。第三，"外不劳形于事，内无思想之患"，即身体不被世事搞得劳苦不堪，内心没有耗费思想的忧虑。做到这三点，才能达到恬愉和自得。

妇科的研究，必须研究上述养生之道，妇女的养生，是预防妇科疾病的要着，更是妇女延缓衰老，保持青春，保持活力的要诀。

中医如何使妇女保持青春和充沛的女性活力，简要说来，就是《内经》上所讲的"法于阴阳，和于术数，食饮有节，起居有常，不妄作劳，故能形与神俱，而尽终其天年，度百岁乃去"。我们在实践中，对病者常讲"饮食有节，起居有常，不妄作劳"的养生和防病之道。对妇女除了讲这三句话，还特别强调经期、带期、孕期、产期忌生冷、保持心情愉快。我们辨证重在准确辨别阴阳，立法用药注意正气和肾阳弱时，一定不用滋阴的生地黄、熟地黄，而应用附、桂、姜之法药。特别是妇科疾病，定要特别在护正护阳方面下功夫。如经期、带期用好附、桂、姜之法药，经后立即护正护阳调补气血，以保护妇女特有的生命活力。如此则能超过"七七"的常规，而能却老而全形，年虽寿能生子。年老也身心健康。

4.妇女的孕与产期的问题

《素问·平人气象论》中说："妇人手少阴脉动甚者妊子也。"《内经》所言"动甚"即脉显且呈滑象之脉。不仅手少阴心脉，还应沉取左手三部脉，包括手少阴心、足少阴肾及足厥阴肝脉。当足少阴肾脉弱，若滑如圆珠，则为有孕，滑不为圆珠，可能为带或为里湿。这告诉后人切脉可以判别妇女是否妊娠。有了正确判断，就不会乱服药，并能注意孕期的保养。

《内经》没有专章论述妇科疾病，分布在多篇文章中。妇科之疾，除妇科特有的经、带、孕、产外，其余男女共同之疾皆治疗相同，所以《内经》中在论述男女共同之疾病时，其理法皆同。在其中也提到有关女子疾病的异。比如：《素问·通评虚实论》中，论述虚实的总则是"邪气盛则实，精气夺则虚"。在论述中讨论生死问题提出"从则生，逆则死"。从则手足温，逆则手足寒（以季节气候及人之体形、脉象来论从与逆）。在论述妇科产中之病时，则说："乳子而病热，脉悬小者何如？""手足温则生，寒则死。"产妇哺乳期间，患热病，脉细小会怎样？若手足温暖，就能恢复；若手足寒冷，就会不治而死。手足乃诸阳之本——手足为诸经脉之起始，肾、脾、肝经脉起于足，心肺之经脉起于手。四肢手足阳在则暖，故生；四肢手足寒冷，则邪盛正衰，元阳已去，故死。

《内经》还有："乳子中风热，喘鸣肩息者，脉何如？""喘鸣肩息者，脉实大，缓则生，急则死"（产中哺乳之妇女，感受风热之邪，出现喘息有声，张口抬肩的症状，如何以脉来判断生死？其脉"实大缓则生"，是讲脉有胃气，有胃气则脉缓而实在，故生。"急则死"，是讲脉不缓，则无胃气，故有死之虑）。

《内经》上述之论，提示我们对"乳子"之妇女，应注意三点。

（1）要防外邪，有外邪及时治疗，防伤正气、元气，此即以手足温则生，手足寒则死，来判断正气的存在。

（2）要注意不伤胃气，饮食要适当，心情要愉悦，勿伤胃气。胃气正常，则脉缓。胃气损则病重，有死亡之虑。

（3）勿无因（不辨阴阳）而论热、治热，要从正气、肾气、胃气的根本来诊断，立法用药。这个医学思想在郑卢医学对妇科产期立法用药中体现得很明确，很符合实际，养生治病很有效果。根本点在于产中切勿用凉寒克伐之法药，重点在于正确地祛外邪，"护正气，护阳气，固肾脾之阳"。

三、《伤寒论》有关理法的应用

在妇科方面，《伤寒论》中虽无专条论述，但这不代表治疗妇科疾病不用《伤寒论》中的理法。我们可以肯定地说，第一，无论男女疾病，都离不开《伤寒论》中三阴三阳之理法。第二，妇科的经、带、孕、产中之疾病，也同样离不开《伤寒论》之理法。上述第一条是无疑而肯定的。上述第二条我们有必要解释以下三点。

1. 妇科的经、带、孕、产中的疾病，若受外邪，三阳之证，必然应按照三阳证的理法先后，或依照三阳证之理法，据病情、据脉象的程度，立妇科所需用之理法。如：带期有膀胱太阳的风寒之证，则用桂枝法先祛风寒，再用桂枝法的治带之法治疗白带，避免风寒再入子脏。再如，孕期产期，若有太阳证之疾，应立即用桂枝法和桂枝加附子法治之，以免母子受外邪之伤害。所谓孕中的"子瘖"，产中的"月中寒"，皆因受外邪后未及时准确按照《伤寒论》之理法，结合当时疾病者（孕妇产妇）的实际，而辨证立法遣药。总的来说：孕期、产期，均不应用伤正气和伤阳之法药，宜护正护阳。孕期、产期，对妇女而言，都需付出极大的精力，护正护阳使太和之气充沛，就能使孕妇、产妇、母子壮康，胎儿婴儿先天正常。母之正气、阳气旺盛，则能使胎儿的初始太极、婴儿的人身太极，阴阳协调，运转变化正常，先天与后天都正常健旺。护正护阳之理法，均源于《伤寒论》。

2. 妇科的经、带、孕、产期中的疾病，理法源于《伤寒论》，我们研究以下两个方面。

（1）医理方面

妇女的子脏与肾密切相关，切脉的肾脉，对妇女而言除反映肾气的状况外，子宫脉也在肾脉部。其意，妇女的子宫与肾之气是紧密相连的，是同一的。肾、膀胱又同为坎，此坎（☵）也表示了妇女子脏是阴中有阳，其阳是真阳。真阳对于妇女健康的维护，对于青春的延护，对于妇科经、带、孕、产中疾病的治疗，都是根本的着眼点、着手点。所以我们用《伤寒论》中之附桂法，治疗妇科疾病是必然的、正确的。

（2）应用方面

在治疗妇科疾病时，我们依照《伤寒论》太阳证、少阴证中的理法，是"得理得法"，理、法、实紧密结合的。在对妇科疾病的治疗中，我们常用的法的变化，有的来自《伤寒论》太阳篇。比如"桂枝去芍药加附子汤"，即桂枝、炙甘草、生姜、大枣、附子（我们用时，不用大枣而用楂肉或小茴香）。若调经则加化瘀生新之法药（如：生蒲黄或炮姜，或炒陈艾等）。若治带，则加用去污化浊之法药（如乌贼骨、白檀香、蛇床子等）。若需使妇女任督之脉正常，则加用调经络、带脉之法药（如炒杜仲、上安桂、黄芪、秦归等）。不一一赘述。再提出几个常用之理法，供大家学习研究，如太阳篇中的桂枝去芍药汤、茯苓桂枝白术甘草汤、桂枝附子汤、甘草附子汤等，以及少阴篇的附子汤、真武汤等诸理法，都是我们在治疗妇科经、带、孕、产疾病时常作为依据的理法变化的指导思想。

《伤寒论》中的护阳大法，在妇科经、带、孕、产期中的疾病治疗时必用。一般而言，四逆汤、白通汤、通脉四逆汤，针对病者的病情使用，或以这些法为依据去变法而用。比如：当妇科疾病，脉沉弱，少阴证十分明显，应即用四逆汤回阳固阳，然后再据病情治妇科疾病。经期病则再用附子法调经，带病则附子法治带，孕妇扶阳固胎，产妇助正气扶阳气，使气血畅通，快速恢复正常。

总的来讲，妇科疾病同样不离《伤寒论》之理。理法通，一通百通，但不要死搬硬套原方。一定要理、法、实三者切实结合，一定要准确诊断，准确辨证，准确立法遣药。万变不离宗，护正护阳就是宗，具体的立法遣药是在理法中产生的。

第四节
郑钦安对妇科疾病的论述

郑钦安的论述文章我们不一一列出。下面提出篇名，以便共阅共学。《医理真传》卷四"妇女另列一科何也？"《医理真传》卷三"阴虚证门问答"第七问"产妇二三日偶有小疾，服行瘀破滞之药不效，延至月余，酿成周身肿胀，又服消肿之药，更加浮肿不食，肛门逼肿，痛欲死者，何故？"

《医法圆通》卷二"女科门"共有十三篇短论。其中经八篇，崩一篇，带一篇，求嗣约言一篇，妊娠一篇，妊娠产后诸疾约言一篇。

这些论述，都是我们所要学习研究的郑钦安对妇科疾病的重要论述，应细读，深入思考，领悟其中理法的应用。

一、妇科为何专列一科

《医理真传》中"妇女另列一科何也？"一文是对妇科学的纲领性论述，文中从易理，从天地整体观论述，指出"男子禀乾之体，女子禀坤之体，乾主施化，坤主生成"。

郑钦安讲男女问题时，与乾天坤地的宇宙观、天地观的中国哲理联系在一起，这就将男女的关系与宇宙大自然相联系而论述，将男女不同的禀赋与天乾地坤联系在一起来认识。将宇宙天地的宏观与男人女人的微观相关而论，就能更深刻地论述人类不同性别的总的根本性质，即"禀赋"。这个性质"禀赋"是什么？即"男禀乾之体，主施化"，"女禀坤之质，主生成"。乾之体主施化，从乾德和精神上就是自强不息，刚强勇敢，一往直前，这是中华民族的文化之本，生命之源，简言之为龙健，一个"健"字，自强不息，龙健的健。

乾主化，乾为阳，乾之阳与阴合而化，万事万物生成变化无穷，乾男坤女合阳与阴才有人类的繁衍。"坤之质"，主生成。坤德是厚德载物，坤德似地厚，地厚万物生长。厚德载物，万物都因坤地厚之德而生成、发展。人类的发展，也靠坤，靠女之厚德而繁衍。坤的厚德载物，主要的落足点在一个"顺"字，顺什么？顺天地之道，顺自然规律，顺万物生成规律，顺人类男女（乾坤）阴阳相依，阴阳相合，而使人类繁衍壮大的规律。这个顺的程度要求是像驯马一样柔顺。坤地的柔顺，不燥不干，不乱石奔流，不沙漠遍野，才能万物承载。女子的柔顺，顺应自然界的规律，人类繁育的规律；不伤害女子的特性，不染不健康的生活习惯，以顺应女性自身的规律，人类才能不衰不亡。正如坤地顺万物才有"厚德载物"，我们治疗女子之疾，也应紧紧抓住一个"顺"字，达到"厚德载物"之美德，顺女子生理病理而治，顺女子的阴阳而调理，均勿以阴治（阴性，凉寒之理、法、药治阴），而应护阳助阴，平衡阴阳而治疗女子各种疾病。我们治经、带、孕，正确运用附、桂、姜之理法的哲理依据，就在于此。

为了讲明此理，我们通过郑钦安所引"易"的乾坤关系，来深入了解阳与阴的密切不分之理。

从"易"的哲理而言，坤是地，乾是天。乾德如天高，坤德如地厚。乾德行豪壮，坤德品坚贞，乾德山难撼，坤德可海涵。乾德是自强不息，是中华民族生命之源、文化之本。坤德，厚德载物，是中华民族又一基本美德、文化本源，是乾德实现的基本条件。这是讲乾坤在自然界各自的特点、作用和紧密相连的关系。若从男女而言，乾德坤德是男女结合而繁衍后代的必须。从女子的疾病治疗而言，从阴从阳，阴阳结合，使坎离既济，使乾坤运动，常为"泰"而非"否"，正确调整阴阳关系，是治女子疾病也是治男科的要着。若治女子不孕症，则乾男坤女同治，方能有效，方能同时启动男乾女坤各自应有的正常功能，达到男性豪壮，女性厚德。厚德载物，生生不息。

二、女子之异，何也？

郑论说，以其有胎前、产后、经期之殊耳，余病皆同（即男科女科皆同），唯此三者，动关生死，不可不知，不可不讲也。

此段论述极其重要，郑钦安两次用"不可不"来提示后学者注意。第一，不可不知系指对妇人胎前、产后、经期三者之疾，动关生死不可不讲，其生死之关在何处？其二，不可不知，妇人胎前、产后、经期三者之疾，理、法、药的正确之道，务必深知，不可不讲，方能论证不误。我们强调战战兢兢、如履薄冰、如临深渊的医德，对待病者、患者，对待妇科疾病，特别是孕、产、经三期，都应在医德医风上慎之，慎之。如履薄冰，如临深渊，以确保妇女孕产正常，母子健康，妇女健康益寿，社会安定和谐。

"以其有胎前、产后、经期之殊耳，余病皆同。"指明除孕、产、经、带期外，其他病与治男之疾的理法是相同的。换句话说，妇科是指妇女孕、产、经、带的治疗理法及其脉和药的特殊耳。

三、郑钦安对妇科疾病的用法用方

妇科的疾病，具体来分，是按经期、孕期、产后来分讲。郑钦安的《医理真传》中讲经期的立法，讲了十个法。带证联系经证讲，讲了两个法。联系经证而分别讲的还有崩证和漏证，讲二者的区别和诊断、辨证，均应分清阳虚、阴虚，按有余和不足之要领而治。

崩者势力如决堤，来血甚大，漏者势小而淋沥不止。漏者病浅，但有将崩之兆。但二者皆有阳虚、阴虚之辨证。即以正气、太和之气和阳气、肾阳为主的盛衰而言，正气弱，肾阳衰，必为阳虚。不能只凭崩而言伤阴，而言阴虚。凡正气弱肾阳衰，气不能统血而崩者，则为阳虚。扶阳助阴，阳能统血，阴亦能得其助，崩即能治。若崩后血虚，则可气血双补，重在补气，气盛，则血亦盛，病可痊愈。

在《医法圆通》"女科门"中讲经证时，分了八种类型，从时间上分为"先期而至"（即 25 日以内或 17、18、19 日一次或 24、25 日一次）和"后期而至"（即 35 日以上一次者，或 37、38 日或 40、50 日，甚者两月三月一次）。从经水至分为：多而色紫块，少而色淡，多而色深。应分阴阳，不得皆谓热盛而加用黄芩、黄连之类，气虚血滞，阳不化阴，阴凝而色深紫块，宜温本固元，切不可错辨。郑钦安云："全在有神无神，凡精神不垮，昏迷困倦，少气懒言，皆阳虚之状，乃阳衰，火化不足，附子法。"如附子理中法、附子建中法，如炮姜、香附、制升麻等。色淡者，阳气衰，血自少，乃一定之理。扶阳以生血，附子当归补血汤之法药，方可。还有经将行而腹痛，经行而腹痛者，又分讲两类经将行而痛，或寒滞严重，或误食生冷，皆当以温中行滞之法为主。经行中而痛，则应诊辨：外邪寒风湿所致，或内阳不足，寒从内生所致，外邪则用桂枝法，内阳不足则用附子法。还论述"闭经不行"，郑论认为"六脉流利往来搏指，妊娠之兆，审无痰饮证形则定"，并指出闭经一证，关系最重，诊视探问，必须留心。若有隐私，郑钦安则主张，"自在圣贤，无非在人情天理上体会轻重而已"（既不伤害闭经实孕之人的情志，也勿伤害其亲友之自尊自爱之情感）。

若非孕，则闭经有种种原因，归纳有六因。

（1）"经行而偶洗冷水而闭者，法当温经。"附子、桂枝加用公丁香、肉桂之类。

（2）"有因将行偶食生冷闭者，法当温中。"附子理中法加公丁香、白胡椒、带壳砂仁之类。

（3）"有因将行而偶忿气而闭者"，忿争则气抑郁，而血不流畅，故经闭。法宜理气疏肝，桂枝法或附子桂枝法，加用小茴香、公丁香、佛手片等。

（4）有因"素秉中气不足，生化太微，而不至者"，生化太微之人，多病多痰，多泄泻，多汗，吃不下，故元气泄多蓄少，血少，下往之势难。法宜视病至何处，相其机而治，重在辛温、甘温之附桂姜之法治疗。

（5）有因偶感风寒闭塞而致者（外感风寒之邪而闭经，应按伤寒六经提纲之法治疗），故不能一见闭经，则急于通经。闭经之因多种，均应仔细诊断、辨证，而据实立法治之。

（6）"思想不遂，抑郁而闭者"（抑郁伤肝，肝不畅，阻碍水火之交，子脏之气阻滞而闭经）。此种思想不遂，抑郁闭经者，多与所处环境和地位有关。比如，穷乡僻壤之室女寡妇，又乏社会之交往，而抑郁闭经，还有患抑郁症而未能及时治疗者，也易闭经等。

妇女经证，是常见之疾。按照经血之色、经量多少、经期时间长短进行分类，讲述其理法。特别将经期之"重证"——闭经分为"六因"讲述。并特别指出，对闭经一证，切不可一见闭经，即急于通经，胡乱瞎撞，危害匪浅。这是治疗妇科疾病的真谛之言。牢记！牢记！

以上讲述的是对妇女经期疾病的治疗，这应是中医内科研究妇科的重点，经期疾病是妇女常见而普遍的疾病，妇女的生命健康和益寿都与此紧紧相连。故调经及治经之疾，是妇科学中重点之重点。

至于孕产，月经正常，孕产才有正常的保证。孕期中的疾病，郑钦安讲得很略，"求嗣约言""妊娠""妊娠产后诸疾约言"都只略讲。从这三篇短文中，我们学习掌握的有这样三点：第一，对求嗣者，调经者固本后，要指出"夫妇好生保养节欲"，精神安舒，百脉和畅，切勿多妾，败德丧身。此乃郑钦安的金玉良言。第二，妊娠后，胎之正常与否，应在脉息细辨求。脉缓而有神，其滑如珠者正常之娠。反之则有疾，疾病何部，外邪内伤，均应在脉息细辨求之。第三，产后有疾，一般社会世医而言，妊娠重在安胎，产后重在补养，郑钦安则明确指出，余谓胎前，产后不必执此，当以认证去病为主（胎前产后均应认证去病，是指孕产疾病理法之要诀，勿误入庸医脱离实际之错误之说）。

第五节
卢铸之对妇科疾病的论述

卢铸之医学的妇科学，由卢铸之传给后代，可分为两方面来讲：一是卢铸之在临床实践中传给卢永定，卢永定又在临床实践中传给了我们这一代，我们这一代又在临床实践中承继学习，并传下去。这是最重要、最根本的承传，没有这样一代一代在临证实践中的承传，妇科学的核心和真谛就都丢失了。要记住妇科是中医内科的重点，掌握了妇科的理法，也就掌握了中医内科的理法。这是从卢铸之医学的核心思想来讲，从乾坤坎离来认识的，如果套用成方时方去讲妇科病的治疗，是无法理解这个医学思想的，请学习时深入思考。二是卢铸之传给卢永定及其后学者的《卢氏临证实验录》中共一百一十五例病例（其中十二例诸抄本皆同，另补抄二十例，是卢铸之其他弟子的抄本中才有），在一百一十五例中，除儿科外，男病例四十五例，女病例六十一例。在女病例六十一例中除一般疾病（治疗理法男女科皆同），另有妇科的经、带、孕等二十一例。我们要学习探讨的就是这二十一例之中的理法。从诊断、辨证、立法用药到"结语"中的理法论述，都是极为重要的妇科疾病治疗的指导思想。我们都应该仔细去阅读学习领悟。

这些临床的指导思想中特别注重的理法是：①从先后天感情、意志探讨。法用"以火立极，以火消阴"，"水以润筋，水以养物"，水火相交，"立极，生化"四字治之。②若月信延期过久，治之又失法度，则阻碍生机，拨通阴阳交汇之处，使气动而瘀行，先后通达，月事行矣。再大温中下，正元得复，诸病即消。③治宫颈癌的结语：此病，重在气化，气化活跃，病迹自然软化。气化者何？首先拨通阴阳气血往来之路（此病案的前一、二、三方）。次则，温精温血，血能化气，血能生脉，气脉交流，脏腑沟通，筋骨肌肉自能相保（第三、四方之用意）。再则，益火源，壮水土，火炎于上，精血自温，大气升举（三、四、五方之意，法中有方，方中有法，不可拘泥于某一方）。如是：火炎于下，水自温暖，土木相扶，瘀即消除，是轻重权宜之举，阴阳双调之法。④ 16 岁女，行经两月，经闭。此病主要在一"否"字，天地否塞不通，因此任脉不通，太冲脉则难盛，欲通任脉，非水土不可。水温而生木，土温而育木，木生育调健，二火则能旺，安于下位，养物皆得温暖，火源必足，水主必旺，冲任无不通调，月信自然守信（其法则桂枝及附子桂枝法配以壮水、温土、疏木之诸法及其药）。

卢永定继承卢铸之医学的妇科学并承传于后学者的，除了上述临证带学和医案两个方面外，还有很重要的方面，就是对妇科学的专门论述。具体来讲就是"妇科要诀"及"妇科十大法"（卢永定所传抄本中有"妇科要诀"。此与我父亲彭振华在卢铸之处所学时的抄本全同。所不同者，父之抄本，有"养胎十大法"详解，特注）。

下面学习研究"妇科要诀"，"妇科十大法"中重点研究"养胎十大法"及其详解，以及推荐的必读内容。

一、妇科医理及经、孕、产理法

1. 妇科学哲理医理总述

要点：乾坤坎离之论。"乾道成男，坤道成女，此阴阳造化之始基也，虽本乾坤一气，而实由坎离之化机而成，此阴阳变化之由来也。而男女复合分乎？本生成奇偶之变。变之何在？在常理之外而稍何异焉。异者何？女秉阴质，男秉阳资。"

释：卢铸之这段论述，是从易理的乾坤坎离阴阳而立论，其中的极语（最核心的论述）是，阴阳造化之始基，虽本乾坤一气，而实由坎离之化机而成，此阴阳变化之由来。这四句话，贯通一气的是：造化之始基——乾坤一气——

实坎离之化机——阴阳变化之由来。我们论阴阳，论男女，从养生益寿，防病治病的实际而言，实坎离之化机。理解懂得并在实践中把握"坎离之化机"，则能将医道之真谛，男女之道的真谛，深刻地理解了，领悟了，请各自深思。

从易学到医学而言，女与男异者之论述，"吾人即穷究医学，须知怀胎之理，造化之机，生成之数，乃盈虚消长之微奥，方可知其定情"，"女与男异者，又何分焉？经期、胎前、产后三大端也。经期象月盈而缺，缺而复盈，循环不已，孕胎乃水火既济，产后即乾坤定矣"。

卢铸之以易理，以"天人合一"观，来论述医学的女男之异。特着重指出"吾人即穷究医学，须知怀胎之理，造化之机，生成之数"，这一论述将天地造化——生成之数的自然规律与怀胎之理联系而论。从人类造化史而言，人的怀胎，人类的演变，必然和天地自然界紧密相关，和人类的生成演变息息相关，奇者为阳，为男，偶者为阴，为女。这是中国古老的河图（易的前身）之理。天一生水，地六成之。地二生水，天七成之。水坎为中男，火离为中女，即所谓造化之机，生成之数，明此理，则理解了卢铸之所讲的须知怀胎之理，孕胎实水火（既坎离）既济。在这段论述中，易理医理，相融一体，理实结合，真谛明朗，后学可循。

2. 经期常理、病理

（1）常理的论述

常理，客观自然规律之理。"女以二七而定情，即地二生火，天七成之至理。"

释： 以离为地二生火，天七成之而论，二七而天癸至。定情者，地生天成之数，离火之性已定，女子之生理、心理、情感都充分表现，女情显然已定。

"天癸至，情窦开，宜教之以正，道之以德，滋生万物，源源不息，地产天成，不偏不倚，病何生焉？"

释： 二七而天癸至，情窦开，乃人类妇女之古今常情、客观规律，是人类滋生万物源源不息的必然。无天癸至、情窦开之常情，人类则不可能生存发展，人类高于自然界其他动物之处就在于人类能教之以正，道之以德。卢铸之所讲：常理之福，能正有德，顺乎天地，地产天成，不偏不倚，则无病，妇女则经、孕、产皆正常。

（2）疾病的论述

病何生焉？卢铸之论曰："既病矣，从七情上考之，继从六淫处查之，用药必然有方。"

释：七情内因，六淫外因。妇科疾病，先考定七情内因，这是治病的着眼点，着力点。外因则可按《伤寒论》六经传变而治。治七情内因，其中肝、肾、脾，即木、水、土是难点重点。水之重点在于水火既济，木之重点在于情安，土之重点在于运化，使气畅血充。

经期病，论述中指明了三个指导思想：一是"气病"，如期未至，经水即来，此为气盈于血，实为不足，此气病也，宜以理气调气为主。二是"先天"，问其病者之母，实先天之禀赋，果而相同，治必从先天用法（从先天用法，即从护正气，护太和之气之法治之）。三是性情，若性情幽静者，以常理治之，常法验之（常理、常法即我们治疗妇科疾病经常运用的祛邪护正、化瘀生新、气血双调双补之法）。若性情闲邪有乘者，必变法征之，法外求之（闲邪有乘，或放荡无束，或忧郁隐情，或伤情疯癫皆能乘，而经水紊乱。变法征之，征其所病之源之因。法外求之，在常法之外，临证探求特殊特用之法。如重在调节忧郁之情，或安定神魄，治疯癫之疾。闲邪之疾治愈，则可除去对妇科有乘之虑。如此治经期之疾，方能获得实效）。卢铸之总结之语：用常法随气机之转，使阴阳得常度可也。（无论治疗何种情况所致的妇科经病，都是使人阴阳得常度，其理其法，在于善用常用之法随气机之转，即立法用方的目的在于使气机正常运转。）

3.孕胎常理

孕胎生成之自然，人性命始基，故曰胎。从医理而言，是"夫妇交媾，精血凝聚，二五合一，具生生化化之理（规律也）"。人之性命有始基也，二五合一，即天五生土，地十成之，讲天地乾坤之相合为一，一者性命之始基，胎也。性命，或男或女的有性别之生命，其论述中的要点是"二五合一，具生生化化之理"，即乾坤合而有坎离，坎离既济，是生生化化的动力，人性命的始基。

育胎养胎之道：育胎，期以无病为佳，再以胎教为先。

释：无病为育胎为佳的前提，无病则需防病，有病则应速治，育胎方可佳。胎教是中医育胎的重要指导思想，胎教中医自古则有，父母之言行、愉悦的心情，皆胎教之要着。胎教为先者，表达了对胎教要重视，出生之前就要对胎儿做出言行理道正确的影响。

养胎，"严守四勿：洁净身心，慎恚怒，节饮食，安神志。斯为养胎之上乘法也"。

释：此四勿，古人之言，十分切实，十分科学，十分重要。但乏教养之夫妇很难做到，故中医应以爱人之心，对孕育之夫妇，讲医学，讲育胎之道，上乘之法，讲夫妇有别之时机，懂得四勿之理，切实做到四勿。

4. 孕期养胎治病之法，即养胎十大法

分期而论述：1~3个月为第一时期，此时期为水木生成之时，针对不同孕妇的反应，用不同的法。共提供了四个法：①化气和胃之法（附子，桂枝尖，贡术，草豆蔻，大麦芽，茯苓，炙甘草，淫羊藿，生姜，灶心土），均酌情取舍，恶阻、咳嗽、反胃吞酸之象用之。②温水扶阳之法（附子，白术，上安桂，黄芪，益智仁，砂仁，炙甘草，生姜），腰痛腹痛、脐冷、肢软体倦之态用之。③纳气固元之法（西砂仁，贡术，补骨脂，上安桂，杜仲，黄芪，炙甘草，生姜），咳嗽、胎漏用之。④奠安水火、交通上下之法（桂枝，贡术，杜仲，补固脂，小茴香，陈皮，灶心土，炙甘草，生姜，或酌情加制升麻、草豆蔻、西砂仁），胎动、子鸣、下坠等情况用之。有下坠之感应加制升麻，子鸣可加西砂仁，纳气归宫，安子。

4~6个月为第二时期，火土合德之际，长之候也。提供了四个法：①扶元守正之法（朱茯神，贡术，杜仲，黄芪，补骨脂，泡参，淫羊藿，炙甘草，生姜），不食少眠、神昏眼花用之。②化津益气之法（朱茯神，贡术，西砂仁，泡参，杜仲，上安桂，淫羊藿，炙甘草，生姜），口干、舌燥，伤及生冷用之。③化气行水之法（茯苓，白术，桂枝，炙甘草，石菖蒲，酸枣仁，灶心土，或加油松节，淫羊藿），口干舌燥，再有四肢浮肿、腹胀身重等情况用之。④清宫宁志之法［朱茯神，贡术，当归，黄芪，益智仁，砂仁，桂圆肉，炙甘草，枣仁（少眠用熟枣仁，多眠用生枣仁）］，更有气满、心烦者用之。

7~9个月为第三时期，金火煅炼之秋，收成之机在焉。提出两个法：①神武镇元之法（附子，贡术，西砂仁，石菖蒲，炙甘草，生姜，灶心土），如有欲火妄动之态用之。②调和脾胃之法（附子，侧柏叶，陈艾，蜀椒，干姜，饴糖，人参，生姜，葱），此法奠中宫，安四旁，引二五之气护胎，使母子得养。

以上养胎十法，其法解不赘述，可阅见养胎十大法详解。

5. 总结

其核心之论述："养胎无二法，节欲为贵，清心为佳。"

释：不言而明。节欲清心，乃养胎之根本，亦难以制约之大课题，众说纷纭，为保母子平安，母强子壮，国泰民强，此两条，应无难无忧，而实实在在去做到。

若有病，应治之以扶元守正，不可克伐太过，以扶正除邪为要。内欲所扰，治之又宜温化，不可破气行血，伤元太过，当以调气调血为先。扶阳化阴之法使阴阳融合，生生之机不息，卢铸之这些论述是养胎养生之真谛，应深入领悟，作为指导妇科养孕之指导思想。此论理明，道明，不赘述。

二、治疗带下、崩漏之理法

1. 妇科常病之最者

卢铸之指出，尚有常病之最要者，如带下、崩漏是也。其病原因虽杂，亦宜寻思探讨，不使蔓延为要。为什么卢铸之将带下漏崩列为常病最要者，宜寻思探讨，不使蔓延为善？其最根本的医学思想是：如有斯病而不治，则有不能育子之虑，而酿成癥瘕痼疾。

释： 一般世俗大多轻视带下，认为十女九带常有之病，卢铸之论述指出有不能育子之虑，更可酿成癥瘕痼疾之重证，现今医学已经证实，此论确切。带证严重者，多是癥瘕的征兆，或是形成癥瘕的温床。所以卢铸之、卢永定前辈，在治妇科带证方面，特别重视在临证实践中对证治疗的用法用药。至于漏证、崩证一般都认为是月经不正常，或经下之病，也较重视，一般市医均以"速治"对待，未能探讨酿成癥瘕痼疾之忧，及不能育子之虑。癥瘕痼疾，即子宫颈的肿瘤，据统计居妇女病癌的第二位。卢铸之论述，将此三者并列，提出中医工作者不要轻视，这是影响人类延续后代、不能育子的大事，是中医治妇科疾病的重任。

2. 五类病因和相应理法

"治斯病之理法"，卢铸之论述强调"务详查其病因"，对其病因总结了五类，并严谨地论述了治疗的理法。这对中医治疗妇科带下、漏、崩疾具有非常重要的指导意义。

（1）"伤肺胃，阻碍化源者"，用温经温气、通调水道之法。

释： 饮食不节，形寒饮冷，则伤肺胃，以温经温气、通调水道之法治之。其法：附子，贡术，茯苓，桂枝，炙甘草，生姜。若肺有寒，其肺脉紧，则可加用法半夏、石菖蒲、西砂仁；若脾胃脉紧甚，则可加用高良姜或白胡椒、上安桂。温肾暖脾，其法重在温经温气，故附子、桂枝为要；通调水道，则桂枝、白术、茯苓也。

（2）"情劳过度，水火失调者"，以致水冷金寒，用"炼金化气之法"。

释： 水火失调，即肾与心相交失调，水即肾，水冷者肾失火温，气则不易升举。金者乾，肺也；炼金，则肾气升举，增加肺金之气，肺方能将乾天之真气，提供给肾。"炼金化气"之法，实为金水（金生水）同扶阳之法，扶肾强肺，肺气旺肾化气亦旺之法。其法为：制附片，茅术，桂枝，泡参，黄芪，升麻，炙甘草，生姜。此法中，附子益火源温水主，水得暖。茅术燥脾之湿，土燥而肝得养，土燥而水得制，水热土温，精得其化，气得其升，引气归肺，肺得清朗，加制升麻，助气之升，金水更为活跃。桂枝助太阳之气，由四旁转，内外上下，化气于全身，肾、肝、脾、肺，气之通调无阻。黄芪、泡参益肺气，源源下降，"金化气"必无差异。生姜通神明，使君常照于下，相火安居于水（肾）中，使上下相照。由肾而升气炼金，由金而降真气于肾，"金化气""气助金"，此使金化气之法，治疗水冷金寒之证，实为"水火调者"。如此之治法，肾、肝、肺、脾皆调，带任二脉无收束之能机，亦相应而得治。

（3）"怀郁不遂，思恚失神者"，已致督任失调，下元虚冷，相火衰少，宜用"益火宣幽"之法。

释： 就论述中所讲"怀郁不遂，思恚失常"而知"宣幽"之幽乃幽思之"幽"。幽思者，思虑深微，即思虑深而隐秘。即《内经》所言，肝之疾其病发惊骇，故此曰怀郁不遂，思恚失常。其治法，"益火宣幽"，从"火"字入手，"益火"者，益肾阳，命门火得助。用附子法方能"益火源"，若不知此，则治"幽"郁（肝病）之疾难矣。水生木，肾气旺，（益火）方能"宣幽"，宣通肝之"幽"郁之证。其具体之法：制附片，茅术，桂枝，茯神，小茴香，秦归，法半夏，淫羊藿，炙甘草，生姜。此法中：制附片益火源，与桂枝合，引入气血（气不畅，血亦不畅）凝聚之地，使阳化阴，凝能流动，凝聚之气血能散。茅术、法半夏，泄湿降膈之凝，脾胃通达，肝气能畅；小茴香疏肝，秦归疏木调肝，茯神宁心神，心宁子脏皆能听命；肾、肝、心亦相通相交，"幽"得解，三焦气阻亦解，督任失灵亦愈。故"益火宣幽"重在"益火"，再配以安神疏肝之法，其病则愈。

（4）"大喜大怒，上下开阖失灵，如凝如癫之状者"，用火水调济之法，必期大气升举，天地交泰而后可。

释： 大喜大怒，则伤心与肝。《素问·阴阳应象大论》说："在天为风，在地为木，在体为筋，在脏为肝。""在志为怒，怒伤肝"，大怒之人必伤肝。《素问·阴阳应象大论》还说："在天为热，在地为火，在体为脉，在脏为心，……在志为喜，喜伤心。"大喜之人必"伤害心气"。伤肝则木不畅，筋受阻；伤心则火弱，脉不畅，故至"上下开阖失灵"（筋络、气、血上下运转之开阖失去正常运行规律）。失灵严重时，人痴凝，精神疯癫。此种病，必须调济水火，使心肾相交，并重在大气升举，使天地交泰，即乾坤成泰卦之象，坤（地）能升，乾（天）能降，能升降正常，则上下开阖灵矣。其法用"水火调济之法"，心肾能正常相交，则乾坤亦可交泰，天地升降如常，疾病亦治愈。"水火调济之法"用药为：制附片，茅术，朱茯神，柏子仁，砂仁，炙甘草，生姜，葱白。此法中朱茯神镇心神，柏子仁宁心智，砂仁纳肾气上交于心；附片大温肾阳，使大气升举，在附片君药的率领下，三臣药有砂仁协调，使君臣自然，天君得其泰然。再用茅术纳水土，土燥而湿行，水温而气暖，大气升举而不停息，五脏之气流通无阻，上下通畅。再用生姜化凝阴，通神明（即心），葱白引通脉道，周身之气机更畅，经络之枢纽自然，三焦之气机能用，水火则既济，天地亦能泰和，上下开阖失灵之态则消失，病者则能处于常态。（另：若病者已失神癫乱，则在用法中加用"琥珀"重镇之药。若肝气伤甚，失神而痴凝，可加小茴香、佛手、公丁香、吴茱萸等调肝气之药，组成疏肝醒脾之法。若心肾不能相交，正气亏损，肾阳不起，则应细心诊辨，护正气，护肾阳，助中阳脾之运化，而逐步使水火既济，天地泰然，病必痊愈。）

（5）瘀血未净，男女不慎，精瘀相裹，酿成癥瘕痼疾，难治之证（即子宫、子脏、宫颈癥瘕之类）。用扶阳抑阴与用阳化阴，扶正除邪，内安攘外之法交叉用之。

释： 若漏证、崩证，经期血未净，男女交合，易于酿成种种顽疾，其中癥瘕之证也由此因。癥瘕之疾，还有他因，如肝气太伤肾阳（肾，主子脏），正气衰弱，外伤不良刺激等，不一而述。卢铸之列出三个法交叉运用治此证。

①扶阳抑阴、用阳化阴之法：制附片，茅术，桂枝尖，法半夏，朱茯神，细辛，炙甘草，生姜，全葱。此法中附子、细辛温肾启肾阳。桂枝佐附、辛，拨开太阳之路，化凝消阴，阳动而阴随。茅术泄土（脾胃）中之湿，随桂、附化气行水。茯神利水通阳，法半夏降脾胃之寒湿归于下焦，使附子、桂枝、细辛得力而将其鼓荡而出，借葱、姜气血双走，脉络并行，使寒湿之滞并阴凝之邪从皮毛为汗而出，混浊由小便而下，糟粕随大便而出，上下双闭、寒湿凝皆

化。故为扶阳化阴、用阳化阴之法。此正法，若善用，其化凝之效甚佳，但须防过汗伤阳。

②扶正除邪之法：制附片，白术，朱茯神，西砂仁，小茴香，益智仁，炙甘草，生姜。此法中，附子扶上、中、下三阳，与甘草辛、甘相合，化阴为阳，内外一体上下相应，正扶而邪出。与西砂仁、益智仁合，使脾肾交通，而气之生化、升降循环，能纳于一处。小茴香芳香之品，辛甘之气味，可窜于阴阳出入之处，使久留之邪由内而外，使失散之阳由外而内。诸药配合，附子扶正除邪之能则显。

③内安攘外之法：制升麻，茅术，砂仁壳，广紫菀，草豆蔻，炙甘草，灶心土。此法中制升麻拨转枢纽，使阳能升，阴能降。用草豆蔻启胃阳，收纳更佳。用砂仁壳开膈，而三焦通达。用广紫菀疏肺络，而开菀陈（肺络开，陈痰除）。用茅术引胃中之水达脾，大助运化。炙甘草，奠安四方，手足之气机灵活，阴阳之运行无阻，一切阴霾随之而化。灶心土，镇肝胆，崇脾土，而相火得位。诸法药配合，升清降浊，水火交济，故称内安攘外之大法。以上三法，在诊断辨证后，交叉使用，则精血相裹酿成的癥瘕痼疾，逐步可治。

卢铸之在总结上述之法时讲："夫男女之异同，阴阳之变易也。"（乾道成男，坤道成女。女秉阴质，男秉阳资。）"治男治妇，本阴阳之气数，盈虚之消长，虽尊古而不泥古。"（古者《易经》《内经》《伤寒论》之理法，必尽情而立法，情者，诊断、辨证、病者实际三者结合；尽情，细而详，详而准确，立法者明理知实，而立确切之法，非套证套方，用成方时方之意。）"因时而制宜，顺气而调情。"（气者，正气，肾气，上中下三气也。情者，病者实情及其心情、情志。斯为不分而分，男女不分，而又因异而分，成天人一气也。男女皆同，天人一气也。）

卢铸之"妇科要诀"，乃卢永定所承传，并嘱：善于妇科，则男科易，除带、经、漏、崩、孕之法异外，其他理法均无不同，望认真学好掌握妇科之理法，治病就能全面施治。此嘱，中医医道之真言，共学共勉之。

第六节
妇科疾病治疗应用理法

本节综合论述，将卢永定所传（临证跟学中所传授）及卢铸之所传给弟子的内容，融合归纳而成。

一、妇科学的内涵

我们研讨妇科学，是从郑卢医学的确辨阴阳，不用成方时方，而临证辨证立法遣药的这个路子来讨论的。对中医历史上对妇科的文献著作都不涉及。可以简扼地讲：只对卢铸之传给卢永定，卢永定又传给我们的妇科学进行研讨和承继。在这个范畴内，我们的妇科学其内涵：一是必须确辨妇科疾病的阴阳，而不能在妇科治疗时机械地、盲目地认定"女属阴"，用法用药都从"阴"来进行。这不是推想，现在确有中医，凡是妇科都用阴药、滋阴药，经血之证，如崩证大都以凉血、清热、止血、克伐药治疗。这就反映了，对妇科未能在准确辨别阴阳，认清阴证（即阳虚）、阳证（即阴虚）后，再定法药出方。所以对妇科疾病，定要遵循"郑卢医学"确辨阴阳的原则。二是必须在辨证后立法遣药，绝不要套用成方时方。用卢铸之的话讲，就是"虽尊古而不泥古，必尽情而立法，因时而制宜，顺气而调情"。达到上述指导思想的要求，背成方时方、套用成方时方是无法做到的。只有按我们所学习研究承继的卢永定所承传的"辨证立法遣药"之理法，才能"尽情而立法，顺气而调情"，"尊古而不泥古"。

故此，我们讲妇科病的治疗，是在"准确辨别阴阳，准确辨证立法遣药，不套用成方时方"的根本医学思想原则下进行实践的。

妇科学，是为妇女的特异而另立的。所谓特异是指与男子的不同，以及女子年岁幼老两时期不同的特异。即专门研究妇女经期、带下、孕期、产期疾病治疗而立。除此之外，男女疾病治疗皆同，女子幼小（二七之前）、年老（七七之后）的疾病，则无特异，疾病的治疗女、男、老、幼皆同。这看来是明显的常识，但必须说明，避免离开"特异"去研讨妇科。

二、妇科的辨证

妇科在经期、带期、孕期、产后的辨证，总的来讲，仍然重点把握三条。

1. 正气的状况

太和之气的正常与亏损的程度，往往反映出"经""带"的状况，还极为重要地影响"孕"及胎儿，父母之先天，影响胎儿的先天。所以在妇科疾病治疗中，应将对妇女正气（太和之气）的诊断辨证列入重点。除望诊问诊，重在从脉象诊断辨证，凡正气（太和之气）亏损甚的，无论调经、治带都要在治疗疾病外，极力护正，使正气亏损得到一定程度恢复，这样则可使其在孕期，母子皆安。若在孕期、产后，更应在立法遣药时，注意不用克伐药、凉寒药，以维护正气。所以，在辨证时，对正气的辨别是十分重要的课题。医者一定要明白此理，掌握确认正气盛衰之理法，我们不仅从询问得知，更在切脉时，可准确识别正气的状况。望实践中更深入探求。

2. 肾气的状况

肾气如何，男女都同样重要。肾气主宰人的全身之气，肾气衰体弱，肾气强体强，气行血行，气与血紧密联系，我们补血，重在补气。既重视肾气的盛衰，也将肾气、正气的运行状况作为辨证、立法、遣药的准绳。治病就是调气、护气、助气，绝不伤正气。男女疾病都是相同的。但只就妇科疾病而言，肾气还和子脏之气相关。子脏正常与否，也在于肾，切脉时在左手尺脉。此部脉对妇女而言既反映肾气的强弱，也反映子脏的正常与否。子脏之气正常，则肾气不受影响；反之肾气正常也利于子脏的功能正常。在诊断辨证时，要确辨肾气肾阳，还要确辨子脏的状况。如肾脉紧，肾寒，同时，也可辨识子脏有寒，则有不孕之兆，故欲孕必须解决肾寒、宫寒之证。妇科经、带之疾，往往都有"宫寒"之疾，治"宫寒"不仅是治经、带的必须之理法，更是治孕及孕期疾病的要着。"宫寒"不治疗，则孕易伤母子，产后亦易病，其子则可能先天有损。故治疗妇科疾病时，定要辨识肾寒、宫寒，注重解决"肾寒""宫寒"之患，方能保证病者的健康，方能欲孕可孕，欲得子可得子。此人类繁衍之大事也。

3. 五脏之气如何

五脏之气，男女皆同，五行生克制化之理，不因男女老幼而异。但在治疗妇科疾病时，考察五脏气，除肾部（肾脏，子脏）之气外，还应重点考察肝、脾之正气。肝藏血，脾统血，女子月信后，应补血，重在补肝脾之气，气旺阳（脾阳）旺，则气血生，气行血行。肝之经络有一支络通子脏，肝气受阻则影响子脏，肝经络与带脉相通，带脉又与任督两脉紧密相关。妇科疾病的治疗，与任督密切相关。故疏肝脉、强脾脉、助带脉是治疗妇科疾病必须注重的理法，以此理立法遣药，是治疗妇科疾病的要诀。如：我们的法中，除用小茴香疏肝，还加公丁香温肾暖肝，还酌情用杜仲（或生或炒）走经络，助带脉，通任督。脾阳旺，运化正常，妇女孕、经所需精微（营养）的供给才正常。所谓"补"气血，实际上是加强脾阳，助脾阳运化；加强肾阳，助全身气的正常运行。我们对妇科疾病的治疗，切要注意，调节五脏之运行，五脏生克制化正常，正气则正常，脾肝之气运行亦才能正常。所以，对妇科疾病的辨证识病，要善于诊辨五行之气的变化及运行之情。

三、妇科的立法与遣药

我们治疗妇科疾病，绝不套用成方、时方、名方。证、症、法、药，四者都是在临床一对一的实践中具体产生的。为了学习研讨更有条理，我们将妇科分经期、带证、孕期、产后四个方面，逐一学习研讨。

（一）经期疾病的治疗理法

1. 正常月经及对经期疾病的认识和护养

正常月经是妇女的正气、阳气、五脏之气都正常运转的必然。正常月信可通过月经的周期、经期的长短、本人的有无异常感，三个生理反应来认识。

（1）月经周期

以 25~35 天（不小于 25 天，不大于 35 天）的稳固周期为正常。少于 25 天一周期，为"经水先期至"。多系"元气太虚，血稍存注，力不能载，故先期而下"。超过 35 天，甚者两三个月一下，此为"经水后期而至"或"虚中有寒"，宜附桂理中；或"有暗泄"如自汗、盗汗、鼻血、失血等，宜辨证酌情施治。在稳定的周期内，偶有提前或推迟 3 天（包括 3 天）以内，均属正常。

以本人自己多次测记之日为正常周期。如所测记为 29 天一周期，每月同，则正常。若因七情、因外邪而变为 26 天，或 31 天，亦属周期正常，不作妇科疾病看待。

（2）经期时间长短

经来 3 天结束为正常，最多 4 天。超过 4 天结束（包括倒经在内）则为不正常，有妇科病。经期时间长，超过 4 天，甚至更长，有的半月不尽，可分为轻、较重、甚重之妇科疾病来诊断治疗。

轻者，4 天后，5、6 天或 7、8 天完，无经水多亦无其他异常者，为妇科轻证。此证多为临时伤寒邪或忧思伤肝气，或胃伤生冷所致。据证祛外邪，温脾胃，调肝气，并用经期化瘀生新之药，则治。

较重者，其 9、10 天以上，或血多，或点滴不断。此证则因伤生冷过度，肝气长期不调，肾气、正气皆亏伤而致。除了附子、桂枝诸法，护正气、护肾（子脏）之气，其他法恐难于使经期正常。

甚重者，崩、漏、闭三者。崩证，经来势如洪水决堤，数日不止，长者 10 余天以上，人神昏，气虚血滞，血有乌块。郑卢医学认为，不是"热""火"，而是"阳不化阴，气不统血"。治之不是清热祛火，而是温固本元，助阳化阴，升气以助气统血。

漏证，经来淋沥不断，如绵绵之雨，漏水、滴水不停，长者 19 天以上，有更长者 15~20 天不停。此证，或过服克伐宣散之药，或房劳过度，或忧思过度。病者，元气太虚，统摄失职，冲任不常，带脉无束，脉弱神少居多。治疗之法宜温固，扶肾脾之阳。若确属热火迫血妄行者，其人神旺，息粗，脉盛，此时可养阴清热。总之，把握阴阳为要。

经闭，经期过久不至，或三四月不至，甚者一二年不至，为经闭。与"七七"49 岁经不来不同，妇女 49 岁经不来，乃生理规律，"七七，任脉虚，太冲脉衰，天癸竭，地道不通"。若未至"七七"而在"六七"（42 岁）以下之经期久不至，均为"闭经"。闭经，首先应与妊娠区别开。妊娠脉，六脉流利，有如珠滚圆，往来搏指之感。现在查明妊娠很易，妊娠则非病症。闭经之因很多，有经将行洗冷水者，有经将行食生冷者，有愤怒气闭者，有本身脾胃中气太弱者，有感严重风寒者，有忧思不遂者，有以上种种之因伤任脉、冲脉者，总之均应辨证识病而治之，并加强带脉，使任冲两脉正常，任脉通，太冲脉甚，"天癸"必至，这是治闭经的理法之要。

崩、漏、闭，皆经期时间延长变异，故将此三者列入经期时间异常，为经期时间异常的甚重的疾病，且三者均与肾气、正气亏损，冲、任、带脉失调有关，治疗的根本理法都需在应急（如崩证）治疗后，护肾阳（包括子脏），护正气，助带脉，调冲任。

（3）经期之疾病，重在平时养护

养护之法三条。其一，经期、带期、孕产期严格忌生冷，平时也少吃生冷。其二，心情愉悦，勿阴思忧虑，勿发怒，有心灵不安之事，宜解不宜结。养性、愉悦、无忧，为养护上策。其三，"不妄劳作"，勿作劳过度，勿劳心过度，慎房事劳损，勿孕育无节流产伤正、伤阳，损伤妇女子脏之根本。概括之为：食养（忌生冷，不伤脾、胃、肝、肾）。情养（心情舒畅，肝气畅，肾肝之气畅，心肾能交，带、任、冲正常，正气旺盛）。阳养（阳气，正气也，寓于肾，坎中之阳，子脏亦在肾阳之列之位。子脏的养护，重在肾阳，女子之肾阳即女子的子宫、卵巢、内分泌的功能。肾阳的功能、子脏的功能相辅相成。阳能得养，肾气盛，正气佳，任冲盛，子脏则佳好无疾矣）。妇科正常，重在养，养为护理要着。

2. 经期疾病治疗综合理法

以下主要介绍经期轻微疾病（经期准时来经后4天完，无异常感）的调护理法。

（1）法之一，经有外邪时调经之法

经来时，膀胱脉有紧象，肾脉弱。此时因外邪未尽，肾气亦弱，理应护正祛邪，同时月信又至，应同时用"化瘀生新"法药。注意防引邪入内，其法是：

制附片60g，茅术15g，茯神15g，炮姜30g，桂枝尖30g，小茴香20g，炙甘草15g，青皮15g，生姜60g。

其法中，制附片助阳扶正，桂枝、茯神、炙甘草、青皮、生姜祛外邪。桂枝、小茴香、炮姜、茯神走子脏而化瘀生新。桂枝、茅术、炙甘草、青皮、小茴香、生姜助肝条达，经易正常。法中，忌用杜仲、益智仁之类走经走里之药。西砂仁也应缓用，淫羊藿也不应用。在外邪尚余留之际，不宜肾气与五脏之气交流，不宜阴阳交合。

（2）法之二，经来无外邪，正气肾阳还弱时，调经之法

若脉无紧象（即无寒邪之虚，但沉取脉弱），可用下面之法：

制附片 75g，贡术 15g，茯神 15g，炒杜仲 15g，桂枝尖 30g，炒小茴香 20g，炮姜 30g，西砂仁 15g，炙甘草 15g，淫羊藿 20g，青皮 15g，生姜 75g。

此法中，炒杜仲助带脉，带脉分络至子脏，带脉又与任冲相连，带、任、冲相通，子脏之气机得助，月信必然正常。炒杜仲与炮姜相合，既化瘀生新，又束约子脏，使附件（卵巢）生机之能常在；与西砂仁相合，助附子之气升能自如，肾与五脏气机交流正常，子脏之气机亦更健壮。西砂仁再与淫羊藿合，阴阳（气血）相合，引阴（血）入阳（气），引阳（气）入阴（血），使妇女经血得畅，气血得养。茯神安神通三焦，小茴香疏肝醒脾，桂枝、贡术、炙甘草、生姜行水助脾。如此，在附子温水、温血、化气升气、助阳的带领下，全身气血之转化正常，气血之运行无阻，女子月信所失得补，女性子脏功能健旺，疾病也不能侵犯，青春常在，生孕无忧。此法，为妇科月经期养生之要法。

（3）法之三，妇女经期养护之法

当月经时间正常，又无其他异常，应借此机增强女子的心理（保持青春绵绵）、生理，具体而言，使卵巢、内分泌旺盛协调，经期是有利的时期。经后即服调气血之法，亦是此理。此法，亦为妇女养护之法。无经期之病亦可服。

制附片 75g，贡术 15g，茯神 15g，益智仁 20g，桂枝尖 30g，小茴香 20g，炮姜 30g，炒杜仲 15g，炒桑螵蛸 15g，炙甘草 15g，淫羊藿 20g，生姜 75g。

法中益智仁温肾助肾阳（用附子、淫羊藿相合），亦入子脏（与炒杜仲、桂枝、附子合），又助脾阳（与贡术、炙甘草、姜相合）。益智仁、炒桑螵蛸更直接助子脏，生生化化之机，使卵子生化常运，女子必然青春永久。附子、益智仁、淫羊藿、桂枝，使肾阳子脏之阳升降有常。贡术、小茴香、益智仁、炮姜、生姜，使脾之运化不息，肝气畅行，妇女经期宗气供养、血的运行（肝气畅，血畅）皆成自然，经来、经止皆能如期而不越，子脏功能至七七而不衰。

附法，经完后调气血的基础方：

制附片 100~120g，贡术 15g，黄芪 35~60g，秦归首 35~60g，潞党参 30~45g，上安桂 20~30g，益智仁 20~30g，杭巴戟 30~45g，生黄精 35~60g，胡芦巴 30~40g，菟丝子 20~30g，淫羊藿 25~30g，木蝴蝶 30~45g，韭子（韭菜）适量，煨姜 100~120g。

经期中失血也耗阳，故经完后必须补气血。

次方不多释注，但有外邪则不能服用。此法亦护养之法，宜每次经完后服用。若因崩、漏、带病，在服用此法时，则在黄芪、秦归用量比例上变化。其他增加之用药酌情变化。

（4）法之四，温经温子脏之法

月经来前或来后，少腹痛，腰痛，其脉沉，取时紧，肾脉（子脏脉）亦有紧象，宜温化助阳与化瘀生新之法，综合治疗。但注意应先服经来有外邪之法，即"法之一"（制附子60g，茅术15g，茯神15g，炮姜30g，桂枝尖30g，小茴香20g，炙甘草15g，青皮15g，生姜60g）。若轻取左手三部及膀胱紧甚，则不用制附片（桂枝尖30g，茅术15g，茯神15g，炮姜30g，小茴香20g，炙甘草15g，生姜60g）。用经期又遇外邪之法后，外邪已去，则用法之四，温经络、温子脏之法。

制附片75~90g，贡术15g，茯神15g，炒杜仲15~20g，桂枝尖30~35g，炒小茴香20g，吴茱萸15~20g，炮姜30~35g，益智仁20~25g，炙甘草15g，淫羊藿20g，生姜75~90g。

此法中，附子温肾亦温子脏。附子、桂枝、炒杜仲、小茴香、吴茱萸、益智仁，诸药配合，法能温经络温子脏。使经络、子脏之寒去，气畅，经来之病证可解。另寒凝气滞，经来有痛之证，上述之法，既祛寒，亦助气之正常运转（附子、桂枝、小茴香、白术、炙甘草、生姜，助气运行）。

（5）法之五，助阳调经之法

经先期而至（周期25天以下，甚则10余天则至），乃元气太虚，子宫阳弱，力不能载。经期后期而至（35天以上经至者），多为有暗泄（鼻血、吐血、自汗、泄水等）。阳虚者之征，虽偶有热蒸之象，但也属阴盛格阳，阳气不能潜藏，亦应引阳固阳，不应凉血止血，妄用滋阴凉寒之品，故后期而至者之疾，其证为阳虚不能纳阴气，而有暗泄，也有寒重血不畅之因。治法，唯有扶阳抑阴，温中固土，护阳固本，为正法。不用通经、止血、凉血之法，因此非血热妄行之疾，且与经期疾病并行，故应"助阳调经"。

附子75~90g，贡术15g，黄芪30~35g，上安桂20~25g，桂枝尖30g，小茴香20g，生蒲黄15g，炮姜35g，吴茱萸15g，益智仁20~25g，炙甘草15g，生姜75~90g。

法中附子、黄芪、上安桂助气上升，阳气正常运行，阴血随之而行。附子、益智仁、上安桂助肾阳，益脾阳，加之贡术、炙甘草、小茴香、生姜调理中宫，肾、脾之阳更盛。宗气运化无阻，肾气元阳能走全身，气血运行正常，任冲亦渐通畅，经水则如期而至。法中桂枝、上安桂、炮姜、生蒲黄、吴茱萸相辅相成，温子脏并化瘀生新，经期血不畅、不统之疾皆可调可治，经期可逐渐如常。

3. 崩、漏、闭经之治疗

经病甚重者，崩、漏、闭之疾。此三者均为妇女经期之重证。三者既有相同之处，即元气太虚，气不统血，或气弱不畅，气闭则经闭，又有不同的病因，故分述如下。

（1）崩证

经血崩如决堤之水，非经血少之证，医称"经血暴下"。其因一般而言，有因经期长期不正常，而又遇外邪（外因）、内伤（内因），阴阳交换失调，冲任流通受阻，而使气血相隔，气不统血，则经至暴下。也有因劳房过度，气血两伤，元阴元阳（正气）损亏过甚，阻碍生机，气阻子脏有居经，后又阳不升，阳不敛阴，气不统血，遂经来不止而暴下。还有因白带长久未治，或经期漏证未治，久之气郁肝脾，伤及元阴元阳，阳不能正，阴不能守，经期血即突下，暴下。此证简言之，亦"气不统血"之故。故治疗崩证，首使气升而血随，元阴元阳互依为主。然后再酌情而治，务使正气、肾气（子脏之气）正常运转为要。治经血暴下之法，一般可以二法，先调气，升气，然后经血止后，再酌病情、病因不同，一步步治疗。

法之六（甲），升气固元之法。重在升气。

制升麻 20g，贡术 15g，桂枝 30g，生蒲黄 15g，炮姜 15g，秦归首 15，杜仲 20g，陈艾 10g，炙甘草 10g，淫羊藿 20g，煨姜 60g。

制升麻升转气机，使气血相连，元气有归，与贡术相合，拨转枢纽，奠安坤元。蒲黄、炮姜化瘀生新，瘀去，新血能生，清气能升而浊气能降，再合桂枝，借炙甘草，则辛甘化阳，与炮姜合，苦甘化阴。如此，心、脾、肾三部联系，三焦之气机亦自然畅通，气血分合自然有路。杜仲、秦归、陈艾使木火交达，心肝得养，肝疏而心安。炮姜助离火，火明土运，脾之运化正常，气则流畅，气流血随，气血交流，阴阳相合。服此法，下血可止，头昏晕亦随之而减。

法之六（乙），升气固元之法。重在阳气升，气血和，五脏皆升，阴阳运转自然。

制附片 60g，贡术 15g，制升麻 20g，秦归 15g，大泡参 20g，生杜仲 20g，炮姜 15g，陈艾 10g，炙甘草 10g，淫羊藿 20g，生姜 60g。

此法乃以"升气固元"为主。其法中，附子大温肾阳暖子脏，与泡参合，刚柔相济，则气血和五脏阴阳运行转枢无阻，成为自然。附子与制升麻，上下交通，阴阳升降自然，任带即可调和。炮姜、杜仲、秦归、陈艾化瘀生新，心肝得养，心、脾、肾三部能交，心肾交，则子脏气机亦自然，气血交流，气能统血，崩证可止。经期后，再护肾，护正，理中，补养气血，此证即可从根本上治愈。

（2）漏证

法之七，护正温固之法。

经至淋沥不尽，经期拖延，长可 10 余天不尽，甚者月余不尽。此元气太虚，冲任失调，中气不固，气不能统血。其人脉、息、神皆弱。其因，或房劳过甚，或忧思过度，或服宣散滋阴克伐药损阳，伤及脾胃。治法宜"护正气、护肾阳、温固中宫"，护阳固本为要。

附片 60~75g，贡术 15g，秦归 30g，炒杜仲 15g，桂枝尖 30g，益智仁 20~25g，炒小茴香 20g，安桂 20g，炮姜 30g，制续断 20g，炙甘草 15g，生姜 60~75g。

法中附片温坎水，护肾阳，助子脏功能正常。续断、杜仲、秦归同用，迎经血归经归络。续断与益智仁同用，养心养肾，助心肾相交。续断与贡术、甘草同用，健脾土，五脏同调。桂枝、安桂、益智仁与附子同行，启肾阳，助气化，温脾阳，中下阳盛，子脏得养。炮姜、秦归、炒杜仲化瘀生新，又与附子、安桂、益智仁配合，使带、任、冲相通，天癸自然归于正常。总之，此法重在护正气、肾气（子脏之气），温固脾阳，使气畅血畅，血归经归络，气血同行，淋沥之疾可渐渐而愈。用此法时，若有外邪，应先服"法之一"，"法之二"（见前所述），再服常用之调经方。经期之病，切勿再引邪归入子脏。再以此法，解淋沥之证。

（3）经闭之证

经闭即妇女经信长期不来，又未至"七七"49 之年，则有经闭之疑。讲以下三点。

①若原本月经正常，如期而至，已婚或有男女同房之实，应首先诊断是否有孕。若孕（脉滑如珠搏指）则不作"闭经"之论。

②若经水后期而至（超过 35 天以上，甚者两三个月至者），则诊断后，按

"经水后期而至"之法治。

③若月信长期未至，又在"六七" 42 岁之前，既非孕，又非"经水后期而至"者，称为"经闭"。

"经闭"之因，原因甚多而复杂，往往与全身各脏腑的某些疾病有关。从常见之因而言，可归纳以下几点：其一，有因经将行而洗浴冷水而闭者。其二，有因经将行食生冷过甚而闭者。其三，有因经将行而忿气，忧郁甚而闭者。其四，有因感风寒闭塞而致者。其五，有因素来中气不足，生化太弱而致者。其六，有因肾阳正气亏损太甚，气血虚甚而致者。其七，有因子脏功能伤害而致者（如患子脏癥瘕病者，此不列入我们标题的研究之内，将在"癥瘕治疗的理法"中研究探讨）。原因种种，可酌情而治。

——伤生冷者，法当温中。附子理中法可服。

——洗冷水者，经血因寒凝而闭。法当温经，附子、麻黄、细辛法而治。

——因风寒而闭者，按《伤寒论》六经之法而治，首在治膀胱太阳风寒之证。桂枝法、附子桂枝法治之。

——因怒气、忧郁而闭者，法宜理气疏肝。桂枝法、附子桂枝法中配用疏肝之法药，如公丁香、佛手片、青皮、小茴香、香白芷、制香附、芍药、延胡索、吴茱萸等。

——因正气亏损，肾阳弱者，则附子法护正护阳，附子理中法增强脾之运化，中宫之阳盛，使太和之气充运全身。

总之，辨证立法，确辨阴阳，准确立法遣药，酌情立法调治。待诸病治愈经水来后，再接前面所述的调经之法治疗，月经正常，经闭之证方能痊愈。

（二）带证疾病的治疗理法

用阳化阴，护正气，固元气，逐污浊，通冲任，为治带的总的理法，正如郑钦安所言："不必多求妙方，总以大温大甘，收固元气为要。"共同究讨三个法。

法之八（甲），治疗较轻证之法。此法为治带基本法。

制附片 60g，茅术 15g，茯神 15g，乌贼骨 15g，桂枝尖 30g，小茴香 20g，炮姜 30g，吴茱萸 15g，西砂仁 15g，炙甘草 15g，淫羊藿 20g，生姜 60g。

此法中，乌贼骨主带下，洁子宫，调理任带，使冲、任、督、带四脉能升能降，凡女子下元虚冷，久不孕育者宜之。与附子、茅术同用化精为气，调摄先后，使元阴元阳之气相交。与淫羊藿同用，引阳合阴，浊化清升，坤道更富，氤氲更久。茅术、炙甘草、炮姜、生姜助中宫，强运化，助精化气。小茴香、西砂仁、吴茱萸调肝气，开三焦之隔，引肾气到五脏，引五脏之气归肾，子脏亦得温暖。附子、茅术、桂枝、茯神、炙甘草、生姜助气化，消水湿，使子脏之湿毒易消，白带易治。

法之八（乙），白带有异常者（如有瘙痒或有臭气等）。

制附片 60~75g，茅术 15g，茯神 15g，乌贼骨 15g，桂枝尖 30g，小茴香 20g，蛇床子 15g，花椒 5g，白檀香 15g，炙甘草 15g，生姜 60~75g。

法中，白檀香上通霄汉，下洁阴冥，扫尽秽浊，气清血净，身轻气爽，体健性灵。蛇床子清肌腠中之湿，解膀胱之风痒，白带瘙痒之疾可治。花椒清浊，治痒，杀病毒（即杀菌）。

法之八（丙），带证之重证，称白崩。白崩之证，带白色甚多，如血崩决堤之状。此为正气太虚，肾阳（子脏）之气太弱，脾阳运化太差，精不化气，气血不和，气滞湿滞，而带成重证。其治疗之法宜重肾、肝、脾。

制附子 75g，贡术 15g，上安桂 20g，补骨脂 20g，小茴香 20g，桂枝 30g，茯神 15g，公丁香 15g，乌贼骨 15g，炙甘草 15g，益智仁 20g，生姜 75g。

此法中所用药，附子、贡术、上安桂、炙甘草、补骨脂、生姜扶肾脾之阳；茯神、小茴香、公丁香疏肝助脾，使水（肾）气升降畅通。桂枝、贡术、茯神、炙甘草助膀胱、肾（子脏）之气化及助祛湿祛浊。乌贼骨为方中要药，前方已述。

法之八（甲）、法之八（乙）、法之八（丙），可酌情辨识带证之不同而用之。总之，妇科带证宜早治，及时治，勿拖延，免生变异，而带来更多疾病。治白带均忌凉寒、滋阴克伐之品。白带的原因系正气、肾气（子脏）亏损所致，虽原因种种，但以护正护阳、除湿、清余邪余毒，不伤正、伤肾（子脏）为要。

（三）孕期疾病的治疗理法

卢铸之在"妇科要诀"之后，讲述了"妇科十大法"。卢永定在临床中传授了妇科的孕期疾病的治疗理法。"妇科十大法"很系统地讲了孕期的理法，妇科孕期分为了三个时段，也就是三个孕期阶段，分别讲其主要理法。

1. 第一阶段，1~3个月

这是孕期最易小产、流产，也是胎儿脏及五官生长发育的阶段。在"十大法"中，说是"水木生成之时"，即胎儿的"水木"，也指孕妇的"水木"供给胎儿"生成之时"。水木指肾和肝，肾、肝有生化之能。脏及五官（肾主耳，主眼里瞳，肝主目）才能生成。

这个阶段有四个法：①化气和胃之法；②温水扶阳之法；③纳气固元之法；④奠安水火、交通上下之法。这四个法，前两法是解决孕妇妊娠反应之法。后两法为固胎、保胎之法。

2. 第二阶段，4~6个月

这是胎儿快速成长阶段。五脏六腑、四肢百骸，都在此阶段逐步成长，十大法称"长之候"，也列了四个法：①扶元守正之法；②化津益气之法；③化气行水之法；④清宫宁志之法。此四法，均酌情解决孕妇因胎儿速成耗神耗气过大，而产生的心身变化。如治神昏眼花的"扶元守正法"，治口干、伤生冷的"化津益气法"，治四肢浮肿的"化气行水法"，治腹满心烦的"清宫宁志法"。这些都是此阶段孕妇常见的情况。四法都有切实的针对性和准确的疗效，在生理心理上都有利，且助孕妇的气机顺畅。

3. 第三阶段，7~9个月

此阶段胎儿已发育成熟，逐渐壮大，孕妇反应已消失，孕身已适应，但因夫妇离隔已久，会有欲火妄动之态。胎儿所需增大，孕妇求食而伤有"似疟便利"之状。故拟了两法疗治：①神武镇元之法；②调和脾胃之法。此两法是助孕妇安定之情和"安子母"之需。

此十大法，既疗"病"，也"养生""养胎"。在十大法后卢铸之着重指明：

总之，养胎无二法，"节欲为贵，清心为佳"，又指明"欲保其子，先调其母，母强子壮，母静而子安"。这两个方面，前者主要是孕妇及其丈夫家庭，要注重"节欲为贵，清心为佳"，亲近、爱护、关心，而又不纵欲。后者是此十大法的旨归，欲保其子，先调其母，"母强子壮，母静子安"，为此，绝不能用伤害其母的理法，决不能用滋阴、凉寒、克伐之药。所谓孕期不能热，不宜温之论，是害人之论。

（四）产后疾病之理法

产后，母元大亏，正宜调气血安定生机，外无六淫之侵，内无七情之扰，使清升浊降，胞室常洁，气血流通，天君泰然，据此产后调养之医理，我们可考虑以下四个法。

1. 调补气血之法

制附片120~250g，秦归首50~60g，黄芪50~60g，上安桂25~30g，益智仁5~30g，胡芦巴40~50g，菟丝子25~30g，杭巴戟40~50g，生黄精50~60g，生肉苁蓉50~60g，补骨脂25~30g，韭子50~60g，淫羊藿30~40g，西砂仁20~25g，煨姜120~150g。

2. 调和脾阳，助运化之法

制附片25~90g，贡术15g，茯神15g，上安桂20~25g，益智仁20~25g，补骨脂20~25g，小茴香20g，公丁香15g，草豆蔻15g，炙甘草15g，淫羊藿20g，生姜（或煨姜）75~90g。

3. 若恶露20~30天未尽，应用降浊升清、洁胞室之法

制附片60~75g，贡术15g，茯神15g，白檀香15g，乌贼骨15g，桂枝尖30g，小茴香20g，炒杜仲15g，制香附20g，炙甘草15g，西砂仁15g，淫羊藿20g，生姜60~75g。

4. 若有外邪，应迅速"祛邪扶正"

使邪去正复，免"产中寒"后患无穷。法中，勿用石菖蒲、大麦芽，以免影响哺乳（石菖蒲易使乳开自流，大麦芽易致少乳、无乳，甚则断乳），同时忌发汗伤阳，伤正。

（1）外邪较重时之法

桂枝尖30g，贡术15g，茯神15g，京半夏20g，西砂仁25g，楂肉20g，小茴香20g，炙甘草15g，淫羊藿20g，生姜60g（若脉象浮为风，可加天麻15g）。

（2）外邪减轻，及时用扶正祛邪之法

制附片60g，贡术15g，茯神15g，京半夏20g，桂枝尖30g，楂肉20g，炙甘草15g，西砂仁15g，淫羊藿20g，生姜60~80g（脉浮里风，肝脉浮加天麻15g）。

以上"祛邪扶正"之法，当产妇有外邪时，必须速治，若外邪入侵，有"六经传变"之证，则按《伤寒论》六经传变之法治疗，切记使外邪除尽，正气恢复，方能使产后无忧。

（五）妇科立法的归纳综合

无论是经期、带期、孕期、产后，治疗疾病都应注意这四步立法，安排布局。

第一步，祛外邪。勿引邪入内，切勿延治入内（选用适用病情的桂枝法及扶正祛邪之法）。

第二步，治疗经、带、孕、产之本病（针对不同的情况，用治疗该病的理法）。

第三步，扶正理中，使运化正常（附子理中法）。

第四步，调补气血，扶正补亏，特别在产后、经期后（附子、秦归、黄芪等补气补血之理法）。

结语

妇科学是中医内科极为重要的组成部分。妇科疾病的治疗，关系到人类繁衍，关系到人类家庭生活幸福美满。妇科学是一个复杂完整的中医体系，故需花大功夫去学习研究。特别要对郑卢医学中确辨阴阳、准确立法遣药之理法，学习好，运用好，为妇女，为人类做出中医的贡献。